# 产科疑难重症临床病例分析

主编◎李 央

ZHEJIANG UNIVERSITY PRESS
浙江大学出版社
·杭州·

**图书在版编目(CIP)数据**

产科疑难重症临床病例分析 / 李央主编. —

杭州:浙江大学出版社,2022.11(2023.1重印)

ISBN 978-7-308-20976-2

Ⅰ.①产… Ⅱ.①李… Ⅲ.①产科病－疑难病－险症－病案－分析

Ⅳ.①R714

中国版本图书馆 CIP 数据核字(2020)第 252747 号

**产科疑难重症临床病例分析**

主编 李 央

| | | |
|---|---|---|
| 责任编辑 | 潘晶晶 | |
| 责任校对 | 殷晓彤 | |
| 封面设计 | 陈宇航 | |
| 出版发行 | 浙江大学出版社 | |
| | (杭州市天目山路 148 号 邮政编码 310007) | |
| | (网址:http://www.zjupress.com) | |
| 排 版 | 杭州朝曦图文设计有限公司 | |
| 印 刷 | 浙江全能工艺美术印刷有限公司 | |
| 开 本 | 787mm×1092mm 1/16 | |
| 印 张 | 14.5 | |
| 字 数 | 320 千 | |
| 版 印 次 | 2022 年 11 月第 1 版 2023 年 1 月第 2 次印刷 | |
| 书 号 | ISBN 978-7-308-20976-2 | |
| 定 价 | 128.00 元 | |

# 《产科疑难重症临床病例分析》

# 编　委　会

# 前　言

　　2013 年 4 月 29 日,浙江大学医学院附属第一医院(简称浙大一院)成立产科。自建科以来,依托医院丰富的医疗资源平台及一贯倡导的多学科诊疗(MDT)模式,救治了各类妊娠合并症和妊娠并发症患者,尤其依靠医院先进的诊疗技术,如人工肝技术、肝移植技术、血液透析技术、肾移植技术、体外膜氧合(ECMO)技术、心脏外科手术、心血管内科介入手术、血管外科介入手术等,救治了大量疑难重症孕产妇。

　　2020 年 12 月 1 日,儿科和产科病房从庆春院区整体西迁至余杭院区(浙大一院总部一期)。在这个汇聚了杭州高层次人才的杭州未来科技城,浙大一院产科医护人员继续执行"守土有责、守土担责、守土尽责"的使命,为杭州市、浙江省乃至全国的高危孕产妇提供高质量的围产保健服务。

　　本书是浙大一院产科医师多年妇产科临床工作的经验总结,他们在收集大量产科疑难重症病例的基础上,对诊断过程进行了分析,阐述了对危重疑难病例的诊治体会。本书分为妊娠合并症、妊娠并发症、妊娠合并罕见疾病和妊娠与器官移植四篇,内容丰富全面,图文并茂,实用性强。本书适合产科医生及相关专业人员学习参考。

　　由于时间仓促,本书难免存在疏漏之处,请广大读者批评、指正。

　　谨借此书感谢多年来为产科做出贡献的医院领导、高级专家、产儿科医护人员,以及在妇产科基地学习的规范化培训医生和进修医师!

　　感谢浙江大学医学院第一临床医学院教学部和临床研究中心对本书出版的支持。

李央

于浙大一院总部

2022 年 6 月

目 录 Contents

# 第一篇　妊娠合并症

# 第二篇　妊娠并发症

## 第三篇　妊娠合并罕见疾病

## 第四篇　妊娠与器官移植术

# 第一篇

妊娠合并症

# 第一章 妊娠合并神经系统疾病

## 第一节 妊娠合并癫痫

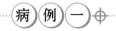

**【病历资料】**

患者女,26 岁,0-0-0-0,有癫痫病史 7 年。现奥卡西平 450mg(口服,BID)、左乙拉西坦 500mg(口服,BID)治疗。孕 2 月、孕 5 月、孕 8 月时各有一次癫痫发作。平素月经规律,周期 27～38 天,经期 6～7 天,经量中,色红,无痛经。末次月经(LMP)时间为 2016-12-03,经量及性状同前。停经 40+ 天,尿妊娠试验人绒毛膜促性腺激素(HCG)阳性。停经 2 个月,B 超示:宫内早孕,活胎。停经以来无明显恶心、呕吐等早孕反应。停经 8+ 周建围产期保健卡,定期产前检查,唐氏筛查、口服葡萄糖耐量试验(OGTT)正常,血压、胎位、胎心均正常,未见明显异常。停经 5+ 月自觉胎动,持续至今无异常。2017-09-02 以"孕 1 产 0 孕 39 周待产癫痫"入院。

患者无抽搐,无腹痛、腹胀,无畏寒、发热,无恶心、呕吐,无阴道流血、流液等不适。

**体格检查** 体温 36.4℃,脉搏 102 次/min,呼吸 20 次/min,血压 118/82mmHg。神志清,精神可,心肺听诊无殊,腹隆,双下肢不水肿。髂前上棘间径 23cm,髂嵴间径 27cm,骶耻外径 18cm,坐骨结节间径 8cm。宫高 35cm,腹围 97cm。头先露,衔接浅入。胎心 140 次/min。未及宫缩。

**辅助检查** 2017-08-15 常规心电图＋心电向量图示:正常心电图。2017-08-14 经腹妇科检查:宫内孕,单活胎。超声估测孕龄 37 周,建议复查。胎位:左枕后位(LOP)。胎心 141 次/min。胎动可及,双顶径(BPD)9.3cm。腹围(AC)32.8cm,股骨长(FL)7.1cm。胎盘前壁 Gr Ⅱ级。羊水指数(AFI)9.9cm。脐动脉 S/D 2.46,脐动脉搏动指数(PI)0.9。

**【入院诊断】**

1.妊娠相关情况(孕 1 产 0 孕 39 周待产);

2.癫痫。

**【诊疗过程】**

用药:有癫痫病史,继予奥卡西平 450mg(口服,BID)、左乙拉西坦 500mg(口服,

BID)对症治疗。

终止妊娠：2017-09-12患者感下腹阵发性疼痛，阴道少量流液（清亮），无阴道流血。宫缩间隔2～3min，持续30～35s。无应激试验（NST）提示晚期减速，考虑胎儿宫内窘迫可能。予急诊剖宫分娩。

术中见子宫下段形成可。术中以左枕前位（LOA）娩出一活婴：男，发育可，脐带长50cm，无脐带绕颈、绕体，断脐后台下处理，Apgar评分9—10—10分/1—5—10min，出生体重3910g，身长51cm。羊水清，量约600ml。胎盘位于子宫前壁。人工剥离胎盘，检查发现胎盘、胎膜完整。探查双侧输卵管及卵巢，见外观无殊，阔韧带无静脉曲张。子宫表面可见散在子宫内膜异位症（内异症）病灶，予电灼。术中宫体肌层注射缩宫素10U，静脉滴注（静滴）缩宫素10U，子宫下段收缩可。术中出血约300ml。手术过程顺利，术中无并发症发生。术中血压平稳，输液750ml，尿量100ml、色清。

术后继续奥卡西平、左乙拉西坦口服治疗癫痫，补液对症处理，预防感染，缩宫素促进子宫收缩。

2017-09-18出院，癫痫专科门诊随诊。产后2周左右，自行将抗癫痫用药减量，改为奥卡西平300mg（BID），左乙拉西坦500mg（BID）。2017-11-20癫痫大发作。发病有先兆，表现为眩晕、双耳耳鸣，为机器轰鸣声。平常有先兆发作。门诊医生建议把奥卡西平加回450mg（BID）。

【诊疗体会】

癫痫是生育年龄妇女常见的神经系统慢性疾病。一旦妊娠合并癫痫，必须持续治疗。抗癫痫药物对胎儿的安全性影响，是患者和医生关心的问题。癫痫发作会对母胎造成严重影响，因此，癫痫患者一旦发现妊娠，不能停药，应尽早就诊，由神经内科和产科医生制订诊疗计划，及时调整药物剂量，以便安全度过围产期。

癫痫发作具有自限性，多数患者不需要特殊处理。全面强直-阵挛发作时要防止外伤和舌咬伤，保持呼吸道通畅。首选地西泮静脉缓慢推注至抽搐停止，然后静滴维持，防止发生脑水肿，同时加强胎心监护，依据孕周和胎儿情况决定终止妊娠的时机和方式。癫痫控制稳定的患者可以自然分娩，注意产程中予以镇痛支持。剖宫产仅限于产科指征，也包括分娩时有全身性发作、神经精神症状不能配合、妊娠晚期癫痫反复发作者。由于医患双方对癫痫患者分娩均持谨慎态度，可适当放宽剖宫产指征。

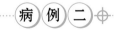
病 例 二

【病历资料】

患者女，28岁，0-0-1-0，因"停经24+6周，反复抽搐、意识不清20年，再发，伴发热4小时"入院。平素月经规律，周期30天，经期3～4天，经量中，色红，无痛经。末次月经时间为2017-03-20，经量及性状同前。停经40+天，尿HCG阳性。停经2个月，B

超示:宫内早孕,活胎。停经以来无明显恶心、呕吐等早孕反应。停经 8$^+$ 周建围产期保健卡,定期产前检查,唐氏筛查、OGTT 正常,血压、胎位、胎心均正常,未见明显异常。停经 5$^+$ 月自觉胎动,持续至今无异常。自停经以来,无胸闷气急,无视物模糊,无皮肤瘙痒,无双下肢水肿,无阴道流血、流液等。2017-09-03 上午无明显诱因下出现头痛,2017-09-04 16:00 无明显诱因下出现反复抽搐、意识不清(持续 1~2min 后自行缓解,间隔 10min 后再次出现上述症状),持续 5 小时。22:00 患者被家属送至浙大一院急诊科就诊,神经内科予改左乙拉西坦 500mg(口服,BID)。2017-09-04 入院。

患者反复抽搐,意识不清,躁动不安,有发热,体温最高 38.1℃,无腹痛腹胀,无阴道流血、流液,有尿失禁,无大便失禁。

体格检查　体温 38.1℃,脉搏 90 次/min,呼吸 20 次/min,血压 108/58mmHg;表情痛苦,自主体位。步态:轮椅。不配合检查。心肺无殊。腹部膨隆,大小如孕月。宫高 27cm,腹围 80cm。胎心 140 次/min。腹软,无压痛,未及宫缩。

实验室检查　2017-09-04 查血常规:白细胞(WBC)计数 26.8×10$^9$/L,中性粒细胞比例 91.7%,中性粒细胞计数 24.6×10$^9$/L,血红蛋白(Hb)116g/L,血小板(PLT)计数 205×10$^9$/L。凝血功能常规检查+D-二聚体(D-dimer)测定:D-二聚体 4756μg/L。超敏 C 反应蛋白+肌酐(Cr)、血尿素氮(BUN)、尿酸(UA):尿酸 482μmol/L,超敏 C 反应蛋白 2.60mg/L。

影像学检查　2017-09-03 当地医院超声提示:单活胎,右枕前位,平均超声孕龄 22$^{+4}$ 周。双顶径 5.4cm,头围(HC)21.1cm,腹围 17.5cm,脐动脉 S/D 2.58,羊水指数 15.2cm。

【入院诊断】
1.发热待查;
2.癫痫;
3.妊娠相关情况(孕 2 产 0 孕 24$^{+6}$ 周)。

【诊疗过程】
2017-09-04 脑电图:中度异常,右侧稍偏胜伴临床下发作 1 次。脑地形图:各部位 θ、δ 频段功率明显增高,右侧稍高。继续左乙拉西坦 500mg(口服,BID)治疗。2017-09-05 肌肉强直发作,丙戊酸钠(德巴金)800mg+生理盐水(NS)40ml 10min 内静脉推注(静推)冲击后再予丙戊酸钠 400mg+NS 40ml(以每小时 4ml 微泵静推维持),同时左乙拉西坦加至 1000mg(口服,BID)。

2017-09-13 脑电图:中度异常伴左颞尖波偶发,较 2017-09-04 脑电图有所改善。

2017-09-12 彩超常规检查:宫内孕,单活胎。超声估测孕龄 24$^{+1}$ 周。胎儿脐带绕颈部一周。

2017-09-15 患者出院,神经内科癫痫门诊随诊。

【诊疗体会】
癫痫患者在妊娠期面临癫痫发作的风险。癫痫发作会对母胎造成伤害。小发作不会对胎儿造成严重影响,但可能会引起胎儿短暂窘迫,表现为孕妇意识丧失期间出现胎心下降,持续 2.5～3.5s;大发作可以导致孕妇缺氧和酸中毒,而乳酸通过胎盘会引起胎儿窒息。癫痫发作引起的跌倒可以导致子宫钝挫伤,使胎儿受损。妊娠期抽搐也会引起胎儿早产和低体重儿。癫痫发作同样对孕妇造成伤害,使其死亡率增高 10%。在癫痫患者死因分析中,抽搐时不可预期的死亡是主要原因。据欧洲一项前瞻性临床研究表明,67%的患者在整个妊娠期没有发生抽搐。抽搐好发于产程中,但是发病率仅为 1%～2%。控制癫痫发作是顺利妊娠的预测指标。

妊娠期由于血容量、肾小球过滤率的增加和雌、孕激素的改变,患者药物的清除率发生变化,使抗癫痫药物的药物代谢动力学发生重大改变。如果血药浓度下降＞35%,会导致疾病不容易控制。

根据美国食品药物监督管理局关于妊娠期药物的分类,抗癫痫药物均属于 C 类或 D 类药物,可能会对胎儿产生毒性作用,造成胎儿生长受限、严重的先天性畸形。根据文献报道,丙戊酸钠引起胎儿严重畸形的风险较高,苯巴比妥和托吡酯的风险处于中位数,拉莫三嗪和左乙拉西坦的风险较低。丙戊酸钠、卡马西平和拉莫三嗪引起胎儿严重畸形的风险与剂量有关。

该患者妊娠期没有在神经内科医生处严密随访并及时调整药物。入院后癫痫反复发作,治疗困难,经感染科医生会诊排除感染性疾病,经神经内科癫痫专业组医生积极处理后病情得以控制。通过长期口服药物控制病情的癫痫孕妇,遇到发热等特殊情况应及时就诊,以便医师调整药物剂量。

(李雨箫,李央)

# 第二节　妊娠合并结核性脑膜炎

## 【病历资料】

患者女,26 岁,因"停经 37 周,头痛 20 天,发热伴呕吐 10 天"入院。平素月经规律,周期 30～35 天,经期 7 天,有痛经。末次月经时间为 2013-09-03,经量及性状同前。停经 3$^+$月建保健卡,定期产检,无明显异常。停经 4$^+$月,自觉胎动至今。20 天前无明显诱因出现头痛乏力,曾有左耳耳道破口(具体时间不详),无禽类等动物接触史,无其他不适,至当地医院治疗但未予特殊处理,无好转;10 多天前出现发热,最高 38.3℃,未予特殊处理。9 天前出现呕吐(非喷射性,呕吐物为胃内容物),无视物模糊等,遂至当地医院就诊,补液(具体不详)治疗,未见明显好转。1 天前出现反应迟钝,对答困难。2014-05-19 B 超示:宫内单活胎,头位,羊水偏多。肝胆脾未见异常。血常规:白细胞计数 11.53×10$^9$/L,淋巴细胞比例 10.9%。2014-05-20 入院。

患者头痛,发热,非喷射性呕吐,反应稍迟钝,无咳嗽、咳痰,无腹痛、腹泻,无阴道出血,无肛门坠胀感等不适。

体格检查　体温 38.3℃,脉搏 114 次/min,呼吸 20 次/min,血压 99/64mmHg。

神志淡漠,颈强直,Brudzinski 征(布鲁津斯基征,简称布氏征)(一),Kernig 征(克尼格征,简称克氏征)(一),全身皮肤巩膜无黄染,无瘀斑、瘀点,全身淋巴结未及明显肿大,肺部呼吸音粗,心脏听诊心率偏快,肝脾触诊不清,双下肢无水肿。髂前上棘间径24cm,髂嵴间径 27cm,骶耻外径 21cm,坐骨结节间径 10cm。宫高 35cm,腹围 95cm,先露头,未衔接,胎动可及,胎心 160 次/min,阴道检查未做,胎膜未破。

　　辅助检查　2014-05-19 当地医院查血常规:WBC 11.53×10⁹/L,中性粒细胞比例(N)72.6％,红细胞(RBC)105g/L。淀粉酶 35.0U/L。2014-05-19 当地医院 B 超示:双顶径 94mm,骨骼 73mm,胎盘后壁Ⅱ级,羊水最大暗区 102mm,胎儿颅后窝池6mm,脐动脉 S/D 1.9。提示:宫内单活胎,头位,羊水偏多。肝胆脾未见异常。

**【入院诊断】**

1.妊娠相关情况(孕 1 产 0 孕 37 周,头位待产);

2.发热待查(脑膜炎)。

**【诊疗过程】**

2014-05-20 入院当天行腰椎穿刺(简称腰穿),脑脊液糖、氯、蛋白测定:氯107mmol/L,葡萄糖 0.9mmol/L,蛋白 1.95g/L。MRI 弥散相见右侧颞叶点状高信号,结合脑脊液检查结果,考虑结核性脑膜炎。

　　终止妊娠:考虑继续待产母胎风险大,2014-05-21 行剖宫产。

　　术中见子宫增大如孕月,下段形成良好。羊水清,约 600ml。胎位 LOA。托胎头娩出一男婴:无脐带缠绕,发育可,出生 Apgar 评分 9—10 分/1—5min,出生体重3300g。因产妇有发热,考虑结核性脑膜炎,新生儿送儿科监护室观察。胎盘附着宫前壁,胎盘、胎膜自动剥离,无胎盘、胎膜粘连,胎盘大小约 20cm×20cm。脐带位于胎盘中央,脐带长约 50cm。术中出血约 200ml,输液 1000ml,尿量 100ml。因结核性脑膜炎考虑,产妇送 ICU 单间监护。

　　术后予抗生素预防感染,缩宫素促进子宫收缩及补液对症处理。

　　2014-05-22 术后第 3 天开始行抗结核治疗,转入结核病专科病房。

**【诊疗体会】**

在我国,有 2％～7％的妊娠女性合并肺结核病,但妊娠合并结核性脑膜炎较为少见。妊娠合并结核性脑膜炎患者病情凶险,进展快,预后差,若诊断和治疗不及时,致死率和致残率极高。英国感染协会在《中枢神经系统结核感染诊疗指南》中指出,脑脊液的结核分枝杆菌染色阳性或者结核分枝杆菌 DNA-PCR 阳性可确诊结核性中枢神经系统感染,但在上述病原学证据缺乏的情况下,也可结合病史、其他影像学和检验指标做出临床诊断,指导抗结核治疗。临床诊断需至少满足下列其中的 2 项。①高危因素(至少满足 1 项):人类免疫缺陷病毒(HIV)或免疫抑制状态;流行区居住史;近期接触史。②高度提示的临床表现(至少满足 3 项):症状超过 5 天;外周血 WBC<15×10⁹/L;脑脊液 WBC 5～750 个/μl;脑脊液中性粒细胞比例<90％;脑脊液糖<50％血糖(GS);影像学特征为软脑膜强化、脑积水、脑梗死;③其他部位结核。该临床诊断标

准的特异度达到79％,灵敏度达到86％。本例患者满足以上临床诊断标准。

抗结核药物对胎儿的安全性也是治疗妊娠合并结核患者过程中面临的重要问题。目前研究显示,除了链霉素以外,大多数一线抗结核药物对孕妇和胎儿是安全、有效的。本例患者已足月,考虑终止妊娠后行足量、规范抗结核治疗。

本例患者起病20天,曾在多家医院就诊,没有一位产科医生想到妊娠合并中枢异常。接诊患者的第一印象:这位患者很有涵养。问诊时对答正确,但是在产检床上行产科检查时神志淡漠。经神经内科医生会诊并实施腰穿检查后明确诊断,及时终止妊娠,术后积极抗结核治疗,母子安好。

(李雨箫,李央)

## 第三节　妊娠合并脑梗死

**【病历资料】**

患者女,33岁,2-0-0-2,因"左侧偏身麻木伴记忆减退1周"入院。患者1周前开车时出现左半躯体麻木感,左侧肢体及左侧面部感觉减退,持续2min后自行缓解,后逐渐出现记忆减退,立即前往当地医院就诊。无肢体无力,无头痛头晕,无神志不清,无视物不清,无饮水呛咳,无吞咽困难,无大小便失禁等其他症状。查头颅MRI:右侧半卵圆中心急性梗死。查头颅磁共振血管成像(MRA):右侧大脑中动脉狭窄。后1周内间断出现左侧手指、唇角、足部的麻木感,持续数秒缓解。目前停经2$^+$月,无腹痛及阴道出血。2020-03-18入院。

患者未见明显不适,未见躯体麻木,无头晕头痛,无饮水呛咳,无吞咽困难,无视物模糊。

**体格检查**　神志清,精神可,时间、地点定向力可,对答切题,言语流利。双侧瞳孔等大等圆,直径3.0mm,对光反射灵敏;眼球各向运动无受限。两侧额纹、鼻唇沟对称,示齿时口角无歪斜,伸舌居中。颈软,四肢肌力Ⅴ级,肌张力适中,双侧肢体腱反射对称存在,头面部及四肢深浅感觉正常,指鼻准稳,双侧Babinski征(巴宾斯基征)未引出。美国国立卫生研究院卒中量表(NIHSS)评分0分。双侧颈动脉未闻及杂音。双肺呼吸音清,未闻及干湿性啰音。心律齐,未闻及明显病理性杂音。腹软,无压痛及反跳痛。双下肢无水肿。

**妇科专科检查**　外阴已婚未产式,阴道黏膜正常,宫颈光滑;宫体增大如孕2$^+$月,无压痛;左附件未见明显异常,无压痛;右侧附件增厚,轻压痛。

**辅助检查**　患者入院后完善相关检查:肝肾电解质、阴道分泌物、糖化血红蛋白均无明显异常。2020-03-19双肾＋输尿管＋膀胱(彩超),肝胆脾胰(彩超)检查:①二尖瓣、三尖瓣轻度反流;②肝胆脾胰未见明显异常;③双肾、输尿管、膀胱、前列腺未见明显异常。2020-03-19脏器灰阶立体成像,彩超常规检查(产科胎儿生长测量),经腹妇科(彩超)检查:宫内孕,单活胎。目前胎盘前置状态,胎盘下缘宫颈内口上方液性暗区血窦,考虑子宫肌瘤。子宫前位,外形增大,宫腔内探及孕囊回声(大小约 7.7cm×3.1cm×6.7cm),内卵黄囊可及,内见胎儿回声,头臀长约 4.2cm,胎心、胎动可及。胎盘位于子宫后壁,胎盘下缘覆盖宫颈内口。胎盘下缘宫颈内口上方探及一处液性暗区,内见光点漂浮。宫区回声均匀,子宫左侧壁肌层内探及一个大小约 4.0cm×2.7cm×3.7cm 低回声团,边界清。

【入院诊断】

1.早孕(孕 3 产 2 孕 9 周);

2.脑梗死;

3.大脑中动脉狭窄。

【诊疗过程】

两次剖宫产术后,患者胎盘虽位于后壁,但下缘覆盖宫颈内口,内口和胎盘之间存在血窦,同时合并左侧一枚 4cm 肌瘤。流产过程中,患者子宫收缩乏力、大出血、弥散性血管内凝血(DIC)风险高,甚至会出现失血性休克、心脑血管意外等危及生命的情况。结合患者脑梗死病史,围手术期原脑梗死病灶可能加重或新发脑梗死,继发面瘫、肢体偏瘫、失语等其他不可预知情况,必要时可能需转 ICU 监护。向患者及家属告知上述风险。

终止妊娠　2020-03-23 米非司酮配伍米索前列醇药物流产后,在麻醉医生监护下于宫旁神经阻滞麻醉下行清宫术。术程顺利。

【诊疗体会】

妊娠相关性脑卒中是指发生于整个妊娠期及产后 6 周之内的脑卒中,是妊娠期及产褥期罕见的并发症之一,其类型包括脑出血、脑梗死和蛛网膜下腔出血。孕、产妇中合并子痫前期/子痫较常见。子痫前期/子痫和血管畸形是出血性脑卒中的常见病因,其中子痫是首要病因(42.4%)。子痫前期/子痫的基本病理改变是全身小动脉的节段性痉挛。脑部小血管痉挛时间过长,超过脑的自身调节作用,血压骤升(如子痫抽搐、分娩、情绪激动或用力排便等情况),就有可能引发脑出血。妊娠相关性脑卒中是青年女性脑卒中的重要原因,患者的发病年龄较小。高龄产妇是妊娠相关性脑卒中的危险因素,要及时预防妊娠相关性脑卒中的发生。

不同妊娠期发生的脑卒中类型不同。妊娠中期以脑梗死多见,可能由于该时期孕妇处于高凝状态。30%的妊娠相关性脑梗死是由心源性栓塞引起的。心源性栓塞是年轻人脑卒中的主要原因之一,在妊娠相关性卒中患者中很常见。随着妊娠期增加,孕妇心功能负担进一步加重,同时妊娠使风湿性心脏病的发生风险增加。患有风湿性心脏病或瓣膜置换术后的孕妇易患细菌性心内膜炎,导致妊娠相关性栓塞的发病率较高。因此,应将心脏检查作为孕妇的常规体检,以尽早发现病变并及时干预。

(李雨萧,李央)

## 第四节　妊娠合并颅脑肿瘤

**【病历资料】**

患者女,29 岁,0-0-0-0,因"停经 22$^+$ 周,头晕伴恶心、呕吐 2 个月,加重 1 天"入院。患者停经 22$^+$ 周,妊娠诊断明确。2 个月前,患者无明显诱因下出现头晕,伴恶心、呕吐(呕吐物为胃内容物),头晕症状进行性加重(有昏厥史)。1 天前患者因头痛、头晕,恶心、呕吐症状加重,至当地医院就诊。MRI+磁共振静脉成像(MRV)示:脑积水、小脑占位。2019-05-30 入院。

患者头晕,伴恶心、呕吐(呕吐物为胃内容物)。患者无发热、畏寒,无胸闷、气促,无视物模糊、听力下降等不适。

**体格检查**　颈软,神志清,精神稍软。双侧视力粗测可,视野无缺损;双侧瞳孔等大等圆,直径 3mm,对光反射灵敏;眼球运动无殊,未及震颤。面部浅深感觉无殊,双侧额纹及鼻唇沟正常,口角不偏,伸舌居中。双侧听力粗测可。转颈及耸肩有力。两肺呼吸音清,未闻及干湿性啰音。心脏听诊无殊。腹膨隆,无明显压痛、反跳痛,未触及肿块;肝脾肋下未及,移动性浊音阴性。四肢肌力 V 级,肌张力无亢减,腱反射(++),双侧浅深感觉无殊,指鼻试验、跟膝胫试验均(-),双侧 Babinski 征阴性。

**【入院诊断】**

1. 小脑占位(四脑室占位,血管母细胞瘤考虑);

2. 脑积水;

3. 妊娠相关情况(22$^+$ 周)。

**【诊疗过程】**

考虑脑室占位,引起脑积水。现头痛症状难以耐受,拟行急诊手术。术中可能引起胎儿流产、妊娠终止等风险。

2019-05-31 行小脑半球病变切除术:术中见硬膜压力高,悬吊硬脑膜后"Y"形剪开,在小脑正中蚓部深部见肿瘤(呈囊实性)。实性结节大小约 1cm,色灰红,血供丰富,与周围边界尚清。显微镜下完整切除实性瘤结节。

术后抗感染、补液等对症支持治疗。病理切片示血管母细胞瘤。2019-06-14 出院。

2019-09-06 产科超声检查:胎儿右枕前位,胎心 136 次/min,BPD 9.19cm,HC 31.90cm,AC 31.17cm,FL 6.30cm,肱骨长(HL)5.78cm,羊水指数 10.24cm,脐动脉 S/D 2.64,PI 1.02,脐动脉血流阻力指数(RI)0.62。2019-07-11 常规心电图:正常心电图。

终止妊娠:因患者小脑肿瘤术后,可适度放宽剖宫产指征,所以于 2019-09-20(孕 39 周)行剖宫产终止妊娠。术中娩出一活婴:女,Apgar 评分 10—10—10 分/1—5—10min,体重 2900g,身长 48cm。羊水清,量 600ml。术中出血约 200ml。

产后常规处理,康复出院。

**【诊疗体会】**

正常孕妇于妊娠第 6～8 周血容量开始增加,至第 32～34 周达高峰。妊娠期合并颅内肿瘤的患者因母体血容量发生变化,脑血流也发生变化,瘤周水肿加重,颅内压增高,临床可表现为喷射性呕吐、头痛等。颅内良性肿瘤患者妊娠期母体激素水平发生改变,可能导致肿瘤增大或恶性程度增加。目前,已确定血管内皮生长因子(VEGF)、胎盘生长因子是胶质母细胞瘤血管增生的因素之一,而脑源性神经营养因子则可改变肿瘤细胞周期,最终导致肿瘤迅速生长。

神经外科手术干预与产科治疗的时机选择主要取决于患者神经系统的症状、孕周及颅内肿瘤的组织学类型。经 CT 或 MRI 诊断为恶性肿瘤:对于处于妊娠早、中期患者,应立即终止妊娠,再行神经外科治疗;对于妊娠晚期患者,需先行剖宫产,待症状缓解后再行开颅肿瘤切除术。良性颅内肿瘤一般在妊娠中、晚期被诊断。对于良性颅内肿瘤妊娠中期患者,可先予对症治疗,待胎儿肺发育成熟后再行剖宫产,择期开颅;对于妊娠晚期患者,胎儿肺发育已经成熟,宜先行剖宫产,待病情稳定后再开颅切除肿瘤;对于妊娠早期即发现良性颅内肿瘤的患者,可综合考虑母体的血流动力学及凝血功能变化,尽早行神经外科治疗后继续妊娠。而对于神经系统症状严重、颅内压增高难以控制,甚至脑疝的急诊患者,不管妊娠期如何,均应立即终止妊娠,同时进行神经外科治疗。有研究表明,虽然分娩后再手术可避免麻醉药物对胎儿的影响,但推迟手术时机并不可取。研究表明妊娠期全身麻醉安全且耐受。

(李雨箫,李央)

## 第五节　妊娠合并脊髓促结缔组织增生性小圆细胞肿瘤

**【病历资料】**

患者女,25 岁,0-0-0-0,因"停经 38 周,发现神经鞘瘤 3 天"入院。平素月经规律,周期 30～90 天,经期 5～6 天,经量中,色红,无痛经。末次月经时间为 2017-12-09,经量及性状同前。停经 2$^+$月,B 超示:宫内早孕,活胎。停经以来无明显恶心、呕吐等早孕反应。停经 13$^+$周,建围产期保健卡。定期产检,唐氏筛查、胎儿颈后透明层厚度(NT)、血压、胎位、胎心均正常,OGTT 未做。停经 5$^+$月自觉胎动,持续至今无异常。3 天前无明显诱因下感双上肢无力、麻木,手指刺痛,伴胸闷、气促,于当地医院检查。MRI 提示:C3/4、C4/5、C5/6 椎间盘轻度膨出,T2 椎管水平神经鞘瘤可能。2018-09-01 入院。

患者偶有宫缩,无明显腹痛,无阴道流血、流液,无畏寒、发热、无胸闷、气促等不适。

体格检查　体温 36.8℃,脉搏 114 次/min,呼吸 20 次/min,血压 133/85mmHg,髂前上棘间径 25cm,髂嵴间径 27cm,骶耻外径 18cm,坐骨结节间径 9cm,宫高 33cm,腹围 92cm,胎心 142 次/min。

神经外科检查  神志清,颅神经(一);右上肢近端肌力Ⅲ级,远端Ⅰ—Ⅱ级;左上肢近端肌力Ⅱ级,远端Ⅰ—Ⅱ级;双上肢痛觉减退,双侧 Hoffman 征(霍夫曼征)未引出。双下肢肌力正常。

辅助检查  2018-08-30 B 超示:单胎头位,双顶径 90mm,羊水指数 10cm,脐动脉 S/D 2.33。

**【入院诊断】**

1.妊娠相关情况(孕 1 产 0 孕 38 周,头位待产);

2.神经鞘瘤(T2 水平)。

**【诊疗过程】**

终止妊娠:考虑症状由神经压迫引起,需及时终止妊娠,择期行剖宫产。新生儿评分 10 分,出生体重 2900g。手术过程顺利,术中出血少。

术后抗感染、缩宫素促进子宫收缩及补液对症处理。

术后恢复可,2018-09-12 出院。

产后 6 周行 T2 右侧椎旁占位切除术。术后病理:(胸椎旁肿瘤)小圆细胞肿瘤,恶性首先考虑。

术后 6 个月,患者因肿瘤离世。

**【诊疗体会】**

促结缔组织增生性小圆细胞肿瘤(desmoplastic small round cell tumor,DSRCT)是一种高度恶性的肿瘤,1991 年被正式命名。DSRCT 罕见,起因不明,缺乏特异性临床表现,确诊困难,大多数患者确诊时已发生转移,但该肿瘤病理形态、免疫表型及分子生物学改变相对特异。国内多为个案报道,相关报道例数<500 例。

DSRCT 好发于腹腔及盆腔,其他罕见部位包括睾丸旁、胸膜、后颅窝、骨和软组织、卵巢、腮腺、肺、鼻腔等。常见症状包括腹痛、腹胀及腹部包块,伴随症状包括顽固性腹水、肝大等。本例患者病灶在胸椎旁,表现为双上肢无力、麻木,手指刺痛。推荐行术前化疗、肿瘤细胞减灭术,术后放化疗的综合治疗,以提高患者生存率。

有研究者分析了 100 例 DSRCT 病例,随访 23~311 个月,中位生存期为 25 个月。本例患者从症状出现到死亡时间仅 8 个月。

(李雨箫,李央)

## 第六节  脑积水腹腔引流术后

**【病历资料】**

患者女,24 岁,0-0-0-0,因"停经 37$^{+5}$ 周,要求待产"入院。患者 6 岁时曾有坠伤史;9 岁发现脑积水,行脑室-腹腔引流术(图 1-1);2014 年、2016 年妊娠早期行人工流产术;2017 年异位妊娠(宫外孕)行右侧输卵管切除术;2019 年妊娠早期自然流产 1 次。

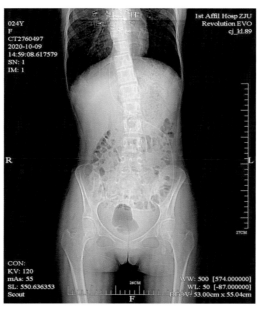

图 1-1 引流管状高密度影(从盆腔引流至右侧胸部)

**体格检查** 血压 112/71mmHg,心率(HR)105 次/min,身高 150.5cm,体重 47kg,宫高 33cm,腹围 84cm,胎心 150 次/min。髂前上棘间径 18cm,髂嵴间径 21.5cm,骶耻外径 14.5cm。

**辅助检查** B 超示:胎儿双顶径 8.5cm,头围 29.7cm,腹围 28.1cm,股骨长 5.8cm,肱骨长 5.3cm。

**【入院诊断】**

1.妊娠相关情况(孕 4 产 0 孕 $37^{+5}$ 周,头位待产);

2.脑室-腹腔引流术后。

**【诊疗过程】**

患者身材娇小,因脑室-腹腔引流术,要求剖宫产终止妊娠。选择腹膜外剖宫产术,手术经过顺利,新生儿情况好。

**【诊疗体会】**

剖宫产术式主要包括子宫下段剖宫产术、子宫体部剖宫产术和腹膜外剖宫产术。腹膜外剖宫产术通过腹膜外途径进行。该术式的优点:不打开腹腔,羊水不会进入腹腔,减少了腹腔内感染的发病率;术后肠胀气和肠麻痹等并发症少。腹膜外剖宫产术适用于宫内感染或潜在感染产妇,有一定临床实用价值。但手术操作难度较大,手术开始至胎儿娩出时间较长。本例患者之前行脑室-腹腔引流术。为减少腹腔上行性感染颅内的可能,采用腹膜外剖宫产术。

腹膜外剖宫产术,既往术式分顶入法和侧入法。手术步骤:采用下腹横切口或纵切口(长约 10~12cm),打开腹直肌前鞘,纵行或横行切开,分离锥状肌,显露膀胱和筋膜(膀胱前筋膜可分为 4 层);在距膀胱顶缘 2~3cm 处中点用中号弯血管钳分离浅筋膜,并向左右剪开到膀胱侧缘,经3～4次分离后,可见无光泽、纵行小血管多的膀胱肌层;在膀胱顶部左侧边用刀柄沿膀胱左侧缘轻轻分离,显露膀胱左侧壁;在分离膀胱左侧壁的间隙处将膀胱左侧上部自宫颈前壁分离,显露部分宫颈左前侧壁,做一小切口,钝性向头顶部分离,显露膀胱子宫反折腹膜;继续钝性分离,将膀胱自子宫下段完全游离;切开子宫下段,娩出胎儿及其附属物,缝合子宫;用生理盐水冲洗腹膜外间隙,仔细检查无出血后,将膀胱复位;间断缝合膀胱筋膜;常规缝合腹壁。

以往剖宫产手术由于没有电刀,因此以钝性分离为主。本次手术采取电刀锐性分离的方法分离膀胱:向膀胱灌注生理盐水200ml,轻度充盈膀胱,用电刀打开腹膜壁层,将膀胱与腹膜脏层分离(图1-2和图1-3),暴露子宫下段,并将反折腹膜部分向上游离(图1-4),充分暴露子宫下段(图1-5),有利于手术视野暴露。

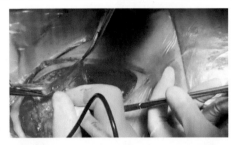

图1-2　充盈膀胱,沿膀胱腹膜间隙分离

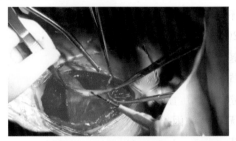

图1-3　充分游离膀胱

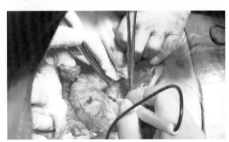

图1-4　反折腹膜向上游离

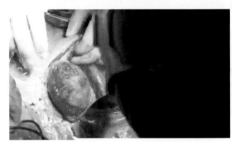

图1-5　游离的膀胱和反折腹膜

（李央,汪超军）

# 第二章 妊娠合并呼吸系统疾病

## 第一节 妊娠合并腺病毒感染

**【病历资料】**

患者女,28岁,0-0-1-0,因"孕 25$^{+4}$ 周,咳嗽咳痰伴发热 10 多天"入院。平素月经不规律,周期 30～60 天,经期 5～6 天,经量偏少,色红,无痛经。末次月经时间为2019-02-13,经量及性状同前。2019-02-28 行胚胎移植术(鲜胚 2 枚)。2019-03-28 B超示:双绒双羊双活胎,芽长 0.4/0.3cm,据此推算末次月经时间为 2019-02-11。孕 14周建围产期保健卡,NT、无创产前 DNA 检测(NIPT)、四维彩超及 OGTT 检查正常,定期产检,血压、胎位、胎心均正常。孕 4$^{+}$ 月自觉胎动,持续至今无异常。2019-07-26无明显诱因出现咽部瘙痒、咳嗽,无咳痰。2019-07-28 体温升高,最高可达 39.0℃,咳嗽、咳痰(少量黄色黏痰,不易咳出),遂于当地医院就诊。头孢呋辛 1.5g(静滴,BID)抗感染治疗 7 天,未见明显好转。后予对乙酰氨基酚退热、抗感染治疗,未见明显好转(具体药物及剂量不详)。2019-08-09 入院。

患者体温升高,最高可达 39.0℃,咳嗽、咳痰(少量黄色黏痰,不易咳出),无胸闷、气急,无头痛、头晕,无视物模糊,无双下肢水肿,无明显阴道流血、流液等。

**体格检查** 体温 40.0℃,脉搏 120 次/min,呼吸 26 次/min,血压 120/70mmHg。髂前上棘间径 23cm,髂嵴间径 25cm,骶耻外径 26cm,坐骨结节间径 9cm,宫高 28cm,腹围 91cm。先露臀/头,未衔接,胎数 2,胎心 160 次/min、165 次/min,胎儿体重900g、900g(估计)。宫缩无,阴道未检查。

**影像学检查** 2019-08-04 X 线胸片示:两肺纹理增多、增粗,右下肺中内带见淡薄小片状密度增高阴影,边缘模糊,考虑肺炎。2019-08-09 胎儿生长测量:A 胎(偏左侧),B 胎(偏右侧)。胎位左臀前、右枕后。胎心 172 次/min、186 次/min。胎动可及。可及双顶径 6.2cm、5.7cm。头围 22.7cm、21.3cm。腹围 20.75cm、19.3cm。股骨长4.38cm、4.28cm。肱骨长 3.81cm、3.81cm。胎盘后壁 Gr I 级、后壁 Gr I 级。羊水最大深度 4.0cm、3.3cm。A 胎脐动脉 S/D 2.52,PI 0.94,RI 0.60。B 胎脐动脉 S/D3.04,PI 1.12,RI 0.67。

**【入院诊断】**

1.中期妊娠(孕 2 产 0 孕 25$^{+4}$ 周,臀/头位先兆流产);

2.发热(肺炎?);

3.试管婴儿妊娠状态;

4. 双胎妊娠；

5. 肝功能异常。

**【诊疗过程】**

2019-08-09 查血常规：中性粒细胞比例 89.4%，淋巴细胞比例 6.8%，嗜酸性粒细胞比例 0%，血红蛋白 99g/L。查肝功能：总蛋白 59.2g/L，谷丙转氨酶（ACT）37U/L，谷草转氨酶（AST）43U/L。超敏 C 反应蛋白测定：超敏 C 反应蛋白 11.56mg/L。

2019-08-10 查肺炎支原体血清学试验（IgM）：肺炎支原体 IgM 抗体阳性。右下肢静脉彩色多普勒超声，超声心动图（彩超），双肾＋输尿管＋膀胱（彩超），肝胆脾胰（彩超）检查：①心动过速；②肝胆脾胰未见明显异常；③双肾输尿管未见明显异常；④双下肢深静脉血流通畅。CT 检查提示肺突变（图 2-1）：两侧胸廓对称，气管居中；左肺下叶见大片状高密度影，部分实变，边界欠清，内见含气支气管影；两肺见多发斑片状高密度影。

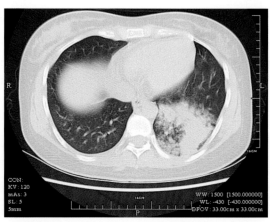

图 2-1　胸部 CT 影像

予阿奇霉素 500mg（QD，静滴）、甲泼尼龙琥珀酸钠 40mg（QD，静滴）抗感染治疗，复方甘草酸苷 80mg（QD，静滴）护肝治疗，阿托西班抑制宫缩。用药效果不佳。

2019-08-19 呼吸道病毒筛查：呼吸道腺病毒 DNA 测定结果阳性。

予多次重组人粒细胞刺激因子治疗。因家属放弃胎儿，故决定经阴道分娩，停用阿托西班。

2019-08-22 双胎自然流产接生＋宫腔探查术：20:50 宫口开全。21:09 经阴道以 LOP 位分娩一死胎：男，无脐带绕颈、绕体，体重 750g，羊水清，胎盘重 77g，胎盘、胎膜自娩完整。21:30 经阴道以 LOA 位娩出一死胎：女，无脐带绕颈、绕体，体重 600g，伴胎盘娩出（考虑胎盘早剥重度），胎盘重 62g。予宫腔探查术，子宫内膜完整，宫颈无裂伤，阴道壁无裂伤。产后出血约 200ml。予缩宫素促宫缩、抗感染、回奶治疗。

因患者重症肺炎，转 ICU 治疗。予以伏立康唑 200mg（Q12H）抗真菌治疗，左氧氟沙星 500mg（QD）、哌拉西林他唑巴坦 4.5g（Q8H）抗感染，那屈肝素钙 4100U（皮下注射，Q12H）抗凝，甲泼尼龙 20mg（Q12H），西酞普兰 10mg（QN）、喹硫平 50mg

（QN）、阿普唑仑 0.4mg（QN）控制失眠，超声药物透入等对症治疗。病情好转后转呼吸内科病房。

患者恢复可，2019-09-02 出院。

**【诊疗体会】**

妊娠合并肺炎是由不同的病原体引起的肺实质炎症，常累及小支气管及肺泡，是妊娠期严重的内科合并症。在妊娠期虽较少见，但却是孕妇非产科感染的常见原因之一，也是非产科死亡的主要原因之一。妊娠期肺炎一旦形成极容易发展为重症。患者易发生严重的低氧血症及呼吸衰竭，病死率较高。

人腺病毒（human adenovirus，HAdV）是广泛分布于自然界的双链 DNA 病毒，可通过飞沫传播、接触传播和粪口传播等途径传播，人群普遍易感，是人呼吸道感染常见的病原体。大多数人对腺病毒常见型具有一定免疫力，感染病毒时机体免疫系统被激发从而将其清除，故感染后大多无明显症状或症状轻微；而婴幼儿、老年人、孕妇、慢性呼吸系统疾病患者等，由于免疫力低下而易感，且多发展为重症和危重症，甚至死亡。

对于妊娠合并肺炎患者，首先要综合治疗，提高免疫力，给予营养支持，纠正酸碱平衡和电解质紊乱，严格控制液体入量。其次根据病原体选择抗菌药物是其主要治疗措施。抗菌药物的使用必须充分考虑药物对胎儿的影响。首选广谱抗菌药物，足量联合用药。为兼顾胎儿安全，β 内酰胺类和大环内酯类抗生素应是治疗妊娠期肺炎的主要药物。抗生素治疗后 48～72 小时应对患者病情进行评价。治疗有效表现为体温下降，症状改善，白细胞逐渐降低或恢复正常。除了抗生素的使用外，大剂量糖皮质激素可减轻肺部的炎症反应，预防肺间质纤维化及改善低氧状态。选择性终止妊娠能否改善孕妇呼吸状态尚需进一步探究。

是否终止妊娠及终止妊娠的方式应根据孕周、胎儿的宫内情况、孕妇的情况、家属的意愿综合判断。有学者观察分析晚期妊娠合并重症肺炎需机械通气患者，终止妊娠后病情可迅速好转。大样本研究发现，妊娠期肺炎患者较未感染患者易出现不良妊娠结局，如低出生体重儿、低孕龄儿、高新生儿窒息发生率，增加了早产、剖宫产率，且易发展成妊娠期高血压。妊娠期肺炎病情进展快，处理的关键是早期诊断和治疗，预防呼吸衰竭发生，适时终止妊娠。

本例患者胎儿为试管婴儿。孕 $25^{+4}$ 周入院，入院后予阿托西班抑制宫缩，以期待到 28 周。但患者入院后持续高热，体温最高可达 40.4℃，伴有咳嗽、咳黄白色黏痰，进而出现胸闷、气促，心率 130 次/min。检查发现宫颈容受 80%，未开，先露－1cm。经多学科团队会诊，考虑到胸部 CT 复查结果提示肺部病变较前明显加重，重症肺炎（支原体肺炎、腺病毒、曲霉菌）诊断成立，继续妊娠可能并发菌血症、脓毒血症、感染性休克、呼吸循环衰竭、心搏骤停、DIC、全身多脏器功能衰竭、危及母儿生命可能。告知患者及其家属病情，家属要求放弃胎儿，故停用阿托西班，孕 $27^{+3}$ 周自然流产双胎胎儿。妊娠终止后病情控制，痊愈出院。

（李雨箫，李央）

## 第二节　妊娠合并肺结核

**【病历资料】**

患者女,24 岁,0-0-0-0,因"体外受精-胚胎移植(IVF-ET)术后 71 天,发热 10 多天"入院。2018-06-20 于当地医院行 IVF-ET 术。2018-08-22 无明显诱因下出现低热,无其他不适主诉,未予特殊处理。2018-08-25 体温开始升高,最高 40.3℃,伴畏寒、咳嗽,偶有咳痰,无鼻塞流涕,无全身酸痛、咽痛、眼痛。当地医院诊断"肺炎,急性肾盂肾炎,妊娠肝损,低蛋白血症,双胎妊娠",予以拉氧头孢、阿奇霉素、奥司他韦治疗 4 天。患者无明显好转,体温持续在 40℃左右。2018-08-29 入院。

患者体温 38.2℃,偶有干咳,活动后稍胸闷,无头晕、头痛,无鼻塞、流涕,无阴道流血等不适。

**体格检查**　体温 38.2℃、脉搏 140 次/min,呼吸 22 次/min,血压 86/60mmHg,神志清,咽稍红,双侧扁桃体未见肿大,两肺呼吸音清,未及干湿性啰音。腹隆如孕周,无压痛及反跳痛,双附件区无殊。

**实验室检查**　2018-08-28 当地医院检查:C 反应蛋白(CRP)29.7mg/L,红细胞沉降率(ESR)40min/h,降钙素原(PCT)0.25,白蛋白 26.1g/L。血清淀粉样蛋白 A 85.1mg/L。呼吸道病原体检测均阴性。2018-08-29 查血常规:WBC 6.5×$10^9$/L,中性粒细胞比例 82.9%,ALT/AST 175/114,白蛋白 28.2mg/L。

**影像检查**　2018-08-25 当地医院 B 超示:宫内早孕,双绒毛膜囊双胎(A 胚胎头臀径 61mm,B 胚胎头臀径 57mm)。腹部 B 超示:肝右叶高回声(血管瘤?),胰、脾未见异常。泌尿系 B 超示:双肾、膀胱未见异常。

**【入院诊断】**

1. 发热待查;

2. 早期妊娠(孕 1 产 0 孕 13 周);

3. 试管婴儿妊娠状态;

4. 双胎妊娠;

5. 肝功能异常;

6. 甲状腺功能异常;

7. 低蛋白血症。

**【诊疗过程】**

完善各项检查,痰培养,痰涂片检查,尿常规检查,洁尿培养,结核感染 T 细胞检测(T-SPOT),抗核抗体(ANA)检查、结核菌素试验(又称 PPD 试验)等。予美罗培南抗感染,低分子肝素抗凝。

反复多学科团队会诊,经感染科会诊不考虑细菌性感染。

因治疗10天无效,反复与患方沟通获得同意后,行胸部CT检查。胸部CT示:两肺纹理模糊,可见弥漫分布粟粒状高密度小结节影,边缘稍模糊。各叶段支气管腔通畅,未见明显狭窄和扩张,两肺门及纵隔可见数枚稍大淋巴结(图2-2)。提示典型的粟粒性肺结核病灶。

转感染科负压病房,予异烟肼、利奈唑胺、乙胺丁醇、美罗培南抗结核治疗。

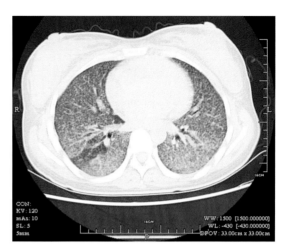

图2-2　胸部CT影像

**【诊疗体会】**

妊娠期由于特殊生理改变,虽然肝脏的代谢功能没有下降,但负担明显加重。常用一线抗结核药物异烟肼、利福平均有一定的肝毒性,因而增加了药物性肝炎的可能性。同时异烟肼能影响维生素 $B_6$ 的代谢,引起中枢神经系统损害,导致精神迟钝或产生脑病。氨基糖苷类可通过胎盘进入胎儿体内,造成第8对脑神经损害,引起前庭功能障碍和听觉丧失。氟喹诺酮类能抑制软骨发育,造成关节软骨糜烂甚至坏死。这两类药物在妊娠期都应禁用。

对于重症妊娠合并结核患者,仍需予以终止妊娠。终止妊娠的指征包括以下几种:①各型肺结核进展期病变广泛且伴空洞形成者;②肺结核合并有肺外结核,特别是肾、肝、骨结核,结核性心包炎,结核性脑膜炎,病情重需长期治疗者;③耐多药或广泛耐药结核病患者;④结核病伴心、肝、肾功能不全,不能耐受妊娠、自然分娩及剖宫产术;⑤严重妊娠反应经治疗无效者;⑥HIV感染或获得性免疫缺陷综合征(AIDS)合并结核病者;⑦肺结核合并反复咳血者;⑧糖尿病合并结核病,病情较重者。理想的终止妊娠时间应为妊娠的前3个月,因为中后期终止妊娠须行剖宫手术或引产,会增加出血和感染的机会,患者病死率明显增高。

本例患者原发不孕,可能为盆腔结核引起。辅助生育后妊娠,机体免疫力低下,导致结核血性播散可能。经浙大一院专家团队积极诊疗,患者病情得到有效控制,得以继续妊娠。孕30周发生胎膜早破,在当地医院平产1子(出生体重1680g,评分好),母子健康。

(李雨箫,李央)

# 第三节　妊娠合并 COVID-19

**【病历资料】**

患者女,38 岁,1-0-0-1,2012 年剖宫产 1 次。否认其他疾病史。末次月经时间为 2019-07-30。妊娠期正常产检。8 天前无明显诱因下出现乏力、咳嗽,干咳无痰。4 天前出现发热,体温 37.5℃,伴寒战,遂至当地医院就诊。因患者有疫情高风险地区居留史,行新型冠状病毒核酸检测,结果阳性。肺部 CT 示:两肺弥漫性病变,诊断为新型冠状病毒肺炎(COVID-19)。为进一步治疗,于 2020-01-27 收入浙大一院隔离病房。

患者神志清,精神可,胃纳可,睡眠可,大小便无殊,体重无特殊变化。

**流行病史**　患者 2019 年 12 月有疫情高风险地区居留史,2020-01-15 自疫情高风险地区来浙江台州,患者父、母、丈夫分别于 2020-01-22、2020-01-26、2020-01-27 被确诊为新型冠状病毒肺炎。

**体格检查**　体温 37.6℃,血压、心律正常,呼吸频率稍快,双肺呼吸音粗,双肺可闻及弥漫性支气管呼吸音及干性啰音。

**实验室检查**　2020-01-28 查血常规:白细胞计数 $7.5 \times 10^9$/L;中性粒细胞比例 85.2%;淋巴细胞比例 10.8%;血红蛋白 104g/L;红细胞沉降率 75mm/h。白细胞介素-6(IL-6)458.59pg/ml;白细胞介素-10(IL-10)8.83pg/ml;γ 干扰素(IFN-γ)58.14pg/ml。血气分析(鼻导管吸氧,3L/min):血液酸碱度(pH)7.43;氧分压($PO_2$)84.6 mmHg;二氧化碳分压($PCO_2$)30.8mmHg;血氧饱和度($SpO_2$)97%。

**影像学检查**　2020-01-27 肺部高分辨率 CT(HRCT)示:两肺可见多发磨玻璃样、斑片状稍高密度影,以右肺上叶及两肺下叶为著,部分病灶实变,内见支气管充气征。各叶段支气管腔通畅,未见明显狭窄和扩张。两肺门及纵隔未见明显肿大淋巴结(图2-3)。

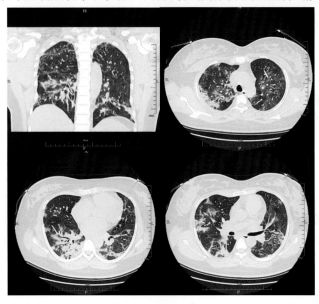

图 2-3　HRCT 表现

【入院诊断】

1.妊娠合并新型冠状病毒肺炎；

2.孕 25 周；

3.瘢痕子宫。

【诊疗过程】

一般治疗：卧床休息、持续鼻导管吸氧 3L/min。

药物治疗：①洛匹那韦/利托那韦 160mg/40mg（口服，BID）抗病毒治疗。②丙种球蛋白 20g 静脉滴注，QD。③肾上腺皮质激素甲泼尼龙首次 40～80mg/天静滴，症状控制 3～4 天后，按 1/2～1/3 量给药，每 3～4 天减 1 次，逐渐减量，直至停用并酌情改为口服。

转归：病程中胎儿生长发育良好，病程第 16 天首次痰液病毒核酸检测阴性。2020-02-12 出院，出院后选择继续妊娠。出院后 1、2、4 周来院随访，复查出现肺部病灶较前明显吸收（图 2-4）。

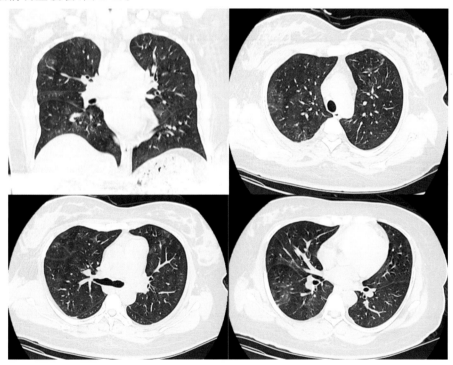

图 2-4　复查肺部 CT 表现

终止妊娠：患者于 2020-04-23 因"停经 38$^{+2}$ 周，不规则下腹痛 1 天"入院待产。因瘢痕子宫、先兆临产行"子宫下段剖宫产术"。术中脐血、胎盘病毒核酸检测均阴性。新生儿术后连续咽拭子病毒核酸检测阴性。乳汁病毒核酸检测阴性。产后 5 天出院，母乳喂养。

**【诊疗体会】**

COVID-19患者处于免疫抑制状态,易感染各种呼吸道病原体。妊娠期间,生理变化(如膈肌抬高、耗氧量增加和呼吸道黏膜水肿等)使其无法耐受缺氧,因此妊娠合并肺炎易发展为重型。本例系重症患者,妊娠中期感染。

针对不同孕周的妊娠合并COVID-19患者,治疗过程中应注意以下方面:①对妊娠早期患者应关注先兆流产、妊娠反应情况并及时治疗,同时应尽量减少放射性检查次数及药物使用量,如病情重、病程长、放射性检查次数多或已出现先兆流产症状,可根据患者意愿于病情稳定后终止妊娠;②对妊娠中期患者应密切关注胎儿宫内情况,如未出现先兆流产、胎儿宫内窘迫等情况,可继续妊娠,但仍须密切监护,告知其早产、新生儿并发症发生风险较高;③对妊娠晚期患者,由于炎症因子、咳嗽等影响,极易诱发宫缩,引起早产,故应加强胎心监护、密切关注胎动,适时终止妊娠并与新生儿科医生做好新生儿抢救准备。

病毒感染理论上存在母胎垂直传播,但目前暂无相关证据支持COVID-19存在垂直传播。妊娠合并COVID-19患者剖宫产建议在负压手术室,至少是隔离手术室。术前汇报医务部,组织多学科团队会诊,麻醉科根据病情选择麻醉方案,准备负压转运车转运新生儿至定点医院。

(陈旭,李央)

## 第四节　妊娠合并甲型 $H_1N_1$ 流感致呼吸系统衰竭

**【病历资料】**

患者女,33岁,1-0-1-1,因"停经6个月,咳嗽咳痰半月,发热4天"入院。患者平素月经规律,周期30天,行经5天,量中,无痛经。LMP具体时间不详,未见围产期保健卡,未见产检报告。半个月前开始出现咳嗽,有痰,当时无发热。4天前出现发热,体温最高39.5℃,无胸闷、胸痛,无头晕、头痛等不适,一直未治疗。2018-01-12入院。

患者有发热、寒战,门诊就诊时觉气促,无胸闷、胸痛,无恶心、呕吐,无腹痛、腹胀,无阴道流血、流液等不适。

**体格检查**　体温39.4℃,心率146次/min,呼吸46次/min,血压98/45mmHg,$SpO_2$ 81%。神志清,精神一般,嘴唇及手指指尖发绀,肺部听诊啰音,心脏听诊未及明显病理性杂音。腹隆如孕6月,未及宫缩。胎心190次/min。

**实验室检查**　2018-01-12血气分析:血液pH 7.43,$PCO_2$ 27.0mmHg,$PO_2$ 46.0mmHg,碳酸氢根浓度17.9mmol/L,实际碱剩余-5.1mmol/L,乳酸3.1mmol/L。

**【入院诊断】**

1.妊娠相关情况(孕3产1孕6月);

2.发热待查;

3.呼吸衰竭?

**【诊疗过程】**

2018-01-12 予可视喉镜下气管插管术,接呼吸机机械通气,$SpO_2$ 89%,过程顺利。

床旁摄片:两肺内见大片状致密阴影,两下肺为主,边缘模糊。两肺门未见明显异常肿块。两膈面模糊,肋膈角稍钝,提示两肺感染(图2-5)。

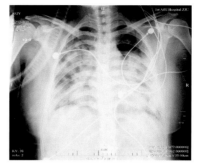

图2-5 胸片表现

2018-01-13 血气分析:空腹血糖13.4mmol/L,血液pH 7.36,$PCO_2$ 33.5mmHg,$PO_2$ 70.4mmHg,实际碱剩余－5.9mmol/L。乙肝三系定量＋HBcIgM测定:乙肝表面抗原阴性。降钙素原测定:降钙素原0.44ng/ml。结核分枝杆菌抗体检测:抗结核抗体阴性。一般细菌涂片检查(痰,涂片革兰氏染色):低倍镜下WBC 10~25,上皮细胞<10,见中量阳性球菌(葡萄球菌)。超敏C反应蛋白测定:超敏C反应蛋白124.96mg/L。急诊免疫查脑钠肽(前体):脑钠肽(前体)22pg/mL。凝血功能常规检查＋D-二聚体测定:国际标准化比值(INR)1.09,活化部分凝血活酶时间(APTT)47.6s,凝血酶时间20.3s,D-二聚体9382$\mu$g/L。查总三碘甲腺原氨酸($TT_3$)、总甲状腺素($TT_4$)、促甲状腺激素(TSH)、游离三碘甲腺原氨酸($FT_3$)、游离甲状腺素($FT_4$):$TT_4$ 114.40nmol/L,$TT_3$ 0.96nmol/L,TSH 0.115mU/L,$FT_4$ 12.47pmol/L,$FT_3$ 2.30pmol/L。查肝肾功能＋电解质:总蛋白48.0g/L,白蛋白27.8g/L,肌酐66$\mu$mol/L,总钙1.76mmol/L。查血常规:白细胞计数12.6×$10^9$/L,中性粒细胞比例87.9%,血红蛋白103g/L,血小板计数194×$10^9$/L。

高度怀疑病毒性肺炎合并细菌性肺炎可能,予以抑酸、化痰、护肝治疗,美罗培南0.5g(静滴,Q6H)联合阿奇霉素0.5g(静滴,QD)、利奈唑胺600mg(静滴,Q12H)抗阳性菌治疗,帕拉米韦0.5g(静滴,QD)抗病毒治疗,甲泼尼龙琥珀酸钠40mg(静推,Q12H)、镇痛镇静。

2018-01-13 病毒筛查回报甲型$H_1N_1$流感(简称甲流)病毒阳性,床边飞沫隔离。转入感染科负压病房继续治疗。

2018-01-19 流感病毒A型、B型、$H_7N_9$型RNA检测(痰):A型流感病毒RNA测定阳性,B型流感病毒RNA测定阴性,$H_7N_9$流感病毒型RNA测定阴性。

多学科团队会诊意见:①患者病情极危重,治疗风险大;②请体外膜氧合(extracorporeal membrane oxygenation,ECMO)专家会诊,必要时终止妊娠。

2018-01-26 因氧合不能维持,予ECMO支持。

2018-01-27 在ECMO支持下行剖宫取胎术(患者父母坚决要求放弃胎儿)。

终止妊娠:术中见少许黄色清亮腹水,子宫下段形成欠佳。破膜见羊水浑浊,Ⅲ度,量约400ml。娩出一死胎:女,脐带长50cm,无脐带绕颈、绕体,断脐后台下处理,Apgar评分0—0—0分/1—5—10min,出生体重700g,身长25cm。胎盘附着于前壁,胎盘、胎膜自然剥离且完整,胎膜黄染。术中出血约200ml。术中探查双侧卵巢及输卵管,见外观无殊。术中血压平稳,输液 100ml;尿量 1200ml,色清。手术过程顺利,术中未见明显并发症,术后安返 ICU。

予亚胺培南西司他丁钠 1.0g(Q8H)联合利奈唑胺 0.6g(Q12H)抗感染、输血、抗凝、维持电解质平衡、维持心率和循环稳定、营养支持等治疗。持续 ECMO 呼吸支持治疗,转速 3400r/min,血流量 5L/min,氧流量 8L/min,氧浓度 90%,SpO₂ 99% 左右,压力控制(PC)模式通气,吸气压力(PI)26cmH₂O,潮气量(VT)100ml 左右,循环不稳定,小剂量多巴酚丁胺强心、小剂量去甲肾上腺素升压。

2018-02-24 患者出现呼吸急促、肌肉震颤,血压进行性下降,伴有酸中毒,考虑出血和感染可能性较大,予抢救:重新留置深静脉导管,针对血压偏低,给予去甲肾上腺素维持,同时给予补液扩容等对症处理。经补液后,患者循环情况较前有所好转,但此后患者出现腹部压痛,腹围较前略增大。复测血气分析:血液 pH 7.292,PCO₂ 52.2mmHg,PO₂ 90.3mmHg,碳酸氢根浓度 25.2mmol/L,实际碱剩余−1.2mmol/L,血红蛋白总量 58g/dl。血气分析提示存在酸中毒,同时血红蛋白较前下降,高度怀疑腹腔出血可能。2018-02-24 查血常规:白细胞计数 16.0×10⁹/L,中性粒细胞比例 55.3%,淋巴细胞比例 32.9%,红细胞计数 1.88×10¹²/L,血红蛋白 58g/L。2018-02-14 血气分析:血液 pH 7.263,PCO₂ 61.2mmHg,PO₂ 94.5mmHg,碳酸氢根浓度 27.6mmol/L。复测血常规,提示患者呼吸氧合极差,潮气量进行性下降,合并有感染性休克,循环不稳。B 超示:脾周、肝周积液量较前增多(图 2-6),考虑存在腹腔继发性出血。患者总体病情极危重,家属要求放弃治疗,自动出院。

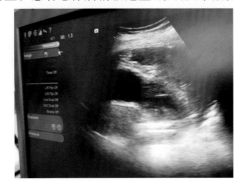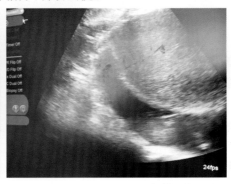

图 2-6 脾周及肝周液性暗区

**【诊疗体会】**

流感病毒引起的新型呼吸道传染病,大多数表现为轻症病例。合并基础疾病的肥胖患者及妊娠患者易发展为危重症病例,而孕妇感染甲流病毒后更易出现重症及相应的并发症。

部分甲流患者可以发展为病毒性肺炎及急性呼吸窘迫综合征(ARDS),而妊娠合并甲流更增加了 ARDS 的发生率。甲流重症肺炎死亡患者的肺组织病理表现为水肿、透明膜形成、炎症和纤维化,部分可以见到血栓栓塞,符合 ARDS 的基本病理特征。本例患者呼吸衰竭需机械通气和 ECMO 维持,考虑及时终止妊娠可能有利于患者预后。剖宫取胎术后，患者在 ECMO、呼吸机及药物维持下，生命体征尚稳定。但在病程后期，患者出现了发热和腹腔出血，出血部位发生在脾周、肝周。发生出血后，请相关多学科团队会诊，建议积极纠正凝血功能、输血等对症处理。虽经积极处理，但患者呼吸循环情况仍持续恶化，家属商议后决定自动出院。整个治疗过程中，医院对此患者给予高度重视，很快就明确了病原学依据，并给予针对性抗感染方案，同时积极与相关科室沟通并根据病情调整治疗方案。但是患者有长期经呼吸道吸毒史，其免疫功能及脏器功能受损，尤其是肺功能（气道内接触毒物会造成肺部病理性改变），且患者隐瞒自身怀孕史，未系统产检，起病初期未予重视，未及时就诊，错过最佳治疗时间。病情发展前期快速进展为呼吸衰竭，后期逐渐出现肺纤维化，考虑由病毒感染及毒物接触史等多因素相互促进所造成，本身预后极差。虽然给予 ECMO 辅助治疗以维持生命，但 ECMO 对原发病无治疗作用。患者最终因出现致命性腹腔内出血，经积极抢救病情仍未能好转。

（许春梅，李央）

## 第五节　妊娠合并肺癌并发脑出血

**【病历资料】**

患者女，42 岁，2-0-0-2，因"产后 1 天，脑出血术后 14 小时"入院。患者怀孕 $37^{+6}$ 周，1 天前于当地医院顺产 1 男婴，产后生命体征稳定，一般状况可。14 小时前，患者情绪稍激动，后出现头痛、视物模糊，无头晕、黑矇，无恶心、呕吐。2016-07-21 头颅 CT 示：左侧枕叶出血。当晚行"去骨瓣减压术＋颅内血肿清除术＋内减压术"，术后予以气管插管机械通气。术后复查头颅 CT：中线偏移明显。为求进一步治疗，2016-07-22 患者急诊转入浙大一院，以"产后脑出血"收治入抢救监护室（EICU）。

**体格检查**　体温 38.9℃，脉搏 81 次/min，呼吸 17 次/min，血压 156/78mmHg。患者神志昏迷，气管插管，格拉斯哥昏迷量表（GCS）评分 1＋T＋4。头颅无明显畸形，无明显皮肤挫伤及出血；右侧瞳孔直径 4mm，左侧瞳孔直径 4mm，左侧瞳孔对光反射消失，右侧瞳孔对光反应迟钝；全身浅表淋巴结未及肿大，全身皮肤未见瘀点、瘀斑；两肺呼吸音粗，两肺未及明显干湿性啰音，各瓣膜区未闻及明显杂音；腹平软，肝脾肋下未及；肢体肌张力正常，双侧 Babinski 征阴性。

**辅助检查**　2016-07-21 头颅 CT 示：左侧枕叶出血。

**【入院诊断】**

1.脑出血术后（左侧枕叶，去大骨瓣减压）；

2.脑疝（小脑幕切迹疝）；

3.子宫肌瘤术后；

4.肾上腺占位（左侧）；

5.产褥期。

**【诊疗过程】**

入院后急诊行颅内血肿清除术＋脑室外引流＋颅内压监护探头置入。术中见脑膨出明显,伴大量新鲜出血,予以吸除膨出挫伤脑组织及血块,向深部探查见血肿向颞部延伸,沿原手术切口向颞部延长切口,去除骨瓣,吸除颞叶深部血肿后创面彻底止血。贴覆人工脑膜后减张缝合脑膜,放置皮下引流管一根,接袋。逐层缝合头皮。去除三点头架后取仰卧位。右侧脑室额角植入脑室型颅内压探头。手术过程顺利,术中出血 2000ml,予以输注红细胞(RBC)及新鲜冰冻血浆、凝血酶原复合物等,术后带气管插管回 EICU,加强监护治疗。

支持治疗,完善检查。输冷沉淀后行气管镜取病理检查＋胸腔穿刺,发现癌胚抗原(CEA)11.3ng/mL。CT 示:肺部肿块、肾上腺肿瘤。左下肺门处巨大肿块影,伴左肺下叶不张、纵隔及左肺门多发淋巴结肿大,建议增强扫描。两肺感染,请治疗后复查。左侧胸腔积液,伴左下肺膨胀不全(图 2-7)。

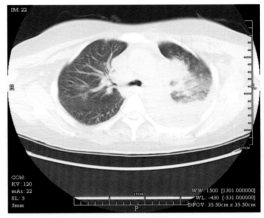

图 2-7　CT 表现

病理:胸腔积液涂片找到癌细胞(考虑腺癌);腺癌(左侧肺部肿块穿刺活检);TTF-1(＋),P63(－),Ki-67(＋),NapsinA(＋),ALK-lung(可疑＋),CK5/6(－),CgA(－),Syn(－)。

术后患者持续昏迷状态,凝血功能差,予大量输注血浆、血小板、凝血酶原复合物等血制品,并予比阿培南＋万古霉素抗感染治疗。患者病情不稳定,虽经积极纠正凝血功能,术后仍并发气道出血。经止血、输血等对症治疗后气道仍有活动性出血,病情危重,预后差。家属经商量后放弃进一步诊治,签字自动出院。

**【诊疗体会】**

妊娠期,患者特殊的生理状态可促进激素依赖性肿瘤的病情进展,恶性肿瘤隐蔽且难以发现,辅助检查(如 X 线及 CT 检查)、放化疗对胎儿影响不利,导致恶性肿瘤误诊、漏诊或延迟诊断与治疗,影响患者预后。

妊娠可以促进肿瘤细胞的生长。妊娠期各种器官高血容量可促进肿瘤细胞的增生与恶化。另外,妊娠期及哺乳期妇女体内雌酮、雌二醇、雌三醇、催乳素和生长激素水平明显增高,可促进妊娠期及哺乳期雌激素受体(ER)阳性恶性肿瘤(如乳腺癌、子宫内膜癌、卵巢癌、肝癌、支气管肺癌和脑膜瘤等)的生长与恶化,使恶性肿瘤分期提高。

二孩政策开放以来,高龄产妇增多。对有生育要求的高龄妇女,应该在孕前进行严格检查,常规孕检应该增加胸部 CT 检查,宫颈细胞学检查和胃肠镜检查、乳腺等脏器检查以排除器质性疾病。

(李央)

# 第三章　妊娠合并心血管疾病

## 第一节　妊娠合并心律失常

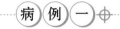

**【病历资料】**

患者女,28岁,0-0-0-0,因"停经34周,胸闷气促伴下腹紧缩感半天"入院。平素月经欠规律,周期20～40天,经期7～10天,经量中,色红,有痛经,无需口服止痛药。末次月经时间为2019-09-16,经量及性状同前。停经30$^+$天,尿HCG阳性。停经2$^+$月,B超示:宫内早孕,芽长1.8cm。2019-10-21检测TSH(2.0mU/L),予左甲状腺素钠片37.5μg(口服,QD)。妊娠早期有恶心、呕吐等早孕反应,至孕4月好转。停经7周建围产期保健卡,NT、OGTT正常,神经管缺陷(NTD)筛查阳性,NIPT低风险。诉建保健卡时曾发现Ⅲ度房室传导阻滞1次,当时未治疗。后定期复查,动态心电图示:间歇性Ⅰ度房室传导阻滞,Ⅱ度房室传导阻滞。妊娠早期分别因"少量阴道褐色分泌物""不明黄色阴道流液"住院保胎治疗2次。住院保胎期间发现抗核抗体1∶40,抗La/SS-B阳性,抗Ro60/SS-A阳性,抗Ro52/SSA阳性,考虑干燥综合征,予甲泼尼龙8mg(QD)、阿司匹林50mg(QD)、羟氯喹(后因心律失常病史停用)口服治疗。停经5$^+$月自觉胎动,持续至今无异常。定期产检,血压、胎位、胎心均正常。停经以来无发热、头痛,无视物模糊,无皮肤瘙痒,无双下肢水肿,无阴道流血、流液等。妊娠期偶有胸闷、气促,中晚期较明显,夜间可平卧入睡,无憋闷。2020-04-10因胸闷,Ⅱ度Ⅰ型房室传导阻滞入院治疗,好转出院。现患者偶有胸闷。2020-05-12入院。

患者偶有胸闷,无阴道流血、流液,无头晕,无视物模糊,无畏寒、发热等不适。

**体格检查**　体温36.8℃,脉搏59次/min,呼吸20次/min,血压121/77mmHg。宫高29cm,腹围87cm,胎心144次/min,NST(＋)。

**影像学检查**　2020-05-11产科胎儿生长测量:宫内孕,单活胎。超声估测孕龄31$^{+4}$周,估计胎儿体重1855g±271g,建议复查。胎位:右枕前位(ROA)。胎心144次/min,胎动可及。BPD 8.3cm,HC 28.8cm,AC 28.6cm,FL 5.8cm,HL 5.2cm。胎盘前壁GrⅠ级,厚度3.0cm。羊水指数9.9cm。脐动脉S/D 2.54,PI 0.94,RI 0.61。大脑中动脉收缩期流速51.6cm/s,S/D 3.44,PI 1.39,RI 0.71。2020-05-06动态心电

图示:①窦性心律;②Ⅰ度房室传导阻滞;③Ⅱ度Ⅰ型房室传导阻滞时呈2:1房室传导阻滞;④多源室性期前收缩时呈对;⑤P波改变;⑥T波改变。

**【入院诊断】**

1.先兆早产不伴分娩(孕1产0孕34周,头位待产);

2.妊娠合并心律失常,Ⅰ度房室传导阻滞,Ⅱ度Ⅰ型房室传导阻滞,室性期前收缩;

3.妊娠合并干燥综合征;

4.妊娠合并甲状腺功能减退。

**【诊疗过程】**

用药:依诺肝素钠4000U(皮下注射,QD)抗凝,甲泼尼龙片8mg(口服,QD),左甲状腺素钠片37.5μg(口服,QD)。

终止妊娠:因继续待产风险大,考虑植入临时起搏器后剖宫产。

2020-06-10行临时起搏器植入术:常规消毒、铺巾,以1%利多卡因注射液局麻,穿刺右锁骨下静脉成功后沿导引钢丝置入7F可撕开鞘,沿鞘管置入6F临时起搏电极导线至右心室心尖部,调整电极至合适位置,测得心室起搏阈值0.6V、R波感知2mV,起搏感知功能佳。将脉冲发生器与电极相连接,固定电极,加压包扎,结束手术。

2020-06-10硬膜外麻醉下行子宫下段剖宫产术,术中见子宫下段形成可,破膜见羊水清,量约100ml。以LOT位托胎头娩出一活女婴,脐带长40cm,脐带无绕颈、绕体,Apgar评分10—10—10分/1—5—10min,出生体重2540g,身长48cm。胎盘位于后壁,胎盘、胎膜自娩完整。术中出血约200ml。

2020-06-11(术后1天),取出临时起搏器。

术后抗生素抗感染、甲泼尼龙琥珀酸钠40mg(静滴,QD)抗炎、缩宫素促进子宫收缩治疗,以及补液对症处理。

2020-06-15出院。

**【诊疗体会】**

妊娠期最常见的心律失常是室性及房性异位搏动,其比例为50%~60%,其中多数产后自行缓解。

妊娠期妇女常发现Ⅰ度房室传导阻滞,不需处理;Ⅱ度房室传导阻滞罕见,多合并器质性心脏病,如法洛四联症和室间隔缺损修补术后;完全性房室传导阻滞一般见于先天性心脏病外科矫正术后。既往所有本病患者在分娩过程中均予植入临时心脏起搏器。然而近期研究显示,不伴有结构性心脏病的无症状先天性房室传导阻滞预后较好,尤其是逸搏心律的QRS波群较窄时,多数患者不需植入临时起搏即能够耐受分娩。对于有明显症状及血流动力学不稳定的患者,植入永久起搏器是必要的。大量研究表明,妊娠期在超声等技术辅助下植入永久起搏器是安全的,患者及胎儿接受的电离辐射剂量非常小,尤其是妊娠8周以后。

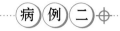

**【病历资料】**

患者女,25岁,因"停经36$^{+3}$周,胎动减少1天"入院。患者平时月经规律,月经周期30天,经期6天,经量中,无痛经。LMP时间为2013-06-14,预产期(EDC)为2014-03-21。停经1$^+$月,有恶心、呕吐等早孕反应。停经4$^+$月,始觉胎动至今。妊娠期于当地医院规律产前检查,核对孕周准确。自述16$^+$周唐氏筛查低危(未见报告)。妊娠期行OGTT(空腹—1小时—2小时):4.49—4.52—4.82mmol/L。5个月前产检时心电图检查提示:①窦性心律不齐;②Ⅲ度房室传导阻滞;③交界性逸搏心律;④偶发心房期前收缩未下传。就诊心内科,动态心电图检查提示:①窦性心律;②Ⅰ—Ⅲ度房室传导阻滞(一过性Ⅰ度下传,大部分以Ⅲ度为主);③交界性逸搏节律;④偶发室性期前收缩。内科未予特殊处理。患者妊娠期自觉饱食后及上两层楼梯时心慌、胸闷,休息后可缓解,夜间可平卧休息。妊娠期无明显皮肤黄染,无腹痛、腹胀,无阴道流血、流液,无畏寒、发热,无皮肤瘙痒等不适。患者1天前自觉胎动减少,2014-03-03入院。

患者饱食后及上两层楼梯时有心慌、胸闷。

**体格检查** 体温36.6℃,脉搏60次/min,呼吸18次/min,血压121/68mmHg。心肺听诊无殊,肝脾触诊不清,双下肢无水肿。骨盆测量未做,宫高30cm,腹围84cm,先露头,衔接浮。估计胎儿体重2700g,胎心140次/min,胎动可及。

**辅助检查** 2014-03-03产科B超:胎位LOA,胎心132次/min,胎动可及,双顶径8.8cm,股骨长6.5cm,胎盘后壁GrⅡ—Ⅲ级,羊水指数7.6cm,脐动脉S/D 1.8。备注:胎儿颈部未见切迹。因胎龄胎位关系,胎儿颜面部、心脏及部分肢体显示不清。大龄胎儿结构显示困难。母体双附件区未见明显异常包块回声。

**【入院诊断】**

1.妊娠相关情况(孕1产0孕37$^{+4}$周,LOA待产);

2.妊娠合并心律失常(Ⅲ度房室传导阻滞);

3.羊水过少?

**【诊疗过程】**

2014-03-04行临时起搏器植入术。

终止妊娠:2014-03-05行子宫下段剖宫产术。术中见子宫中位,增大如孕月,子宫下段形成佳。双输卵管卵巢外观:有膜状粘连带,大小正常。术中以LOA位娩出一男婴,Apgar评分9—10分/1—5min,出生体重2450g,因低体重儿送新生儿科观察。羊水清,约300ml;胎盘、胎膜娩出完整。术中子宫收缩欠佳,宫体肌层注射缩宫素15U,宫缩好转。术中出血200ml,尿量200ml,输液1000ml。因患者为Ⅲ度房室传导阻滞,术后转ICU监护。

术后抗感染、缩宫素促进子宫收缩及补液对症处理。

2014-03-10 取出临时起搏器,2014-03-11 出院。

**【诊疗体会】**

由中国心胸血管麻醉学会非心脏手术麻醉分会撰写的《妊娠合并心脏病围麻醉期中国专家临床管理共识》指出,当存在以下情况时,应综合产科情况,尤其妊娠晚期,考虑安装临时起搏器:①Ⅲ度房室传导阻滞。②症状性Ⅱ度Ⅱ型(莫氏Ⅱ型)房室传导阻滞。③病态窦房结综合征(SSS)致心动过缓者,有晕厥发作史。④完全性左束支阻滞合并Ⅰ度房室传导阻滞。⑤双束支阻滞伴有间歇性完全阻滞或晕厥发作者。⑥心房颤动、心房扑动或阵发性室上性心动过速合并完全性或高度房室传导阻滞或心动过速终止时有大于3s的心室停搏者。⑦存在扩张型心肌病、传导束硬化症并伴有Ⅱ度房室传导阻滞、双束支传导阻滞、完全左后分支阻滞三者之一时。⑧心内手术及心脏介入治疗后并发的高度或完全性房室传导阻滞。安装临时起搏器是比较好的选择。

迄今为止,浙大一院心血管内科团队已为6例心律失常孕妇安装临时起搏器。1例产妇经阴道分娩,5例接受剖宫产手术,产时经过顺利,母子安好。

(毛唯叶,李央)

# 第二节　妊娠合并亚急性心内膜炎

**【病历资料】**

患者女,33岁,0-0-1-0,因"停经25$^{+6}$周,咳嗽1个月,发现心脏赘生物1天"入院。平素月经规律,周期30天,经期5天,经量中,色红,无痛经。末次月经时间为2019-09-20,经量及性状同前。10月初因阴道出血前往当地医院就诊,测血 HCG 阳性,地屈孕酮片保胎治疗,具体不详。2019-12-23 NT 检查:宫内孕,单活胎;胎儿脐带绕颈1周;NT 2.3mm,双顶径2.3cm。据此核对末次月经准确。停经以来无明显恶心、呕吐等早孕反应。停经4$^+$月自觉胎动,持续至今无异常。停经10$^+$周建围产期保健卡,唐氏筛查、NIPT、OGTT 正常,定期产检,血压、胎位、胎心均正常。1个月前受凉后出现咳嗽,不剧烈,有少许痰,无发热,无胸闷、气促,无发绀,无肌肉酸痛,无腹痛等,前往当地医院就诊,予头孢类(静滴)抗感染8天,咳嗽症状无明显改善。为进一步治疗,前往浙大一院呼吸科门诊,听诊心音异常,超声心动图示:二尖瓣及左房内多发赘生物;二尖瓣后叶脱垂(P2区);二尖瓣中度反流,左心增大;三尖瓣轻度反流。2020-03-19 入院。

患者间断咳嗽,无发热,无胸闷、气急,无腹痛,无阴道出血等。

**体格检查**　体温36.9℃,脉搏88次/min,呼吸20次/min,血压120/67mmHg。腹软,无压痛,无阴道出血。胎心150次/min。

**实验室检查**　2020-03-13 肝肾脂糖测定:ALT 122U/L, AST 99U/L,白蛋白26.2g/L。总胆红素 30.0$\mu$mol/L,直接胆红素 23.7$\mu$mol/L,甘胆酸 493.1$\mu$g/L。2020-03-17 乙肝病毒 DNA 小于100。2020-03-19 查血常规:白细胞计数12.8×10$^9$/L,

中性粒细胞比例83.4%,血红蛋白84g/L。2020-03-19查肌钙蛋白T(TnT)+N端脑钠肽前体(NT-proBNP)+D-二聚体:肌钙蛋白0.083μg/L,D-二聚体840μg/L,脑钠肽前体964ng/L。超敏C反应蛋白测定+钾钠氯钙镁磷测定:钾3.37mmol/L,钠134mmol/L,超敏C反应蛋白58.9mg/L。凝血功能常规检查:纤维蛋白原7.40g/L。血气分析+全血乳酸测定:血液pH 7.50。

**影像学检查**　2020-03-16当地医院心电图示:窦性心动过速。肝胆脾胰B超示:肝实质回声粗糙增强;门静脉增宽;脾厚。2020-03-19超声心动图示:二尖瓣及左房内多发赘生物;二尖瓣后叶脱垂(P2区);二尖瓣中度反流,左心增大;三尖瓣轻度反流。

**【入院诊断】**

1. 妊娠相关情况(孕3产1孕$25^{+6}$周);

2. 妊娠合并心脏病,感染性心内膜炎性赘生物(多发,累及二尖瓣及左房),妊娠合并二尖瓣叶脱垂(P2区),二尖瓣中度反流,三尖瓣反流(轻度);

3. 妊娠期肝内胆汁淤积症;

4. 妊娠合并肝损害;

5. 妊娠合并高胆红素血症;

6. 妊娠合并低蛋白血症;

7. 贫血并发于妊娠、分娩和产褥期;

8. 妊娠合并乙型肝炎;

9. 结膜出血。

**【诊疗过程】**

用药:予头孢曲松2g(静滴,QD)抗感染治疗,予熊去氧胆酸500mg(口服,BID)、丁二磺酸腺苷蛋氨酸1000mg(静滴,Q12H)、甘草酸一铵80ml(静滴,QD)护肝治疗,予多糖铁、生血宁改善贫血,嘱优质蛋白质饮食。

2020-03-24多学科团队会诊意见:①继续抗感染+护肝治疗,4～6周后再次评估病情,必要时终止妊娠并行瓣膜置换术;②治疗过程中可能出现菌栓脱落引起的脑血栓、脑脓肿、心肌梗死、全身脓毒血症等危及患者及胎儿生命的风险,需紧急终止妊娠并同期行心脏瓣膜置换;③复查血培养+药敏试验,定期复查肝功能、乙肝病毒(定量),必要时行抗病毒治疗。

终止妊娠:2020-04-06突发右上肢乏力、皮温低、脉搏无法触及。急诊B超提示:双上肢深静脉血流通畅,右侧腋下动脉至肱动脉上段移行处栓塞。考虑继续待产母儿风险大,行剖宫产以终止妊娠。

行剖宫产术+二尖瓣置换术+左房折叠术+右肱动脉切开取栓术,同期心脏外科及血管外科台上会诊。

常规消毒铺巾后,予气管插管全身麻醉。取下腹纵行切口,逐层进腹,见子宫下段形成欠佳。术中以左骶前(LSA)位娩出一活婴:女,发育可,脐带长50cm,脐带无绕体,Apgar评分6—9—9分/1—5—10min。断脐后立即交台下新生儿医生抢救,予气管插管辅助通气。新生儿出生体重900g,身长30cm。羊水清,量约800ml。胎盘位于子宫后壁,胎盘、胎膜自娩完整。术中血压平稳,手术过程顺利,无并发症。

术毕心脏外科医师上台,再次消毒铺巾后,全麻连续性血液净化(CPB)下行小切口二尖瓣置换术+左房折叠术。术中见左房内,二尖瓣前叶及后叶多发赘生物(图3-1),二尖瓣中度关闭不全。予清除赘生物,剪除病变二尖瓣,置换27♯机械二尖瓣,并行左房折叠。手术过程顺利,心脏自动复跳,放置右胸腔引流管一根,严密止血后关胸。

术毕再次消毒铺巾后,血管外科台上会诊,行右肱动脉切开取栓术:术中取出灰白色栓子(长约3cm×0.5cm,见图3-2),喷血良好,手术顺利,术中出血不多。术后安返病房,神志清,生命体征平稳,敷料干,右上肢皮肤温度较术前升高。桡动脉搏动未及。

术后抗感染、缩宫素止血、低分子肝素抗凝、单硝酸异山梨酯扩冠、抑酸护胃、维持电解质平衡、维持心率和循环稳定等治疗。

后患者病情好转,择期出院。

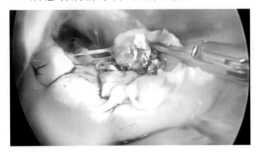
图3-1 二尖瓣前叶及后叶多发赘生物

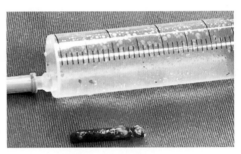
图3-2 右肱动脉血栓

## 【诊疗体会】

大部分妊娠合并亚急性心内膜炎患者出现心脏瓣膜赘生物,病变主要位于左房室瓣。感染性心内膜炎患者连续3次血培养阳性率可达到90%,以革兰氏阳性菌为主,链球菌和葡萄糖球菌在所有病原微生物占80%左右,革兰氏阴性菌和真菌相对少见。

抗生素应用和手术是治疗感染性心内膜炎最重要的方法。对抗生素的选择主要依赖于血培养和药敏试验结果,目前主张早期、足量、长程和联合治疗。对青霉素敏感的链球菌,推荐青霉素G、阿莫西林或头孢曲松;而对耐青霉素链球菌,则必须联合氨基糖苷类,若高度耐药则首选万古霉素。对甲氧西林敏感葡萄球菌引起的自体瓣膜感染性心内膜炎患者,推荐氟氯西林或苯唑西林抗感染,也可以采用复方磺胺甲噁唑和克林霉素替代治疗。人工瓣膜患者则需要加用利福平和庆大霉素。对青霉素过敏和耐甲氧西林金黄色葡萄球菌的患者,推荐使用万古霉素,替代方案为达托霉素或复方磺胺甲噁唑联合克林霉素。

对于进行性心力衰竭、急性血流动力学紊乱、持续性发热、栓塞和真菌性感染性心内膜炎,则需要手术干预。大部分学者认为,孕13~28周是心脏瓣膜置换手术的理想时期;而孕26$^+$周后孕妇拟行心脏瓣膜置换术,则建议先行剖宫产。

迄今为止,浙大一院心脏、血管外科团队已为9例产妇在剖宫产后立即行心脏大血管手术。经严密观察发现,9 例患者在接受心脏大血管手术时,体外循环的肝素化没有增加子宫出血量。因此认为,剖宫产手术联合心脏大血管手术,实施体外循环,不会增加产后出血风险。

(周永宜,李央)

## 第三节　妊娠合并心肌病

【病历资料】

患者女,28 岁,因"停经 27 周,检查发现脑钠肽升高 9 天"入院。发现肥厚型梗阻性心肌病 7 年,平素无胸闷、气急,呼吸费力等。平素月经规律,周期 30 天,经期 5 天,经量中,色红,轻微痛经。末次月经时间为 2019-11-14,经量及性状同前。停经 30⁺ 天测尿 HCG 阳性。2020-01-15 B 超示:头臀高 2.2cm,宫内早孕,单活胎。据此核对孕周准确。停经以来无明显恶心、呕吐等早孕反应。停经 10⁺ 周建围产期保健卡,NT、排畸超声、OGTT 无殊,唐氏筛查 21 三体风险 1∶37,NIPT 低风险。定期产检,血压、尿蛋白无殊,胎心、胎动无异常。停经 5⁺ 月自觉胎动,持续至今无异常。2018 年10 月因"早孕合并右侧大脑中动脉梗死"行取栓术。有家族遗传病史:肥厚型心肌病史(其父亲)。2020-05-21 入院。

患者用力解便时有胸闷气急,无呼吸费力,无胸区疼痛,无头晕、头痛,无腹痛、腹胀,无阴道出血、流液等不适。

体格检查　体温 36.5℃,脉搏 90 次/min,呼吸 18 次/min。腹软,宫体无压痛,宫高 22cm,腹围 81cm。

实验室检查　2020-05-19 查血常规:血红蛋白 114g/L。血浆 D-二聚体测定＋凝血功能常规检查:D-二聚体 1581μg/L。心肌酶谱常规检查＋肝肾脂糖电解质测定:白蛋白 36.6g/L。脑钠肽测定:脑钠肽 1020pg/mL。

影像学检查　2020-05-19 超声心动图示:肥厚型梗阻性心肌病(广泛累及整个室间隔、心尖部、部分侧壁、下壁及右室壁),左室中部梗阻(峰值压差 68mmHg),左室重构(左室舒张末容积约 39ml),左室舒张功能减退,二尖瓣、三尖瓣轻度反流,心包积液(极少量)。左室射血分数(LVEF)68%。2020-05-19 脐动脉 S/D 3.1～3.5,PI 1.08～1.15。

【入院诊断】

1.肥厚型梗阻性心肌病;

2.妊娠相关情况(孕 2 产 0 孕 27 周);

3.脑梗死个人史。

【诊疗过程】

用药:继续阿司匹林 25mg(口服,BID)治疗,后改为低分子肝素钙 4000U(皮下注射,QD)治疗,定期复查超声心动图、胎儿 B 超等。密切关注患者心功能情况、胎心、胎动情况。

2020-06-04 多学科团队会诊：患者现孕周尚小，目前病情较重，随时有猝死、心搏骤停等风险，特请心外科、体外循环、麻醉科、心内科、超声科、儿科、外科重症病房（SICU）等专家会诊。经各科室专家讨论，建议如下：①患者孕 28$^{+6}$ 周，原有肥厚型梗阻性心肌病 7 年，目前存在左室中部明显梗阻，心尖部室壁瘤样结构。建议后续妊娠期间，超声心动图密切跟踪观察，注意梗阻区压差变化。②可考虑严密观察下继续妊娠，继续保守治疗，在 31 周左右再次评估，动态观察脑钠肽等指标，必要时可小剂量使用 β 受体阻断剂，但须告知药物对胎儿的影响，注意避免体重过快增长，预防便秘。如压差有增高，出现心律失常、胸痛等症状，可考虑手术干预，术中提供紧急体外生命支持保障。③术中首选硬膜外麻醉，注意维持正常窦性节律和血流动力学稳定。④告知心脏意外、围手术期心力衰竭、猝死等相关风险高，与患者及家属充分沟通。

终止妊娠：2020-06-22 患者孕 31$^{+4}$ 周，胎动如常，NST（＋），偶有胸闷，其他无明显不适。予剖宫产术。腹部切口选择下腹纵切口，长约 14cm。术中见子宫下段形成欠佳。破膜后见羊水清，量约 880ml。以 LOA 位托抬头娩出一活女婴，脐带长 60cm，无脐带绕颈、绕体，Apgar 评分 9—10—10 分/1—5—10min，出生体重 1800g，身长 46cm。胎盘位于前壁，胎盘、胎膜自娩完整。术中出血约 200ml。

术后抗生素抗感染，缩宫素 2U（微泵推注）促进子宫收缩，低分子肝素 4000U（皮下注射）抗凝等。

2020-06-29 出院，产后低分子肝素抗凝至产后 6 周，后改为阿司匹林 25mg（口服，BID），心内科门诊继续随访。

**【诊疗体会】**

肥厚型梗阻性心肌病（hypertrophic cardiomyopathy，HOCM）以室间隔和左室游离壁非对称性肥厚、动态左室流出道梗阻为特点。心源性猝死率高，围产期风险大。

妊娠合并肥厚型心肌病患者的妊娠和分娩安全性是临床最为关注的问题。妊娠合并肥厚型心肌病引起猝死和其他并发症的危险高于一般人群，并且肥厚型梗阻性心肌病患者比非梗阻性患者妊娠期症状加重的比例高 1 倍。文献报道，大多数妊娠合并肥厚型心肌病患者可以安全度过妊娠及分娩期，但大部分患者随妊娠进程心功能有恶化趋势。

妊娠合并肥厚型心肌病并非阴道分娩的绝对禁忌证，分娩方式的选择主要考虑心功能、肥厚型心肌病病情程度及产科指征，具体选择遵循个体化原则。本例妊娠合并心肌病患者以剖宫产终止妊娠，与患者的心功能及社会因素有关。

本例患者于 2018 年 10 月因"妊娠早期并发右侧大脑中动脉梗死"行取栓术，平时予小剂量阿司匹林抗凝，妊娠后自行停药，故妊娠中期接诊后继续予小剂量阿司匹林口服，孕 28 周后予低分子肝素抗凝，产褥期继续抗凝，产褥期结束后心内科继续随访。

在围产期，对于孕前已经罹患肥厚型心肌病的产妇，加强监控及管理。对于既往无心脏病的产妇，注意临床问诊，心电图有异常时及时行超声心动图检查，尽可能做到早期诊断、早期处理，避免发生严重的并发症。

（周冬辰，李央）

## 第四节　妊娠合并复杂型发绀型心脏病

【病历资料】

患者女,32 岁,0-0-0-0,因"停经 28$^{+3}$ 周,待产"入院。平素月经规律,周期 30 天,经期 7 天,经量中,色红,无痛经。末次月经时间为 2015-02-07,经量及性状同前。停经 1$^+$ 月,自测尿 HCG 阳性。停经 3 个月,B 超示:宫内早孕,活胎。停经以来无明显恶心、呕吐等早孕反应。妊娠早期出血 1 次,予孕酮保胎治疗 1 周。停经 12$^+$ 周建围产期保健卡,唐氏筛查 21 三体 1∶504,TSH 偏高,复查后仍高,予左甲状腺激素钠片口服至今。停经 4$^+$ 月自觉胎动,持续至今无异常,定期产检。2015-08-25 入院。

患者无发热、头痛,无胸闷、气急,无视物模糊,无皮肤瘙痒,无双下肢水肿,无阴道流血、流液等。

体格检查　体温 36.8℃,脉搏 98 次/min,呼吸 20 次/min,血压 110/70mmHg。神志清楚;四肢末端呈杵状指;双肺无殊,心音听诊区可及杂音;腹软,无压痛,无宫缩;胎心 145 次/min;无阴道流血流液。

辅助检查　2015-07-27 B 超示:双顶径 5.7cm,股骨长 4.1cm。脐动脉 S/D 3.8。AFI 10.8cm。宫内孕,单活胎。胎盘近胎儿面暗区(考虑血池)。胎儿大小基本符合孕周。2015-08-03 心脏彩色多普勒超声示:先天性复杂型发绀型心脏病,室间隔缺损,主动脉骑跨,右室增大,主肺动脉闭锁(提示:类似法洛四联症),动脉导管未闭(类永存动脉干作用),三尖瓣少量反流。

【入院诊断】

1.妊娠相关情况(孕 1 产 0 孕 28$^{+3}$ 周,头位待产);

2.先天性心脏病;

3.甲状腺功能减退。

【诊疗过程】

入院后多学科团队会诊,告知患者及家属以下情况:①妊娠期心脏负荷增大,心脏损害加重,为不可逆,可能出现各种新症状;待产及分娩过程中风险较大,一旦出现心力衰竭、心功能失代偿等情况,进一步抢救比较困难,如无法补救,患者可能死亡。②目前患者末梢氧分压 80%～89%,胎儿有无缺氧情况无法评估;尽量延长孕周,如出现胎儿缺氧情况可能须随时终止妊娠,同时早产儿有存活率低,治疗费用贵,远期并发症多等问题。

终止妊娠:2015-09-05 孕 30$^{+3}$ 周时,检查发现不规律宫缩,3～4 次/20min,持续约 10s,强度不均,无腹痛腹胀,无阴道流血、流液。予以阿托西班抑制宫缩,地塞米松促胎肺成熟。2015-09-08 患者 6～7min 宫缩 1 次,宫缩持续时间约 20s,自觉腹部稍紧。观察 1 个多小时后,仍有规律宫缩,间隔 5～6min,持续 20～30s,患者自觉腹部紧缩感明显,遂行急诊剖宫产术以终止妊娠。

术中见子宫下段菲薄,肌层缺如。以 LSA 位娩出一活婴:女,发育可,脐带长60cm,绕颈 1 周,Apgar 评分 8—9—9 分/1—5—10min,出生体重 1170g。羊水清,量约 600ml。胎盘位于子宫前壁,胎盘、胎膜自娩完整。术中静滴缩宫素 2U,子宫收缩可。术中出血约 200ml。术中探查见双侧卵巢及双侧输卵管无殊。术中血压平稳,输液 1000ml。

术后转重症监护,抗感染、缩宫素促进子宫收缩及补液对症处理,观察 24 小时后转产科病房,2015-09-18 出院。

【诊疗体会】

妊娠合并先天性心脏疾病患者围产期出现心脏并发症和死亡的风险明显高于正常人群,但不同先天性心脏病畸形的预后不同。据文献报道,无肺动脉高压的左向右分流型先天性心脏病患者出现心脏并发症及死亡的风险小于 1%;而冠状动脉粥样硬化性心脏病(CHD)经过手术矫治,效果理想,无明显残余畸形及肺动脉高压的患者妊娠风险小,病死率小于 1%。通常来说,妊娠后出现心脏并发症和死亡的风险与心脏病复杂和复合程度有关。复杂型发绀型先天性心脏病妊娠患者出现心脏并发症的风险较高,且新生儿的风险(缺氧导致胎儿发育受限)也是所有患者中最高的。

患者的孕前咨询还应包括对婴儿患先天性心脏病风险的考量。一般来说,CHD孕妇的后代有 5%～6% 的 CHD 发病率,高于正常人群。除一些综合征孕妇的胎儿畸形复发率高达 50% 外(如马方综合征),婴儿所患的心脏畸形通常与其母亲并不相同。妊娠期胎儿超声心动图的普及降低了复杂难治性心脏畸形新生儿的出生率。

根据中华医学会妇产科学分会产科学组撰写的临床指南《妊娠合并心脏病的诊治专家共识(2016)》,本例患者为复杂先天性心脏病和未手术的发绀型心脏病(氧饱和度85%～90%),妊娠风险为Ⅳ级,孕妇死亡率明显增加或者母儿并发症重度增加。如果继续妊娠,需告知妊娠风险。在妊娠期、分娩期和产褥期,需要产科和心脏科专家严密监护母儿情况,应该在有良好心脏专科的三级甲等综合性医院或者综合实力强的心脏监护中心分娩。心脏病妊娠风险分级Ⅳ级但仍然选择继续妊娠者,即使心功能Ⅰ级,也建议在孕 32～34 周终止妊娠;部分患者经过临床多学科评估可能需要在孕 32 周前终止妊娠,如果有很好的综合监测实力,可以适当延长孕周;出现严重心脏并发症或心功能下降,则须及时终止妊娠。

本例患者在孕 30$^{+3}$ 周出现了先兆临产症状,阿托西班治疗无效。因硫酸镁和利托君对心脏的负性作用,决定急诊剖宫产以终止妊娠,母胎情况好。

(李央,尚云鹏)

## 第五节　妊娠合并风湿性心脏病

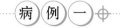

**【病历资料】**

患者女,43 岁,因"停经 $32^{+6}$ 周,胸闷 $3^+$ 月"入院。平素月经规律,周期 30 天,经期 2～3 天,经量中,色红,无痛经。根据 B 超推算末次月经时间为 2018-10-26,经量及性状同前。停经 45 天,自测尿 HCG 阳性。停经 2 个月,B 超示:宫内孕,单活胎(具体报告未见)。停经以来无明显恶心、呕吐等早孕反应。停经 18 周建围产期保健卡,OGTT 正常,NIPT 未查。定期产检,血压、胎位、胎心均正常。停经 $5^+$ 月自觉胎动,持续至今无异常。3 个月前患者无明显诱因下出现胸闷,夜间睡眠有憋醒,无气急,无头晕、头痛,无腹痛、腹胀,无阴道流血、流液等不适。外院 B 超示:双顶径 65mm,胎儿大脑中动脉 RI 0.8,胎儿右侧侧脑室后角宽 10.4mm,建议复查。超声心动图提示:二尖瓣轻中度狭窄,主动脉瓣增厚性改变伴轻度关闭不全,重度肺动脉高压(104mmHg),射血分数(EF)51％。因建议上级医院就诊,遂至浙大一院门诊。建议住院观察行多学科诊疗(MDT)。因患者拒绝并要求当地医院检查,遂建议 1 周后门诊复查,未予特殊诊治。2019-05-06 浙大一院复查超声心动图:二尖瓣重度狭窄,主动脉轻度狭窄伴轻度反流,三尖瓣关闭不全(轻一中度),肺动脉高压(106mmHg)。胎儿B 超示:胎儿右侧侧脑室后角稍增宽(后角宽 1.1cm),建议 1 周后复查并住院加强监护。2019-05-17 复查超声心动图:二尖瓣重度狭窄,主动脉轻度狭窄伴轻度反流,三尖瓣关闭不全(轻一中度),肺动脉高压(118mmHg)。2019-05-28 超声心动图示:二尖瓣重度狭窄,主动脉轻度狭窄伴轻度反流,三尖瓣关闭不全(中度),肺动脉高压(112mmHg),EF 60.2％。2019-06-13 入院。

患者偶有夜间胸闷憋醒,取坐位后几分钟缓解,较强活动后有胸闷,一般活动可,无头晕、头痛,无视物迷糊,无腹痛、腹胀,无阴道流血、流液等不适。

**体格检查**　体温 36.9℃,脉搏 90 次/min,呼吸 20 次/min,血压 142/76mmHg。颈静脉无怒张,全身浅表淋巴结无肿大,心律不齐,第二心音(S2)亢进,双肺底可闻及少量湿性啰音,双下肢轻度水肿。宫高 30cm,腹围 100cm。

**辅助检查**　2019-05-18 查尿常规:蛋白质(一)。2019-05-17 查脑钠肽(前体):脑钠肽(前体)253pg/ml。2019-05-06 胎儿生长测量(B 超):宫内孕,单活胎,超声估测孕龄 $27^{+5}$ 周,胎儿右侧侧脑室后角稍增宽,建议复查。胎位 LOA 位。胎心 157 次/min。胎动可及。BPD 7.1cm,HC 26.3cm,AC 23.2cm,FL 4.8cm,HL 4.6cm。胎盘前壁 Gr Ⅰ级,厚度 2.6cm。羊水指数 15.0cm。脐动脉 S/D 2.9,PI 1.0。2019-05-28 超声

心动图示：二尖瓣狭窄（重度），主动脉轻度狭窄伴轻度反流，三尖瓣关闭不全（中度），肺动脉高压（112mmHg），EF 60.2％。

**【入院诊断】**

1.风湿性心脏瓣膜病；

2.妊娠相关情况（孕 4 产 2 孕 $32^{+6}$ 周，头位待产）；

3.二尖瓣狭窄（重度）；

4.肺动脉高压重度（112mmHg）；

5.主动脉瓣狭窄（轻度伴轻度反流）；

6.三尖瓣关闭不全（中度）；

7.高龄经产妇妊娠监督。

**【诊疗过程】**

用药：呋塞米 20mg（Q12H，口服）、螺内酯 20mg（Q12H，口服）利尿（记录 24 小时尿量）；地塞米松 6mg（肌注，Q12H）促胎肺成熟。

多学科团队会诊意见：①建议终止妊娠＋风湿性心脏瓣膜病手术治疗同期进行，手术及术后恢复风险大，可能需要体外生命支持技术，费用高。②如因经济原因等单选终止妊娠，手术及围产期死亡率非常高。宜在严密监测下剖腹取胎，注意防止心功能的降低和血流动力学紊乱。术后 ICU 监测治疗。③可选择一期行二尖瓣球囊扩张术，但术中存在瓣膜撕裂可能，有需急诊外科手术的可能，术中风险增加。④目前患者孕 $33^{+4}$ 周，胎儿未足月，告知早产儿出生后可能存在的情况和风险，以及治疗费用。

终止妊娠：患者及家属商量后拟同期行"剖宫产术＋风湿性心脏瓣膜病手术"。2019-06-24 剖宫产以终止妊娠。

全麻下，行腹壁纵切口，逐层进腹，见子宫下段形成良好。术中以 LOA 位娩出一活婴：女，早产儿貌，脐带长 50cm，无脐带绕颈、绕体，断脐后台下处理（新生儿科医生护台），Apgar 评分 5—5—9 分/1—5—10min，出生体重 2140g，身长 42cm。羊水清，量约 500ml。胎儿娩出后，胎盘人工剥离完整。子宫下段收缩佳，术中出血约 200ml。术中探查见双侧卵巢及输卵管无殊。术中血压平稳，输液 1000ml。手术过程顺利，术中无并发症。术后交予心胸外科医生继续手术。

全麻体外循环下行双瓣置换＋三尖瓣成形＋左房折叠术。术中见左房增大；二尖瓣瓣叶增厚挛缩，交界融合，呈重度狭窄；主瓣瓣叶增厚融合，呈轻度狭窄伴轻中度关闭不全；三尖瓣瓣环扩大，呈轻中度反流。予剪除病变二尖瓣、主动脉瓣，置入 27♯ 机械二尖瓣，置入 21♯ 机械主瓣，三尖瓣置入 30♯ 成形环。结扎左心耳，左房折叠减容。术程顺利，心脏自动复跳。留置心包、纵隔引流管各一根，严密止血后关胸。

术后转 SICU，予以呼吸循环支持治疗，观察引流情况，及时对症处理。加强抗感染、促进宫缩、抑酸护胃、抗凝、维持电解质平衡、维持心率和循环稳定、营养支持等对症支持治疗。产后 3 天转产科病房，2019-07-05 出院。

**【诊疗体会】**

妊娠合并风湿性心脏病的患者最易发生的并发症是心力衰竭。心力衰竭是孕产妇死亡的主要原因,在二尖瓣狭窄患者中更易出现。对严重的瓣膜疾病,在非妊娠期要根据心脏病类型行手术治疗,改善心功能;妊娠期应维持良好的心功能状态,减少不良并发症的发生,以改善妊娠结局。文献报道,在心功能状态相同的情况下,无论手术与否,新生儿体重及新生儿评分比较均无显著性差异。

对妊娠合并风湿性心脏病患者分娩方式的选择主要根据心功能分级及有无产科合并症来决定。剖宫产时由于麻醉有良好的镇痛作用且血流动力学改变较少,可减少产妇因长时间宫缩引起的血流动力学改变,从而减轻了心脏负担。故近年来,国内外学者主张适当放宽剖宫产指征。本例患者在风湿性心脏病的基础上并发重度肺动脉高压,故剖宫产以终止妊娠。因产后回心血量增加,罹患重度肺动脉高压的风湿性心脏病患者容易产后猝死,故同时行心脏瓣膜置换术,以改变患者预后。

浙大一院已经为多例妊娠合并风湿性心脏病患者实施同期剖宫产术+心脏手术,手术均顺利,母胎预后好。心脏手术时体外循环涉及肝素化,并没有增加患者产后出血风险。

(李央,倪一鸣)

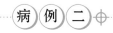

病 例 二

**【病历资料】**

患者女,31 岁,1-0-1-1,因"停经 27$^{+6}$ 周,风湿性心脏病 5 年"入院。平素月经规律,周期 28~30 天,经期 7 天,经量中,色红,无痛经。LMP 时间为 2014-01-02,经量及性状同前。预产期 2014-10-09。停经 30$^+$ 天,尿 HCG 阳性。停经 2 个月,B 超示:宫内早孕,活胎。停经 1$^+$ 月,恶心、呕吐等早孕反应明显。停经 15$^{+6}$ 周,建围产期保健卡,定期产前检查,未见明显异常。停经 4$^+$ 月自觉胎动,持续至今无异常。停经以来无发热、头痛,无视物模糊,无皮肤瘙痒,无双下肢水肿,无阴道流血、流液等。2014-06-24 B 超示:宫内孕,单活胎。患者既往患有风湿性心脏病 5 年。孕 2 月心内科门诊就诊,建议孕 7 月行手术治疗。2014-04-07 超声心动图示:二尖瓣中—重度狭窄伴轻度关闭不全,中度肺动脉高压(81mmHg)。2014-07-16 入院。

患者有胸闷不适,无阴道流血、流液,无腹痛,无发热、头痛,无视物模糊,无皮肤瘙痒,无双下肢水肿等不适。

体格检查 体温 37℃,脉搏 88 次/min,呼吸 20 次/min,血压 110/74mmHg。心部未及收缩期杂音,肺部听诊无殊,腹软,肝脾触诊不清,双下肢无水肿。髂前上棘间径 23cm,髂嵴间径 25cm,骶耻外径 19cm,坐骨结节间径 8.5cm,宫高 28cm,腹围 94cm。先露头,未衔接。胎动可及,阴道检查未做,胎膜未破。

**辅助检查** 2014-04-22 超声心动图示:风湿性心脏瓣膜病,二尖瓣狭窄(重度)伴关闭不全(轻度),三尖瓣关闭不全(轻—中度),肺动脉高压(81mmHg)。

**【入院诊断】**

1.妊娠相关情况(孕 3 产 1 孕 27$^{+6}$ 周,ROA 位待产);

2.风湿性心脏病。

**【诊疗过程】**

2014-07-18 疑难病例讨论意见:孕妇已存在重度肺动脉高压,应积极处理以缓解肺动脉高压,拟行二尖瓣狭窄球囊扩张术。术中有并发二尖瓣重度关闭不全风险,会导致严重的心力衰竭(需行紧急剖宫产术＋二尖瓣换瓣术),甚至心脏猝死,且早产儿生存率较低。

地塞米松 6mg(肌注,Q12H)促胎肺成熟治疗。2014-07-23 行二尖瓣球囊扩张术。术前超声心动图示:二尖瓣口 0.63cm$^2$。患者取平卧位。铺巾,常规消毒。以 1% 利多卡因注射液局麻,Seldinger 法穿刺右股静脉,用穿刺针经房间隔成功穿卵圆孔,经卵圆孔置入左房导丝,沿导丝置入球囊导管至左室,于二尖瓣处扩展球囊直径(26mm),见球囊腰部消失,二尖瓣区舒张期杂音明显减轻。手术成功,撤出导管,结束手术。术中用肝素 20mg。

术后恢复可,2014-07-24 出院。

2014-09-11 孕 36 周因"稀宫缩史,有心脏紧缩感"入院。偶感宫缩,无明显规律,无胸闷、气促,无咳嗽、咳痰,无腹痛、腹胀,无阴道异常流血等不适。

终止妊娠:2014-09-15 行子宫下段剖宫产术＋子宫内膜异症病灶电灼术。麻醉下取下腹纵切口进腹。术中见子宫增大如孕足月,子宫下段形成佳。术中以 ROA 位娩出一女活婴,脐带长 60cm,脐带绕颈 1 周,断脐后台下处理,Apgar 评分 10—10 分/1—5min,出生体重 2700g,身长 50cm。羊水清,量 400ml。胎盘、胎膜自勉完整。宫体肌层注射缩宫素 10U,静脉滴注缩宫素 20U,子宫收缩可,术中出血约 200ml。术中见子宫表面散在白色水疱状组织,予电灼。双侧卵巢及输卵管无殊。术中血压平稳,输液 750 ml,尿 200ml 且色清。

术后预防感染,缩宫素促进子宫收缩及补液对症处理。

2014-09-20 出院。

**【诊疗体会】**

妊娠期心排血量及每搏血量增加,伴随生理性心率加快,使得二尖瓣跨瓣压增加,左心房压力不断升高,肺静脉和肺毛细血管压力亦不断升高,肺静脉和肺毛细血管因此扩张。妊娠合并风湿性心脏病患者二尖瓣狭窄,肺淤血严重,肺循环血量长期超代偿,使肺小动脉痉挛收缩,易诱发肺动脉高压,出现肺水肿、心律失常、心内膜炎、心力衰竭等并发症,且随着孕周增加,并发症发生率增加,危及母婴生命。

对于妊娠合并二尖瓣狭窄患者,根据美国纽约心脏病协会(NYHA)和欧洲心脏病协会指南:心功能分级达到Ⅲ～Ⅳ级,药物治疗无效时,推荐进行介入性球囊扩张术。对二尖瓣狭窄患者建议妊娠中期进行手术,这是由于妊娠中期胎盘已形成,胎儿稳定,外界致畸率小,子宫相对不敏感,对孕妇和胎儿相对安全。但当病情进一步发展,如经皮二尖瓣球囊扩张术再狭窄,或合并感染性心内膜炎、附壁血栓、瓣周漏及卡瓣等紧急情况时,需要行相应的心脏外科手术治疗。如妊娠患者病情严重,胎儿尚不成熟,则以保障孕妇安全为第一要务,应及时终止妊娠并进行心脏手术。体外循环低温可引起交感神经兴奋性血管收缩,增加胎盘血管阻力,降低胎盘气体交换功能,易诱发宫缩,导致流产、早产、胎儿窘迫、死胎、胎儿生长受限等。

本例患者顺利通过二尖瓣狭窄球囊扩张术,并待到妊娠晚期再行剖宫产术,母女安好。

(周薇,李央)

## 第六节　妊娠合并艾森门格综合征

**【病历资料】**

患者女,38 岁,1-0-0-1,因"停经 31$^{+6}$ 周"入院。平素月经规律,周期 28 天,经期 4～5 天,经量中,色红,无痛经。LMP 时间为 2020-01-27,经量及性状同前。停经 1$^+$ 月,自测尿 HCG 阳性。停经以来无明显恶心、呕吐等早孕反应。停经 7$^+$ 周建围产期保健卡,定期产前检查,测血压(88～119)/(59～69)mmHg。2020-08-27 常规产检,超声提示:胎儿脐动脉 S/D 增高(4.1),胎儿双顶径、头围、腹围及股骨长低于孕龄下限,胎盘增厚。血常规提示:血小板计数稍偏低(122×10$^9$/L)。因当地医院建议转上级医院进一步就诊,遂于 2020-09-03 至上级妇产科医院就诊。当时自诉患有先天性心脏病(室间隔缺损),未就诊,活动后有气促不适,就诊时无明显胸闷气急,无腹痛、腹胀,无咳嗽、咳痰,无畏寒、发热,无双下肢肿痛,无视物模糊,无头痛、头昏等不适。入院后,行心电监护、超声心动图和心电图检查等。检查结果:胎动、胎心无殊,患者发绀明显,面罩吸氧下氧饱和度小于 90%,听诊双肺底湿性啰音,心脏听诊三尖瓣区全收缩期 3/6 级杂音,肺动脉瓣区 P2 亢进,双手杵状指,双下肢水肿。考虑"室间隔缺损(双向分流),重度肺动脉高压",2020-09-04 转入浙大一院。

患者无畏寒、发热,无咳嗽、咳痰,无胸闷、胸痛,无腹痛、腹泻,无心慌、气促,无宫缩,无阴道流血、流液等不适。

**体格检查**　神志清,精神可,呼吸平稳,口唇轻度发绀,颈静脉无怒张,全身浅表淋巴结未及肿大,锁骨上淋巴结未及,皮肤、巩膜无黄染,双肺呼吸音低,双肺底可闻及少许湿性啰音,心脏听诊三尖瓣区全收缩期 4/6 级杂音,肺动脉瓣区 P2 亢进,未及其他病理性杂音。腹部视诊腹部膨隆。双手杵状指,双下肢水肿,四肢肌力肌张力正常,神经系统体格检查阴性。

**辅助检查**　2020-09-03 超声心动图示:室间隔大缺损,右心增大,右室游离壁增厚,肺动脉内径增宽(35mm),三尖瓣大量反流,室间隔增厚,二尖瓣少量反流,左室舒张功能减退(图3-3和图3-4)。

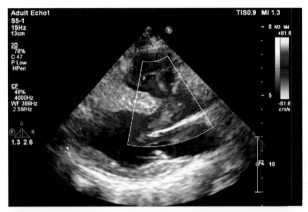

图3-3 室间隔大缺损(双向分流)

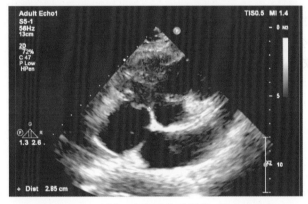

图3-4 右心增大,右室游离壁增厚,肺动脉增宽

【入院诊断】

1.妊娠合并肺动脉高压(重度);

2.妊娠合并先天性心脏病(室间隔缺损);

3.妊娠合并血小板减少;

4.脐动脉血流比值升高。

【诊疗过程】

终止妊娠:患者重度肺动脉高压,妊娠风险高。现胎儿脐血流舒张期断流,胎儿宫内窘迫不能排除。考虑若继续待产,母胎风险大,故2020-09-05行剖宫产以终止妊娠。

请心胸外科、儿科医师护台。术中见子宫下段形成可,以LOA位娩出一活婴:男,无脐带绕颈、绕体,断脐后台下处理,Apgar评分6—9—9分/1—5—10min,出生体重1170g,身长37cm。羊水Ⅱ度污染,量约400ml。胎盘、胎膜自娩完整。术中静滴缩宫素2U(加入500ml NS)中,术中出血约200ml。手术过程顺利,术中无并发症。术后送到综合监护室治疗。

术后抗感染治疗,缩宫素 2U＋NS 48ml(微泵滴注)促进子宫收缩,以及补液对症处理。

2020-09-14 凝血功能常规检查＋D-二聚体测定:纤维蛋白原 4.16g/L,D-二聚体 1648μg/L。血清肌钙蛋白 I 测定(定量):高敏肌钙蛋白 0.004ng/mL。查脑钠肽:脑钠肽 81pg/mL。心脏彩色多普勒超声示:先天性心脏病,艾森门格(Eisenmenger)综合征,室间隔大缺损(双向分流),动脉导管未闭(分流不明显),肺动脉高压,右心增大,右室游离壁增厚,肺动脉增宽,三尖瓣反流(轻中度),左室舒张功能减退,主动脉瓣、二尖瓣轻度反流。心功能参数:主动脉内径(AO)31mm,室间隔厚度(IVSd)8mm,左室舒张末期内径(LVDd)49mm,左室短轴缩短率(FS)43％,HR 81 次/min,左房内径(LA)33mm,左室后壁厚底(LVPWd)8mm,左室收缩末内径(LVDs)28mm,左室射血分数(LVEF)74％,计算肺动脉收缩压 150mmHg。主动脉瓣、二尖瓣、三尖瓣口可见血液反流信号。心内科会诊:患者复杂型先天性心脏病,双向分流,肺动脉高压,考虑艾森门格综合征,建议应用内皮素受体阻滞剂(如安立生坦、波生坦等)以降低肺动脉压。心胸外科会诊:考虑患者手术风险极大,需行心脏、肺部同步移植手术。因花费较高,患者及其家属拒绝行手术,2020-09-14 出院。

**【诊疗体会】**

合并肺动脉高压和艾森门格综合征是孕妇出现心脏并发症和死亡的主要危险因素。艾森门格综合征是先天性心脏病患者妊娠期间最大的威胁。对于存在严重肺血管疾病及艾森门格综合征的育龄女性,建议采用有效手段避孕或早期终止妊娠。

重度特发肺动脉高压、艾森门格综合征患者禁止妊娠,应在孕 12 周内尽早终止。坚决继续妊娠者,孕 28 周以前胎儿出生后存活率极低。对于出现心力衰竭及血氧饱和度低下者(任何一种情况),予强心、利尿等纠正心力衰竭,应以救治产妇为主,控制病情后及时行剖宫取胎术。妊娠至孕 32 周后新生儿成活率明显提高,对内科各种治疗措施均未能奏效的严重心力衰竭妊娠患者,可边控制心力衰竭边紧急剖宫产,以挽救患者生命。

目前,妊娠合并艾森门格综合征的治疗措施包括早期住院、吸氧、应用洋地黄类药物、经验性抗凝治疗及血管扩张。为预防血栓症和肺动脉栓塞(简称肺栓塞),可考虑于妊娠中期开始使用小剂量的肝素抗凝,防止血栓形成,减少肺栓塞的发生。目前妊娠期的抗凝治疗尚无一致完善的方法。近年来的心脏病治疗指南多建议整个妊娠期给予肝素,肝素抗凝治疗在产前至少 12 小时停药,产后 6～12 小时再用。另外,妊娠期使用低分子肝素更安全。小剂量的华法林并非禁忌,但应向患者告知药物可能的致畸作用,在致畸敏感期应尽量避免使用。

对妊娠合并艾森门格综合征患者,分娩时的治疗关键在于保持血流动力学稳定,避免右向左分流增加。胎儿娩出后立即给予沙袋,放置于患者腹部,以避免腹压骤降而导致周围血液涌向内脏,从而增加心脏负担。不宜应用宫缩剂,特别是禁用麦角新碱,因为麦角新碱直接作用于子宫肌层,使血管收缩而增高动、静脉压。

缩宫素直接扩张血管,可造成患者严重低血压,甚至心搏骤停。胎儿娩出同时应用缩宫素,回心血量骤增,极易诱发心脏病产妇的心力衰竭。对特发肺动脉高压(中—重度)、艾森门格综合征患者,禁忌使用缩宫素;对左右室流出道梗阻的心脏病患者及心力衰竭患者,可根据术中情况,稀释缩宫素后缓慢静脉滴注(对血流动力学影响较轻)。经麻醉科、心外科和产科反复临床实践,在胎儿娩出后缩宫素2U+NS 500ml缓慢静滴,对血压和心脏未产生严重影响,可以借鉴。注意预防因产时失血过多造成的体循环压力下降。另外,有观点认为,采用脊椎麻醉(又称蛛网膜下腔麻醉,俗称腰麻)及硬膜外麻醉方式,有助于预防术中患者血压的突然下降。但也有全麻顺利手术的个例报道。

对妊娠合并艾森门格综合征患者,产褥期亦应加强监护,产后短时间应卧床休息,减轻心脏负担。妊娠合并艾森门格综合征患者极易并发血栓栓塞,43%的此类孕产妇死亡与血栓栓塞相关。血栓发生与患者活动受限导致的血流不畅、右室扩大及肺血流缓慢等因素有关。加之妊娠期血液高凝状态,这类患者的肺血管扩张能力较差,又不能及时通过其他肺血管代偿,即使较小的血栓亦可导致严重后果。肺栓塞可造成肺循环压力升高进而分流增加。应用肝素可以预防血栓栓塞,但同时亦会增加产后出血的风险。妊娠合并艾森门格综合征患者分娩后不宜哺乳,且至少观察2周,待病情稳定后方可出院。

对于本例由先天性室间隔缺损引发的肺动脉高压、艾森门格综合征患者,心肺联合移植是唯一的选择。

(何慧梁,李央)

## 第七节　心脏瓣膜置换术后妊娠

**【病历资料】**

患者女,23岁,0-0-1-0,因"停经37⁺⁴周,二尖瓣换瓣术后13年"入院。平素月经规律,周期24天,经期7天,经量中,色红,无痛经。末次月经时间为2013-11-16,经量及性状同前。预产期为2014-08-23。停经30⁺天,尿HCG阳性。停经2个月,B超示:宫内早孕,活胎。停经以来无明显恶心、呕吐等早孕反应。停经8周,孕酮保胎治疗1个月。停经8⁺周建围期保健卡,定期产前检查,唐氏筛查、OGTT正常,血压、胎位、胎心均正常,未见明显异常。停经5⁺月自觉胎动,持续至今无异常。2014-08-06入院。

无胸闷、气急,无畏寒、发热,无胸痛、心悸,无阴道流血、流液,无腹痛、腹胀等不适。

体格检查　体温37.1℃,脉搏102次/min,呼吸20次/min,血压116/76mmHg。髂前上棘间径24cm,髂嵴间径26cm,骶耻外径19cm,坐骨结节间径9cm。胎位LOA,胎心140次/min,无宫缩。阴道检查未做。

实验室检查　2014-07-18 血型抗体效价测定:抗 B(IgG) 32。2014-07-26 凝血功能常规检查:INR 1.76,活化部分凝血活酶时间 38.8s,凝血酶原时间 20.7s。

影像学检查　2014-07-17 胎儿生长测量:胎位 LOA,胎心 158 次/min,胎动可及,双顶径 8.8cm,股骨长 6.55cm,胎盘后壁 Gr Ⅰ 级,羊水指数 11.6cm,脐动脉 S/D 2.56。宫内孕,单活胎。超声估测孕龄 $35^{+6}$ 周,建议复查。2014-07-28 B 超示:二尖瓣机械瓣功能可,未见明显瓣周漏,房间隔水平未见残余分流,三尖瓣轻度反流。

【入院诊断】

1.妊娠相关情况(孕 2 产 0 孕 $37^{+4}$ 周,头位待产);

2.二尖瓣换瓣术后;

3.ABO 血型不合。

【诊疗过程】

二尖瓣术后,考虑放宽剖宫产指征。

终止妊娠:停华法林,予低分子肝素 4100U(皮下注射,BID),桥接 3 天。2014-08-08 麻醉下取下腹纵切口进腹,术中见子宫增大如孕足月,子宫下段形成佳。术中以 LOA 位娩出一男活婴,脐带长 50cm,脐带绕颈 1 周,断脐后台下处理,Apgar 评分 10—10 分/1—5min,出生体重 3380g,身长 50cm。羊水清,量 600ml。胎盘自娩完整,无胎盘、胎膜粘连。术中子宫壁注射缩宫素 10U,静脉滴注缩宫素 10U,子宫收缩佳。术中出血约 200ml。双侧输卵管和卵巢外观未见明显异常。术中血压平稳,输液 500ml,尿量 10ml。

术后预防感染,缩宫素促进子宫收缩及补液对症处理。

2014-08-14 出院。

【诊疗体会】

随着心脏外科技术的发展,越来越多心脏瓣膜疾病患者成功通过心脏瓣膜置换术改善心脏功能,提高生活质量。心脏瓣膜置换术后,患者需终身抗凝治疗。妊娠合并心脏瓣膜置换状态是妇产科高危妊娠,国内外对其处理缺乏统一性,多强调个体化治疗。

对于心脏瓣膜置换术后的孕产妇,需要在妊娠期间增加抗凝药物的剂量。在达到所需抗凝强度、减少瓣膜血栓形成的基础上,精细调节抗凝药物的剂量,以最小的药物剂量达到抗凝目的,从而减少母婴并发症。目前,临床上应用较多的妊娠期抗凝方式有以下几种:①整个妊娠期使用华法林,分娩前(一般为 1~2 周)停用华法林改用肝素;②妊娠第 6 周起停用华法林改用肝素抗凝,使用 6 周后使用华法林抗凝至分娩前 1~2 周,再改用肝素;③整个妊娠期均应用肝素。采用以上 3 种方案的患者均需在胎儿娩出 24~48 小时后,无出血迹象就开始口服华法林。在华法林达到要求抗凝强度前,使用肝素。由于肝素不能通过口服吸收,需要皮下或静脉注射用药,使用不方便,且妊娠期使用肝素需要监测抗 Ⅹa 片段,许多医院不具备该项检测手段,故方案③应用较少,而前两种方案的优劣一直处于争论中。

孕 36 周后,可用普通肝素或低分子肝素桥接华法林。为防止产程出血,推荐足月后剖宫产以终止妊娠,推荐单次腰麻方式。注意在停用低分子肝素 12 小时后实施麻醉,剖宫产术后当天可以口服华法林,继续予低分子肝素 4100U(皮下注射,Q12H)等,INR 在 1.5 以上后停低分子肝素,根据 INR 调整华法林剂量。

(李央)

## 第八节　心脏瓣膜置换术后"卡瓣"

**【病历资料】**

患者女,29 岁,0-0-2-0,因"停经 32 周,活动后气急咯血 1 周"入院。平素月经规律,周期 28～30 天,经期 4～5 天,经量中,色红,无痛经。末次月经时间为 2015-12-25,经量及性状同前。停经 40$^+$ 天,患者因阴道少量流血到当地医院就诊,查血 HCG 阳性(具体报告未见),孕酮肌注 20 多天后阴道流血止。停经 2 个月,B 超示:宫内早孕,活胎(具体报告未见)。停经以来无明显恶心、呕吐等早孕反应。停经 8 周建围产期保健卡,定期产前检查,唐氏筛查低风险,OGTT 未做,胎位、胎心正常。停经 5$^+$ 月自觉胎动,持续至今无异常。停经以来无发热、头痛,无胸闷、气急,无视物模糊,无皮肤瘙痒,无双下肢水肿等不适。1 周前患者无明显诱因下出现咯血,粉红色,量不多,活动后感气促,上 5 层楼梯感气急,休息后可缓解(无心悸,无心前区疼痛,无头晕、头痛,无畏寒、发热,无阴道流血、流液等不适),遂至我院门诊就诊。超声心动图示:二尖瓣置换术后,瓣膜功能可,未见明显瓣周漏;左房增大,肺动脉收缩压增高,三尖瓣反流(中重度),心动过速。2016-08-05 入院。

现患者症状同前,休息后可缓解,无心悸,无心前区疼痛,无头晕、头痛,无畏寒、发热,无阴道流血、流液等不适。

**体格检查**　体温 37℃,脉搏 116 次/min,呼吸 20 次/min,血压 119/72mmHg。髂前上棘间径 23cm,髂嵴间径 29cm,骶耻外径 19cm,坐骨结节间径 9.5cm,胎心 155 次/min,未及宫缩。

**辅助检查**　2016-07-23 心电图示:①窦性心动过速;②房性期前收缩。2016-08-05 超声心动图(彩超)示:二尖瓣置换术后,瓣膜功能可,未见明显瓣周漏;左房增大,肺动脉收缩压增高,三尖瓣反流(中重度),心动过速。

**【入院诊断】**

1.妊娠相关情况(孕 3 产 0 孕 32 周,头位待产);

2.风湿性心脏病;

3.二尖瓣置换术后;

4.肺动脉高压;

5.窦性心动过速。

**【诊疗过程】**

用药:予氢氯噻嗪、螺内酯利尿,复方愈创甘油醚口服溶液止咳,停口服华法林,改为那屈肝素钙4100U(皮下注射,Q12H),予地塞米松促胎肺成熟。

多学科团队会诊意见:完善经食管B超,明确有无卡瓣,尽早行手术治疗,同期手术处理心脏问题。经食管B超示:二尖瓣位机械瓣卡瓣,主瓣反流中度,三尖瓣反流中重度。现患者有咯血,为防止病情进一步加重,引起肺栓塞、心功能衰竭(甚至心搏骤停)、猝死等危及母胎安全的危险情况,向患者及其家属交代病情:拟急诊行剖宫产术+二次二尖瓣置换术+主动脉瓣置换术+三尖瓣成形术,术中出血多需输血,术中可能出现血管、周围脏器(如肠管、输尿管)损伤、新生儿意外等,随时可能因循环衰竭而需体外循环支持。

终止妊娠:2016-08-09行剖宫产以终止妊娠。

术中见子宫下段形成可。术中以LOA位娩出一活婴:男,脐带长60cm,无脐带绕颈、绕体,断脐后台下处理,Apgar评分4—8—9分/1—5—10min,出生体重1920g。羊水清,量约400ml。胎盘位于子宫后壁,胎盘、胎膜自娩完整。术中宫壁注射缩宫素10U,静滴缩宫素20U,子宫收缩可,术中出血约200ml。术中探查见双侧卵巢、输卵管无殊。新生儿因早产儿予入新生儿科观察。全麻体外循环下,心胸外科行二次二尖瓣置换术+主动脉瓣置换术+三尖瓣成形术。术中见心包、纵隔腔严重粘连,二尖瓣位机械瓣为蝶

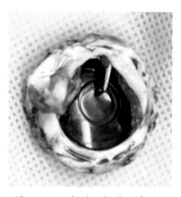

图3-5　二尖瓣位机械瓣卡瓣

瓣,瓣环周围血管翳生长,延伸进入瓣口,机械瓣开放受限,主动脉瓣瓣叶增厚挛缩,呈中度关闭不全(图3-5)。三尖瓣瓣环扩大,呈重度关闭不全。予仔细解除心包、纵隔粘连,切除卡瓣的机械二尖瓣,置换25♯机械二尖瓣,切除病变主动脉瓣,置入19♯机械主动脉瓣。三尖瓣置入28♯三尖瓣成形环。手术过程顺利,心脏自动复跳,严密止血后关胸。术中食管超声提示机械瓣功能可,未见瓣周漏。术后送监护室。

术后抗感染治疗,呼吸循环支持处理,维持电解质平衡支持治疗。纠正凝血功能,强心利尿。

2016-08-28出院。

**【诊疗体会】**

妊娠期需要进行体外循环下心脏手术的疾病有瓣膜性心脏病、主动脉疾病、心房黏液瘤、缺血性心脏病。其中,瓣膜性心脏病主要为风湿性二尖瓣狭窄和先天性主动脉瓣狭窄。这两种心脏瓣膜病如果出现严重狭窄,为妊娠禁忌证,也是最多见的妊娠期心脏手术疾病。对于严重二尖瓣狭窄,当出现内科不能控制的心力衰竭(心功能Ⅲ或Ⅳ级,肺动脉压>50mmHg)时,可以进行介入性球囊扩张术。如果经皮球囊扩张术后再狭窄、合并感染性心内膜炎及附壁血栓,或者瓣膜置换术后妊娠期间出现瓣膜血

栓形成、瓣周漏或卡瓣等紧急情况,需要行心脏外科手术治疗。

妊娠期心脏手术及终止妊娠的时机,主要取决于妊娠患者心脏疾病的严重程度、心功能、合并症、孕周等综合因素。妊娠的任何时期均可行体外循环下心脏手术,但是从胎儿安全性考虑,妊娠早期最好避免心脏手术。如病情需要,可先行体外循环下心脏手术,再终止妊娠。多数学者主张尽量在妊娠中期进行体外循环下心脏手术,此时胎盘、胎儿成形,外界致畸的影响较小,且子宫相对不敏感,术后可继续妊娠至胎儿成熟分娩。

体外循环对胎儿的影响远大于孕妇。体外循环可以引起流产、早产、胎儿窘迫、胎死宫内。也有研究发现体外循环后胎儿生长受限、低出生体重儿等。妊娠期心脏手术后胎儿死亡率为 14%～33%。本例患者孕 $32^+$ 周,已予促胎肺成熟治疗,此时终止妊娠胎儿存活概率大,因此先行剖宫术后再予心脏瓣膜手术,以降低对胎盘灌注的影响。

(李央,姜力骏)

## 第九节　妊娠合并大动脉炎

**【病历资料】**

患者女,33 岁,0-0-0-0,因"发现血压升高 8 年,停经 $28^{+3}$ 周,血压骤增 1 天"入院。既往发现血压升高 8 年,最高达 200/140mmHg,口服药物无法控制。2015 年 10 月全身动脉血管 MRA 检查:胸降主动脉、腹主动脉、腹腔干、肠系膜上动脉及双肾动脉多发性狭窄,符合多发性大动脉炎表现。2015 年 10 月、2016 年 10 月行腹主动脉球囊扩张术＋右肾动脉球囊扩张术。后血压波动于(140～180)/(70～90)mmHg,时感双下肢无力。平素月经不规律,周期 30 天至半年不等,经期 7～15 天,经量少,色红,无痛经。末次月经时间为 2017-03-25,经量及性状同前。停经 $2^+$ 月,测尿 hCG 阳性,B 超示:宫内早孕,活胎。停经以来无明显恶心、呕吐等早孕反应。停经 $10^+$ 周建围产期保健卡,定期产前检查,唐氏筛查、OGTT、排畸超声未见明显异常。停经 $6^+$ 月自觉胎动,持续至今无异常。妊娠期血压波动于(132～160)/(70～84)mmHg。停经以来,感双下肢无力较前加重,休息后能好转。时感手脚发麻,偶有牙龈出血。2017-10-10 入院。

患者现时感双下肢乏力,手脚发麻,偶有牙龈出血,无头晕、头痛、腹痛、阴道流血、发热、畏寒、胸闷、心悸等其他不适。

**体格检查**　体温 37.2℃,脉搏 102 次/min,呼吸 20 次/min,血压 140/66mmHg。心肺无殊;腹软,膨隆如孕周,宫高 30cm,腹围 102cm;胎位头位,胎心 152 次/min;阴道无流血、流液,双下肢不肿,腓肠肌无深压痛。髂前上棘间径 23cm,髂嵴间径 25cm,骶耻外径 18cm,坐骨结节间径 9.5cm。

**实验室检查**　2017-09-19 血型:ABO 血型 B 型,Rh(D)血型阳性。2017-10-10 血常规:白细胞计数 $11.9×10^9$/L,中性粒细胞比例 77.3%,血红蛋白 116g/L,血小板计

数 $248\times10^9/L$。

影像学检查　2017-10-10 腹部大血管彩超：腹主动脉管腔狭窄，位于肠系膜上动脉开口水平，管壁增厚，符合大动脉炎病变，下腔静脉血流通畅。2017-08-29 胎儿生长测量：胎位头位，胎心 155 次/min，双顶径 5.25cm，头围 19.79cm，腹围 17.24cm，股骨长 3.81cm，胎盘前壁及后壁 GrⅠ级，胎盘厚度 2.1cm，脐带插入点位于胎盘，中央羊水最大深度 3.57cm，羊水指数 12.33cm，脐动脉 S/D 3.85，PI 1.26。提示：宫内孕，单活胎。超声估测孕龄 22 周，建议复查。

**【入院诊断】**

1.妊娠相关情况（孕 1 产 0 孕 $28^{+3}$ 周，头位，"珍贵儿"）；

2.高血压合并妊娠；

3.多发性大动脉炎（腹主动脉及右肾动脉球囊扩张术后）。

**【诊疗过程】**

用药：拉贝洛尔 150mg（口服，Q6H）、苯磺酸氨氯地平片 5mg（口服，QD）控制血压，阿司匹林 100mg 抗血小板聚集，激素口服治疗。

终止妊娠：患者轻微活动后出现胸闷、气急，2017-10-27 加重，血氧饱和度 85%，心率 90 次/min，血压 156/76mmHg。考虑患者不能耐受继续妊娠，2017-10-27（孕 $30^{+6}$ 周）行剖宫产以终止妊娠。

术中见子宫下段形成可。以 LOT 位娩出一活女婴，早产貌，重度窒息，脐带无绕颈、绕体，发育无畸形。断脐后交新生儿科医生台下抢救，Apgar 评分 4—2—5 分/1—5—10min，气管插管后送儿科监护，出生体重 1550g。羊水Ⅰ度浑浊，量约 400ml。胎盘位于后壁，人工剥离胎盘，检查发现胎盘、胎膜完整，取部分胎盘组织送术后病理。探查见双侧输卵管及卵巢外观无殊，阔韧带无静脉曲张。术中静滴缩宫素 10U，子宫收缩良好。术中出血约 200ml。术中血压平稳，输液 1250ml；尿液 600ml，色清。手术过程顺利，术后送往外科监护室。

术后预防感染，予缩宫素促进子宫收缩，单硝酸异山梨酯降低心脏负荷，拉贝洛尔降压，泼尼松预防大动脉炎等对症支持治疗。

2017-11-06 出院。

**【诊疗体会】**

多发性大动脉炎也称"无脉病"，是一种慢性肉芽肿性血管炎，病变主要侵犯主动脉及其主要分支，引起不同部位血管壁增厚、管腔狭窄甚至闭塞，造成一系列缺血及高血压的临床症状及体征。

妊娠有增加高血压失代偿的风险，妊娠期血容量增加、外周血管阻力降低。多发性大动脉炎患者血管狭窄后负荷降低，可使血压（动脉压）进一步升高，可引起先兆子痫、心力衰竭、脑血管疾病，甚至死亡；胎盘血流受限，会导致胎儿生长受限甚至胎死宫内等不良妊娠结局。

Ishikawa 和 Maetani 将多发性大动脉炎分为四期：Ⅰ期无以上并发症，Ⅱa 期有一种轻度并发症，Ⅱb 期有一种严重并发症，Ⅲ 期具有两种以上并发症。对 Ⅰ 期、Ⅱa 期患者可经阴道分娩，通过器械助产缩短第二产程，这对并发高血压者尤其重要；对 Ⅱb 期及Ⅲ 期患者行剖宫产术。妊娠早期，如患者处于本病急性期，宜终止妊娠。因多发性大动脉炎患者血管腔狭窄较易形成血栓，且妊娠期血液处于高凝状态，所以容易发生栓塞，术中及术后可适当应用药物以预防栓塞。产后回心血量增多，心脏负担加重，是预防心力衰竭和肺水肿的关键时期，应回监护室进行全面而细致的监测。

患者妊娠期应按期监测母体及胎儿情况。母体情况监测包括：自觉症状、血压情况，尿常规、ESR、C 反应蛋白（CRP）等检查，定期进行主动脉情况评估，以及早发现血压变化，并了解病变活动、血管病变进展情况。

大动脉炎合并妊娠的治疗需多种药物，包括糖皮质激素、免疫抑制剂、降压药、抗凝药等。妊娠期间糖皮质激素用量一般不需调整，如病变活动时可能需增加剂量。如使用阿司匹林抗凝治疗，可于孕 28 周停用，阿司匹林使用时间最长不超过 34 周；停用阿司匹林后应使用低分子肝素抗凝，于分娩前 24 小时停用。术前调整泼尼松用量，于围手术期增加糖皮质激素药物用量，术后 3 天据情况可恢复至妊娠期剂量。

（盛晓理，李央）

## 第十节 妊娠合并主动脉瘤

**【病历资料】**

患者女，27 岁，因"发现主动脉瘤 2 年，停经 35$^{+6}$周"入院。2016-06-01 因血压不稳，当地医院检查发现升主动脉瘤，未处理。随后门诊复查，动脉瘤未见增大。平素月经规律，周期 35 天，经期 7 天，经量中，色红，无痛经。末次月经时间为 2017-09-01，经量及性状同前。停经 30$^+$天，自测尿 HCG 阳性。停经 2 个月，B 超示：宫内早孕，单活胎。停经以来有明显恶心、呕吐等早孕反应，不剧烈，能忍受。停经 12$^+$周，建围产期保健卡。定期产前检查，唐氏筛查、OGTT 正常，血压、胎位、胎心均正常，未见明显异常。停经 5$^+$月，自觉胎动，持续至今无异常。停经以来无发热、头痛，无视物模糊，无皮肤瘙痒，无双下肢水肿，无阴道流血、流液等。患者为门诊产检来浙大一院就诊，因既往发现主动脉瘤，2018-5-10 入院。

患者目前无腹痛、腹胀，无阴道出血，无发热、头痛，无视物模糊，无双下肢水肿等不适，自觉胎动好。

**既往史** 2016-07-25 患者因孕 37 周、主动脉瘤行剖宫产术。

**体格检查** 体温 36.9℃，脉搏 110 次/min，呼吸 20 次/min，血压 147/66mmHg。心肺听诊无异常，腹部膨隆同孕周，未触及宫缩。髂前上棘间径 24cm，髂嵴间径 27cm，骶耻外径 19cm，坐骨结节间径 9cm。

**辅助检查** 2018-05-10 胎儿生长测量：宫内孕，单活胎。超声估测孕龄 34$^{+6}$周。胎位左枕前，胎心 170 次/min，胎动可及，双顶径8.7cm，头围31.8cm，腹围 29.7cm，股骨长 6.8cm，肱骨长 6.1cm。胎盘宫底 Gr Ⅰ 级。胎盘厚度3.6cm。羊水最大深度5.5cm。

**【入院诊断】**

1. 妊娠相关情况（孕 1 产 0 孕 35$^{+6}$周，头位待产）；

2. 升主动脉瘤；

3. 高危妊娠监督。

**【诊疗过程】**

终止妊娠：2018-05-11 患者入院后 11 小时，突然出现头晕、头痛、恶心、呕吐等不适，医护人员立即床边查看。患者神志清，右上肢血压 180/70mmHg，左上肢血压140/60mmHg，心率 100 次/min，呼吸 20 次/min，腹部未及宫缩，胎心 140 次/min，无阴道流血、流液。考虑高血压危象，立即予以降压处理，联系手术室、麻醉科拟急诊行子宫下段剖宫产术。

腹部切口选择下腹原切口（长约 14cm），切除瘢痕皮肤及皮下组织，腹直肌前筋膜纵行切。腹直肌松，腹膜薄。入腹腔见子宫色泽红，位置居中，有瘢痕，子宫下段形成尚可。选择子宫下段横切口，钝性撕开下段。切口见羊膜囊。破膜，见羊水清，约600ml。儿科护台，以 LOA 位娩出一女婴，发育可，出生 Apgar 评分 8—8—9 分/1—5—10min，出生体重 2510g。胎盘自娩完整，无胎盘、胎膜粘连。术中探查，子宫表面见散在子宫内膜异位症（简称内异症）病灶，予以电凝。双侧卵巢及输卵管无殊。患者拒绝双侧输卵管结扎。术中子宫壁注射缩宫素 10U，静脉滴注缩宫素 10U，子宫收缩佳，术中出血约 200ml。术中血压平稳，输液 500ml，尿量 100ml。手术过程顺利，无手术并发症。术后新生儿转儿科病房观察。

术后预防感染、缩宫素促进子宫收缩及补液对症处理，继续予盐酸乌拉地尔控制血压。

2018-05-14 心脏彩色多普勒超示：M 型。二维超声心动图（2DE）示：左心房前后径 3.16cm，大小4.83cm×3.85cm，左心室内径 4.41cm，各个房室大小正常。升主动脉宽 4.87cm，主动脉窦部不宽，主波可，重搏波清。主瓣细，开放呈三叶式。二尖瓣细，前叶双峰，后叶逆向。室间隔不厚，与左室后壁运动逆向。主肺动脉内径28mm，静息状态下未见明显室壁节段性运动异常。多普勒超声检查：肺动脉收缩期 $V_{max}$ ＝1.23m/s，活化凝血时间（ACT）为 110ms。二尖瓣口 E 峰 0.73m/s，A 峰 0.96m/s。舒张期主动脉瓣下可探及红色反流信号，左室射血分数 68.3%。

2018-05-16 胸腹主动脉 CT 血管成像（CTA）示：升主动脉增粗，根部内径约5.2cm；主动脉弓及降主动脉起始部管壁可见点状高密度影；腹主动脉及两侧髂总动脉显示清晰，未见明显增宽、狭窄，未见明显内膜瓣片；弓部三支大血管显影良好，管腔内未见明显充盈缺损灶；腹腔动脉和肠系膜上、下动脉及两侧肾动脉显示良好，未见明显扩张及狭窄。左肾可见两支供血动脉（图 3-6）。

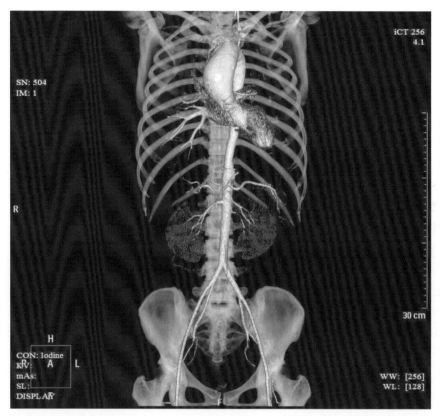

图 3-6　胸腹主动脉 CTA

2018-5-16 出院。

【诊疗体会】

　　除先天因素外,主动脉瘤多由高血压及动脉粥样硬化所致,结合患者病史、体征,通过 CT、MRI、数字减影血管造影(DSA)和超声心动图,基本可明确诊断,尤其是多层螺旋 CT 三维成像技术,可以清楚地显示病变范围。本例患者检查抗核抗体、免疫球蛋白等免疫学指标阴性,但二次妊娠晚期均有严重高血压表现,CT 提示主动脉弓及降主动脉起始部管壁可见点状高密度影。

　　根据中华医学会妇产科学分会产科学组制定的《妊娠合并心脏病的诊治专家共识(2016)》,心脏病妊娠风险分级中,动脉疾病(主动脉直径＞50mm)属于 V 级妊娠风险,孕妇死亡率明显增加或者母儿并发症重度增加,属妊娠禁忌证,一旦诊断,需要尽快终止妊娠。如果患者及家属在充分了解风险后拒绝终止妊娠,需要转诊至综合诊治和抢救实力非常强的医院进行保健,综合母儿情况适时终止妊娠。

　　妊娠合并主动脉瘤的患者,围产期必须加强对血压的管理,防止过高的血压造成动脉内膜撕裂,从而诱发威胁生命的主动脉夹层。对于妊娠合并主动脉瘤的患者,分娩方式以剖宫产为宜,这样可以降低阴道分娩过程中腹部压力过大和血流动力急剧改变所导致的主动脉瘤破裂风险。

本例患者宜 32～34 周终止妊娠，但是患者依从性极差，以至本次妊娠孕 35$^{+6}$ 周入院后出现高血压危象，增加了妊娠风险。幸运的是，二次妊娠母子安好。

（李央）

## 第十一节　妊娠合并主动脉夹层

**【病历资料】**

患者女，38 岁，1-0-2-1，因"停经 39$^{+2}$ 周，突发胸痛 9 小时"入院。9 小时前患者自觉胸口疼痛不适。急诊心脏 B 超示：主动脉起始部夹层（报告单未见）。平素月经规律，周期 27 天，经期 5 天，经量少，色红，无痛经。末次月经时间为 2019-07-01，经量及性状同前。停经 30$^+$ 天，自测尿 HCG 阳性。停经 2$^+$ 月，B 超示：宫内孕，活胎。自述 NT 正常。停经以来无明显恶心、呕吐等早孕反应。停经 5$^+$ 月自觉胎动，持续至今无异常。停经 12$^+$ 周建围产期保健卡，唐氏筛查、OGTT 正常，定期产检，血压、胎位、胎心均正常。停经以来无发热、头痛，无胸闷、气急，无视物模糊，无皮肤瘙痒，无双下肢水肿，无阴道流血、流液等。2020-04-03 产检 B 超示：羊水过少，羊水指数 4.6cm。2020-04-04 入院。

入院时，患者仍有胸口持续疼痛不适，无下腹坠胀感，无腹痛、腹胀，无阴道流血、流液等不适。

**体格检查**　体温 36.5℃，脉搏 100 次/min，呼吸 20 次/min，血压 90/50mmHg。腹软，腹隆如孕周。宫高 30cm，腹围 103cm，胎心 131 次/min。髂前上棘间径 23cm，髂嵴间径 25cm，骶耻外径 19cm，坐骨结节间径 9cm。

**实验室检查**　2020-04-04 查血常规：白细胞计数 9.9×10$^9$/L，红细胞计数 3.50×10$^{12}$/L，血红蛋白 112g/L，血小板计数 173×10$^9$/L。血浆 D-二聚体（D-dimer）测定：D-二聚体 2490μg/L。血清肌钙蛋白 I 测定：肌钙蛋白 I 0.025ng/mL。心肌酶谱常规检查：谷草转氨酶 11U/L。

**辅助检查**　2020-04-04 超声心动图示：主动脉夹层动脉瘤（Debakey Ⅰ型），二尖瓣轻度反流。心功能参数：AO 35mm，IVSd 9mm，LVDd 48mm，FS 44%，HR 68 次/min，LA 35mm，LVPWd 10mm，LVDs 27mm，LVEF 75%。2DE 示：升主动脉增宽，达到 4.0cm；距主瓣环 1cm 处开始见腔内飘动的纤细光带，其将主动脉分为两个腔（真腔小，假腔大），向下追踪到降主动脉水平；未见内膜剥离。

**【入院诊断】**

1. 主动脉夹层；
2. 妊娠相关情况（孕 4 产 1 孕 39$^{+2}$ 周，头位待产）；
3. 羊水过少；
4. 乙型肝炎小三阳。

**【诊疗过程】**

终止妊娠:2020-04-04 在患者到达急诊室后,立即展开多学科诊疗,心外科、麻醉科、产科、SICU、手术室、急诊室、输血科行紧急术前准备,同台行急诊剖宫产术＋主动脉置换术。

下腹部正中可见一条长约 8cm 陈旧性竖形手术瘢痕。取原下腹壁纵行切口并向上延伸长约 12cm,逐层进腹,充分暴露术野。见子宫下段形成可。剪开膀胱反折腹膜,下推膀胱暴露子宫下段肌层。切口见羊膜囊。破膜,见羊水Ⅲ度,量约 100ml。儿科医师护台,术中以 LOA 位剖娩出一活婴:男,脐带长 60cm,绕颈 1 周,断脐后交台下处理,Apgar 评分 6—8—8 分/1—5—10min,出生体重 3190g,身长 50cm。胎盘位于子宫后壁,胎盘、胎膜自娩完整。术中宫体肌层注缩宫素 10U,静滴缩宫素 10U,子宫收缩好,出血 200ml。术中探查子宫前部及宫底部,可见多发鲜红色内异症病灶,较大者约 0.5cm×0.6cm,予电凝术;探查见双侧卵巢无殊。术中患者血压平稳,继续同台行心胸外科手术。新生儿送新生儿科。

升主动脉置换术＋主动脉瓣成形术＋主动脉窦部成形术＋主动脉半弓置换术:心脏略增大。升主动脉夹层动脉瘤形成,向下延伸至主动脉根窦部。壁间血肿影响主动脉瓣交界,致主瓣轻度＋关闭不全,向上延伸至主动脉弓,破口位于升主动脉冠脉开口上 3cm 左右,内膜撕裂样表现,大小约 2cm(图 3-7)。探查主动脉弓及以远,未及破口。窦性心律。予主动脉瓣成形,根窦部带垫片悬吊成形,置换 26♯人工血管(由升主动脉根部至主动脉弓起始部)。手术顺利。

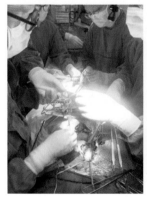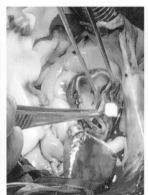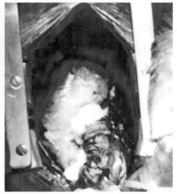

图 3-7　主动脉夹层血肿

术后送 ICU。留置胃管以胃肠减压,维持无创收缩压小于 130mmHg。密切观察胸腔、纵隔、盆腔引流及阴道流血情况。以哌拉西林钠他唑巴坦钠 4.5g(静滴,Q8H)抗感染,镇静镇痛,控制血压,缩宫素促进子宫收缩,芒硝及维生素 B₆回奶,阿司匹林抗血小板聚集,护胃,化痰,营养支持,适当利尿(水分负平衡),预防下肢深静脉血栓形成(DVT)等处理。

2020-04-07,患者术后第三天,转入产科病房。生化检查:白蛋白 27.3g/L,谷丙转氨酶 6U/L,谷草转氨酶 12U/L,总胆红素 13.6μmol/L,直接胆红素 6.3μmol/L,间

接胆红素 $7.3\mu$mol/L,肌酐 $57\mu$mol/L,钾 $4.03$mmol/L,总钙 $1.90$mmol/L。凝血功能常规检查＋D-二聚体测定:国际标准化比值 $1.09$,D-二聚体 $3344\mu$g/L。查血常规:白细胞计数 $12.9\times10^9$/L,中性粒细胞比例 $89.1\%$,血红蛋白 $70$g/L,血小板计数 $180\times10^9$/L。查血气＋电解质四项＋乳酸＋GS:血液 pH $7.43$,$PCO_2$ $35.0$mmHg,$PO_2$ $68.0$mmHg。血清肌钙蛋白 I 测定:高敏肌钙蛋白 I $0.188$ng/mL。查脑钠肽:脑钠肽 $327$pg/mL。心肌酶谱常规检查:乳酸脱氢酶 $318$U/L,羟丁酸脱氢酶 $241$U/L。

诊断:①主动脉夹层(Debakey I 型)升主动脉＋主动脉半弓置换术后,主动脉瓣成形术后,气管插管拔除后;②剖宫产分娩后(孕 4 产 2 孕 $39^{+2}$ 周,头位剖娩);③肺炎胸腔积液;④盆腔子宫内膜异位症;⑤乙肝病毒携带者。告知病重,予特级护理、心电监护。术后血象高,继续予哌拉西林钠他唑巴坦钠 $4.5$g(微泵滴注,Q8H)抗感染治疗,依诺肝素钠 $4000$U(皮下注射,QD)抗凝,芒硝回奶治疗。

2020 年 4 月 13 日出院,继续抗凝治疗。

【诊疗体会】

主动脉夹层是妊娠期罕见的合并症,是由主动脉内的血液经内膜撕裂口进入囊样变性的中层而形成的夹层血肿。主动脉夹层易引起主动脉破裂、患者猝死,严重威胁母婴生命健康。

妊娠合并主动脉夹层患者一旦确诊,应迅速启动心外科、麻醉科、心内科、妇产科、新生儿科、超声影像学科等多学科团队会诊,具体治疗方式主要取决于主动脉夹层的类型、病变撕裂范围和胎儿的发育情况,以及患者、家属的期望值。治疗原则为有效镇痛,控制心率和血压,减轻主动脉剪应力,降低主动脉破裂的风险。

本例患者主动脉夹层为 I 型,终止妊娠时机参照《主动脉夹层诊断与治疗规范中国专家共识(2017 年)》。该共识建议:应根据孕周制定相应的治疗方案。①对孕周＜28 周者,建议保留胎儿在子宫内,先行主动脉手术;术中尽可能缩短心肺转流及停循环时间,股动脉及腋动脉同时插管保证胎盘的灌注,吸出晶体停搏液等措施有可能改善胎儿预后;手术后根据胎儿的存活情况决定继续妊娠或引产。②对孕周＞32 周者,若胎儿发育良好建议先行剖宫产,胎儿娩出后再行主动脉手术。③对孕周在 28～32 周者,应综合考虑母体和胎儿的状况,如果胎儿发育良好,主动脉夹层有慢性转归可能(如升主动脉及主动脉弓部无破口并无血栓形成、升主动脉及主动脉弓扩张不明显、重要器官无缺血表现、血流动力学稳定、症状平稳等),应尽可能延长孕周后再行手术治疗,并密切监测病情变化,做好手术准备;无新生儿监护条件的医疗机构,若患者病情平稳,可转诊至综合性医疗机构就诊。另外,诊疗过程中应尽可能减少孕妇及胎儿的电离辐射暴露。

(李央,马量)

## 第十二节　妊娠合并心脏单心室畸形

**【病历资料】**

患者女,40 岁,0-0-1-0,因"先天性心脏病术后 23 年,停经 32$^{+5}$ 周,见红伴腹痛 10$^+$ 小时。"入院。患者 23 年前行先天性心脏病手术,具体不详,术后恢复可。平素月经不规律,周期 15～60 天,经期 7 天,经量中,色红,无痛经。末次月经时间为 2020-01-25,经量及性状同前。未规律产检。7 月初由于阴道少量出血,就诊于当地医院。超声示:双顶径约 74mm,胎心胎动有,胎盘成熟度 Ⅰ 级,羊水最大暗区 37mm,股骨长 55mm。建议行羊膜腔穿刺术,嘱其适当活动。9 月份行羊膜腔穿刺术,结果未出。2020-09-10 阴道无诱因出血,量少,色鲜红,伴不规律下腹痛,就诊于当地医院。妇科超声示:双顶径约 78mm,头围 293mm,腹围 257mm,脐带插入点位于胎盘上段边缘,羊水最大暗区 50mm,股骨长 61mm。给予硫酸镁注射液 20ml 冲击,硫酸镁注射液 4ml 维持静滴,以保护胎儿脑神经,地塞米松 6mg(肌注)促胎肺成熟。心电图示:右心室偏大,室性期前收缩,建议超声心动图检查。超声心动图影像不清,请心内科会诊。诊断:发绀型先天性心脏病术后,心功能 Ⅲ 级,2020-09-10 入院。

患者无腹痛、腹胀,无畏寒、发热,无阴道流液等不适。

**体格检查**　体温 36.9℃,脉搏 92 次/min,呼吸 20 次/min,血压 116/70mmHg。心肺听诊未见明显异常,双掌可及杵状指,左足可及痛风结节。

**实验室检查**　2020-09-10 血气分析＋全血乳酸测定:$PCO_2$ 26.2mmHg,$PO_2$ 45.6mmHg。

**影像学检查**　2020-09-10 胎儿生长测量:宫内孕,单活胎。超声估测孕龄 30$^{+5}$ 周,胎儿体重 1535g±224g,建议复查。胎位右枕前,胎心 124 次/min,胎动可及,BPD 7.8cm,HC 28.1cm,AC 26cm,FL 5.7cm,HL 5.2cm。胎盘前壁 Gr Ⅰ 级,胎盘厚度 2.7cm,羊水指数13.97cm。脐动脉 S/D 3.29,PI 1.2,RI 0.7。胎儿四腔心显示。

2020-09-10 超声心动图示:复杂型先天性心脏双向 Glenn 术后;右位心,右位主动脉弓单心室,肺动脉闭锁。经胸切面扫查可见:心脏位于偏右侧胸腔,右位主动脉弓,主动脉根部内径约 3.3cm,升主动脉内径约 3.6cm,主动脉流速为 1.06m/s,位于左侧的上腔静脉内径约 0.9cm,右、左肺动脉内径约 1.0cm,吻合口内径约 0.9cm,吻合口流速约 0.76m/s。心室腔未见明显室间隔,切面呈功能型单心室(图3-8)。可见两组房室瓣启闭。偏左侧瓣叶 E 峰 0.61m/s,A 峰 0.87m/s;

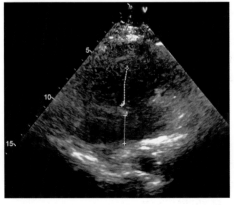

图 3-8　单心室

偏右侧瓣叶呈单峰,E峰0.91m/s。估测射血分数(EF)61%。

**【入院诊断】**

1. 妊娠合并先天性心脏病;

2. 先天性心脏病术后(复杂型先天性心脏病双向Glenn术后);

3. 先兆早产不伴分娩(孕2产0孕32$^{+5}$周);

4. 高龄初产妇妊娠监督。

**【诊疗过程】**

终止妊娠:复杂型先天性心脏病术后,心功能Ⅲ级,继续待产妊娠风险极高。2020-09-11剖宫产以终止妊娠。

腰硬联合麻醉成功后行子宫下段剖宫产术+盆腔子宫内膜异位症病灶电凝术,术中请心胸外科、儿科医师护台。取腹部正中纵行切口,长约14cm,逐层进腹,见子宫下段形成可。术中以LOP位娩出一活婴:男,无脐带绕颈、绕体,断脐后台下处理,Apgar评分7—10—10分/1—5—10min,出生体重1620g,身长39cm。羊水清,量500ml。胎盘、胎膜自娩完整。术中子宫收缩欠佳,予宫腔填塞纱布一块以压迫止血,缝合子宫前取出;术中静滴缩宫素2U(加入500ml林格液中),术中出血约200ml。术中探查见子宫前壁可及多发白色内异症病灶,大小约0.5cm×0.8cm,予电凝;双侧卵巢及双侧输卵管无殊。术中血压平稳,输液500ml,尿色清,尿量100ml。手术过程顺利,术中无并发症。术后送到外科监护室治疗。

术后抗感染治疗,缩宫素2U+48ml NS微泵滴注以促进子宫收缩、奥美拉唑抑酸护胃、肝素钠抗凝、氨溴索化痰、维持电解质平衡、维持心率和循环稳定及营养支持等治疗。

2020-09-17复查超声心动图:左上腔静脉肺动脉吻合术后;右位心,右位主动脉弓,左位上腔静脉,内脏正位;完全性大血管转位,单心室,房间隔大缺损,肺动脉闭锁,下腔静脉连接于右房。经胸切面扫查可见:肝位于右侧,脾位于左侧,心尖位于偏右侧胸腔,下腔静脉位于主动脉前方,引入右侧心房(右房),肺静脉连接左侧心房(左房),房间隔中部回声失落3.33cm,室间隔回声失落3.7cm,左侧主动脉环抱结构消失,主动脉位于肺动脉的左前方,右房经二尖瓣连接于单心室,左房经三尖瓣连接于单心室。右位主动脉弓,主动脉根部内径约3.1cm;上腔静脉位于左侧,宽约1.2cm;上腔静脉与肺动脉吻合,吻合口宽1.0cm,流速1.0m/s,估测EF60%。

2020-09-19出院。

**【诊疗体会】**

单心室合并大动脉转位是罕见的先天性畸形。单心室约占先天性心脏病的1.5%,此类患者中的80%合并大动脉转位。因单心室合并大动脉转位患者妊娠风险大,不宜妊娠。目前国内妊娠合并单心室只见于数例报道。单心室的病理生理学取决于肺动脉瓣狭窄、主动脉瓣瓣下狭窄、房室瓣关闭不全等的有无及其程度,以及心室的功能状态。有明显肺动脉瓣狭窄者皮肤发绀,并随着时间的伸延出现红细胞增多症。

不合并肺动脉瓣狭窄者,则肺循环血流增多,呈现肺充血和充血性心力衰竭的症状和体征;妊娠后期肺血管阻力增高,出现肺动脉高压。心室功能低下和房室瓣关闭不全可由于长期心室容量负荷过重或房室瓣原已有异常。随着房室瓣关闭不全的加重和心功能恶化,充血性心力衰竭的表现也逐步加重。

对妊娠合并先天性心脏病患者,可根据产妇临床症状果断地采取适宜的方法终止妊娠。剖宫产术是救治妊娠合并先天性心脏病患者及胎儿的重要方法。剖宫产可消除宫缩引起的疼痛,避免分娩时的紧张及体力消耗。尤其是局麻+全麻的剖宫产,可减轻心脏负担,降低心肌耗氧量,缓解心力衰竭症状,既能防止心力衰竭发生,又不影响胎儿生命。术中麻醉师、心脏内科和新生儿科医师共同配合,做好产妇和新生儿的各种抢救准备,也是提高妊娠合并单心室患者母婴存活率的关键。

(李央,吴健,施丽萍,郑哲岚)

## 第十三节　妊娠合并埃布斯坦畸形

**【病历资料】**

患者女,23 岁,0-0-0-0,因"停经 34$^{+2}$ 周,先天性心脏病入院待产"入院。平素月经规律,周期 30 天,经期 5 天,经量中,色红,无痛经。末次月经时间为 2014-03-05,经量及性状同前。预产期 2014-12-12。停经 40$^+$ 天,尿 HCG 阳性。停经 2 个月,B 超示:宫内早孕,活胎。停经以来无明显恶心、呕吐等早孕反应。停经 8$^+$ 周建围产期保健卡,定期产前检查,心电图提示异常,心超提示埃布斯坦(Ebstein)畸形,三尖瓣关闭不全。停经 5$^+$ 月,自觉胎动,持续至今无异常。停经以来偶有胸闷,自行好转。2014-10-31 入院。

患者偶有胸闷,无气急,无恶心、呕吐,无发热、畏寒,无双下肢水肿等不适。

**体格检查**　体温 36.8℃,脉搏 93 次/min,呼吸 18 次/min,血压 115/62mmHg。心前区有抬举感,心脏听诊可闻及收缩期杂音,肝脾触诊不清,双下肢无水肿。髂前上棘间径 25cm,髂嵴间径 27cm,骶耻外径 20cm,坐骨结节间径 9cm,宫高 28cm,腹围 99cm。先露头,未衔接,胎心 140 次/min。阴道检查未做,胎膜未破。

**辅助检查**　2014-10-28 B 超示:胎位 LOA,胎心 140 次/min,胎动可及。双顶径 8.85cm,头围 31.5cm,腹围 31.4cm,股骨长 6.6cm,肱骨长 5.8cm。胎盘前壁 GrI 级。羊水指数 8.7cm。脐动脉 S/D 3.0,PI 1.2。胎儿颈部见 U 形切迹。提示:宫内孕,单活胎。超声估测孕龄 35$^{+1}$ 周,胎儿脐带绕颈 1 周,建议复查。2014-09-17 心电多项信息:①窦性心律;②不完全性右束支传导阻滞;③胸导联低电压;④ST-T 改变;⑤前壁 R 波递增不良。2014-08-13 动态心电图:①窦性心律;②偶发房性期前收缩,偶发多源室性期前收缩,偶成对,偶呈二联律。

**【入院诊断】**

1. 妊娠相关情况(孕 1 产 0 孕 $34^{+2}$ 周,头位待产);

2. 先天性心脏病 Ebstein 畸形,三尖瓣反流(中重度关闭不全),右心增大。

**【诊疗过程】**

终止妊娠:因患者先天性心脏病 Ebstein 畸形,继续待产母儿风险大,2014-11-14 (孕 $34^{+2}$ 周)行剖宫产以终止妊娠。

麻醉下取下腹正中切口进腹,术中见子宫增大如孕足月,子宫下段形成可。术中以 LOA 娩出一男活婴,脐带长 60cm,无脐带绕颈、绕体,断脐后台下处理,Apgar 评分 10—10 分/1—5min,出生体重 2520g,身长 50cm。羊水清,量约 600ml。胎盘位于子宫前壁,胎盘、胎膜自娩完整,脐带位于胎盘边缘。静脉滴注缩宫素 2U,子宫收缩可,术中出血约 200ml。双侧卵巢及输卵管无殊。术中血压平稳,输液 750ml,尿 200ml 且色清。新生儿予母亲早接触。

术后抗感染、制酸、营养支持、维持电解质平衡、维持心率和循环稳定等治疗。

2014-11-19 出院。

**【诊疗体会】**

Ebstein 畸形(三尖瓣下移畸形)是一种罕见的先天性心脏畸形,因 Ebstein 在 1866 年报道第 1 例而得名。Ebstein 畸形的发病率在先天性心脏病中占 0.5％～1％。一般 Ebstein 畸形患者在童年出现症状,常在幼年经外科手术纠正,故 Ebstein 畸形合并晚期妊娠尤其罕见。

Ebstein 畸形主要为三尖瓣病变,患者死亡风险为 1％。如果孕前进行了外科矫正手术,或者妊娠期执行了详细的保健措施以预防并发症的发生,结局会较好。对于未经外科纠正的 Ebstein 畸形合并晚期妊娠,患者易出现严重并发症,目前无现成的治疗方案可遵循,治疗有一定的困难。

产科经验:由于右心功能不全患者肝脏淤血会引起肝功能损害,更容易发生产后出血。由于患者不宜使用缩宫素和卡前列素,需采用子宫行背带式缝合防止产后出血;胎儿娩出后腹部加压沙袋,防止腹压骤降引起的心力衰竭。

本例患者心功能正常,故围产期经过顺利。

(陈新,李央)

# 第十四节　妊娠合并主动脉瓣二叶式畸形

**【病历资料】**

患者女,23 岁,0-0-0-0,因"停经 34 周,发现升主动脉扩张 1 个月"入院。平素月经规律,周期 30 天,经期 5 天,经量中,色红,无痛经。末次月经时间为 2018-03-21,经量及性状同前。停经 $40^+$ 天,自测尿 HCG 阳性。2018-04-28 B 超示:宫内早孕。右侧宫角可见 2.0cm 孕囊回声,内可见卵黄囊,未见胚芽。停经以来无明显恶心、呕吐等早孕反应。停经 4<sup>+</sup> 月自觉胎动，持续至今无异常。停经 12 周建围产期保健卡，唐氏筛查、OGTT 正常，定期产检，血压、胎位、胎心均正常。孕 3<sup>+</sup> 月产检发现心电图异常（具体不详），当地医院超声心动图示：①主动脉二叶式畸形、中度狭窄伴狭窄后升主动脉扩张；②三尖瓣轻度反流；③肺动脉轻度反流。停经以来剧烈活动时感胸闷、气促，无胸痛。2018-11-14 入院。

无明显胸闷、气促，无胸痛，无阴道流血、流液，无畏寒、发热，无腹痛、腹胀等不适。

**体格检查**　体温 36.6℃，脉搏 118 次/min，呼吸 18 次/min，血压 108/63mmHg。心律齐，双肺呼吸音粗；腹软，无压痛及反跳痛。髂前上棘间径 23cm，髂嵴间径 27cm，骶耻外径 18.5cm，坐骨结节间径 8.5cm，宫高 31cm，腹围 99cm。先露肩胛骨（Sc），未衔接。胎位肩右前（RScA），胎心 144 次/min。

**辅助检查**　2018-11-12 超声心动图示：先天性主动脉瓣二叶式畸形，主动脉瓣狭窄（重度），升主动脉径增宽，左室壁对称性增厚，三尖瓣轻度反流，冠状静脉窦增宽。提示永存左上腔静脉残存。

【入院诊断】

1. 妊娠相关情况（孕 1 产 0 孕 34 周，RScA 位待产）；
2. 升主动脉扩张；
3. 主动脉瓣二叶式畸形；
4. 主动脉瓣狭窄（重度）；
5. 阑尾切除术后。

【诊疗过程】

2018-11-19 MDT 讨论：鉴于产妇患有先天性心脏病，目前孕周达 34<sup>+5</sup> 周，围产期随时有猝死可能，应尽早行剖宫产术＋心脏手术以达到更好的母婴结局。同时告知患者及其家属，先天性心脏病患者围手术期有发生心脑血管意外、弥散性血管内凝血（DIC），甚至心搏骤停、猝死等风险，术后需入 ICU；另外胎儿为早产儿，娩出后需入新生儿监护室进一步治疗。

2018-11-21 终止妊娠：行剖宫产术。臀位娩出一女婴，早产儿貌，出生体重 2380g，Apgar 评分 6—9—10 分/1—5—10min。羊水清，量约 600ml。术中缩宫素 2U＋500ml NS 静滴，子宫收缩可。术中血压平稳，手术过程顺利，无并发症。

同台全麻体外循环下行主动脉瓣置换术：主动脉瓣呈二叶式畸形，呈重度狭窄（图 3-9）。予以切除主动脉瓣，置换 23♯ 机械主动脉瓣，手术过程顺利。严密止血后放置心包纵隔引流管并关胸。无明显手术并发症。

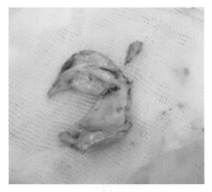

图 3-9　主动脉瓣二叶式畸形

术后产妇转 ICU。新生儿因早产儿转新生儿科治疗。

预防感染、抑酸护胃、化痰、维持电解质平衡、维持心率和循环稳定、纠正贫血、营养支持等对症支持治疗。康复出院。

**【诊疗体会】**

妊娠合并心脏病的发病率为 0.5%～3.0%，是孕产妇死亡的前 3 位原因之一。妊娠合并心脏病包括既往有心脏病病史的妇女合并妊娠，常见为先天性心脏病、瓣膜性心脏病、结构异常性心脏病（心肌病等）及非结构异常性心律失常等；也可以是妇女妊娠期间新发生的心脏病，如妊娠期高血压疾病性心脏病和围产期心肌病等。妊娠期和分娩期血流动力学的改变将增加心脏负担，贫血、低蛋白血症和感染等不良因素可以导致心功能下降。妊娠期保健工作中要关注孕产妇的心脏情况。对所有确诊或疑似先天性或获得性心脏病的妇女，尽可能在孕前进行风险咨询和评估；所有妊娠合并心脏病的患者均应接受妊娠风险评估；对孕后新发心脏病症状或体征的患者，应行心脏相关的辅助检查；心脏病高危患者应接受多学科诊疗和监测；对心脏病患者妊娠期应加强母儿监护，应能识别严重的心脏并发症并及时会诊和转诊；对合并有遗传关联明显的先天性心脏病或心肌病的患者，有条件时应提供遗传咨询，并关注胎儿心脏的发育状况；对心脏病患者要根据心脏病种类和心功能分级选择合适的终止妊娠的时机和方法；围分娩期要重点保护心功能并预防感染。

本例患者主动脉瓣二叶式畸形，在妊娠心脏病风险分级中属于Ⅲ级，孕妇死亡率中度增加或者母儿并发症重度增加。若患者心功能Ⅰ级，可以妊娠至 34～35 周终止妊娠；如果有良好的监护条件，可妊娠至 37 周再终止妊娠。本例患者心脏和主动脉病变严重，孕 35 周剖宫产终止妊娠，母儿情况良好。

（郭雷，李央）

## 第十五节　妊娠合并肺动脉高压

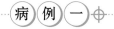

**【病历资料】**

患者女，28 岁，0－1－1－1，因"停经 35$^{+4}$ 周，阴道流液 5 个多小时"入院。平素月经规律，周期 30～32 天，经期 3～4 天，量中，色红，无痛经。LMP 时间为 2016-06-01，经量及性状如前。停经 40$^+$ 天，患者自测尿 HCG 阳性。停经 2 个月，B 超示：宫内早孕，活胎。停经以来无明显恶心、呕吐等早孕反应。停经 5$^+$ 月自觉胎动，持续至今无异常。停经 7$^{+1}$ 周建围产期保健卡，定期产前检查，唐氏筛查未做，OGTT 未做，血压、胎位、胎心均正常。停经以来无发热头痛，无视物模糊，无皮肤瘙痒，无双下肢水肿，无阴道流血等不适。2017-02-05 出现阴道流液。2017-02-05 入院。

患者无阴道流血,无明显腹痛,无胸闷、气促,无胸痛,无肛门坠胀感等不适。

**体格检查** 体温 36.7℃,脉搏 78 次/min,呼吸 20 次/min,血压 111/73mmHg,宫高 30cm,腹围 89cm,胎位 LOP,胎心 150 次/min。

**辅助检查** 2017-01-19 胎儿生长测量:宫内孕,单活胎,超声估测孕龄 31$^{+6}$ 周。胎儿左侧肾区内可疑肾脏回声,胎儿左肾发育不良伴多囊样改变,建议复查。胎位 LOP,胎心 133 次/min,胎动可及。双顶径 8.25cm,头围 29.89cm,腹围 27.03cm,股骨长 6.02cm,肱骨长 5.27cm。胎盘后壁 Gr Ⅱ$^-$级。胎盘厚度约 3.27cm。羊水指数 9.43cm。脐动脉 S/D 2.63,PI 0.97。胎儿左侧肾区内探及可疑肾脏回声,范围约 5.6cm×2.9cm,下极可见多个囊性暗区,隐约可及左侧肾动脉;右侧肾脏大小约 4.6cm×2.2cm,可及肾动脉。超声心动图(彩超)示:复杂型先天性心脏病。完全性肺静脉异位引流(TAPVC),心外上腔型? 房间隔缺损(继发孔、中央型,右向左分流)。肺动脉瓣回声增粗,开放轻度受限伴收缩期流速增快,轻度狭窄考虑;三尖瓣关闭不全(轻—中度);肺动脉收缩压升高(PASP 为 50mmHg,容量型,估测肺血管阻力为 1.9 Wood)。

**【入院诊断】**

1.妊娠相关情况(孕 3 产 1 孕 35$^{+4}$ 周,头位待产);

2.胎膜早破;

3.瘢痕子宫;

4.先天性心脏病(房间隔缺损);

5.肺动脉高压。

**【诊疗过程】**

终止妊娠:2017-02-05 宫口开大 2cm,考虑瘢痕子宫、复杂型先天性心脏病、肺动脉高压,自然分娩子宫破裂风险高,行剖宫产以终止妊娠。

硬膜外麻醉下,插尿管,行剖宫产。术中见子宫下段明显拉长,阴道分泌物增多。检查宫口发现开全,先露头(+3cm)。与家属沟通后,经阴道侧切产钳助产分娩一男婴,无脐带绕颈、绕体,发育尚可,无窒息,体重 2080g,新生儿评分 8—10 分/1—5min。羊水血性,量约 200ml。手取胎盘,胎盘胎膜完整。产后出血约 400ml。产后诊断:①妊娠相关情况(孕 3 产 2 孕 35$^{+4}$ 周,LOA 位产钳助产分娩);②胎膜早破;③瘢痕子宫;④先天性心脏病(房间隔缺损);⑤肺动脉高压。术中静脉滴注缩宫素 2U,子宫收缩佳。术中血压尚平稳。

产后送 SICU 监护治疗。

术后预防感染、缩宫素促进子宫收缩及补液对症处理。

2017-02-13 出院。

**【诊疗体会】**

肺动脉高压是先天性心脏病常见的并发症,以肺血管阻力进行性升高为主要特征,可导致右心负荷增大,右心功能不全,肺血流减少,右向左分流,严重影响患者的生活质量和预后,尤其重度肺动脉高压者预后差。妊娠时的血流动力学改变可加重原有的心肺疾患,进一步增高肺动脉压,使无症状的患者出现临床症状或症状加重,甚至发生心力衰竭。

终止妊娠的时机和方式应根据患者心功能状态、肺动脉压高低及孕周综合考虑。不宜妊娠者应早期在麻醉下行治疗性流产或钳刮术。如已妊娠至 30 周,应严密监测,一旦心功能恶化,需及时终止妊娠。在我们统计的资料中,轻、中度肺动脉高压患者基本能顺利妊娠至足月。

关于终止妊娠的方式,为避免长时间子宫收缩所引起的血流动力学变化,减轻患者疲劳和疼痛引起的耗氧量增加,减轻心脏负担,降低死亡率,建议先天性心脏病伴肺动脉高压者在妊娠中晚期终止妊娠时行剖宫产术。手术时,麻醉选择以硬膜外麻醉为宜。这是因为硬膜外麻醉不仅有良好的止痛效果,而且对患者血流动力学影响小。

本例患者准备剖宫产以终止妊娠,但因春节期间值班人员紧缺,等麻醉三线医生到达后开始手术,硬膜外麻醉成功后发现阴道血性分泌物多,检查发现宫口开全、先露头(+3cm),故产钳助娩。

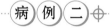

**【病历资料】**

患者女,22 岁,0-0-0-0,因"停经 $20^{+6}$ 周,胸闷气促 20 多天"入院。平素月经规律,周期 28～30 天,经期 5～7 天,经量中,色红,无痛经。末次月经时间为 2015-06-14,经量及性状同前。停经 $1^+$ 月,检查发现妊娠。停经以来无明显恶心、呕吐等早孕反应。停经 $12^+$ 周建围产期保健卡,定期产前检查,唐氏筛查未做,血压、胎位、胎心均正常。2015-07-29 发现血小板减少(自诉当地医院测血小板 $88×10^9/L$),予利可君 20mg(TID)及益血生 4 粒(TID)口服。停经以来无发热、头痛,无胸闷、气急,无视物模糊,无皮肤瘙痒,无双下肢水肿等。20 多天前,无明显诱因出现胸闷、气促,活动后加重。近 5 天,胸闷、气促较前明显加重,静息时明显,伴腹胀、心慌,遂至当地医院就诊。检查提示:重度肺动脉高压(94mmHg)。大量心包积液。右心明显增大。BNP:3662pg/ml。2015-11-07 入院。

患者无畏寒、发热,无咳嗽、咳痰,无腹痛,无异常阴道流血等不适。

**体格检查**　体温 37.0℃,脉搏 118 次/min,呼吸 20 次/min,血压 117/70mmHg。宫高 21cm,腹围 83cm,胎心 162 次/min。

**实验室检查**　2015-11-06 血小板为 $40×10^9/L$。ANA 为 1:20。

**影像学检查**　2015-11-06 B 超示:重度肺动脉高压,94mmHg。右心明显增大,左室偏小。大量心包积液。收缩期左室后壁之后见 19.6mm 无回声区。

**【入院诊断】**

1. 妊娠相关情况(孕 1 产 0 孕 20$^{+6}$周,待产);

2. 肺动脉高压重度;

3. 心功能Ⅳ级;

4. 心包积液;

5. 血小板减少待查。

**【诊疗过程】**

患者心力衰竭严重,入院后转监护病房。予强心利尿治疗,间断输注新鲜冰冻血浆,使凝血功能保持在正常范围。

2015-11-08 宫缩频繁,急诊床边心电图提示:窦性心动过速;右心室增大,左心房增大;明显右心电轴偏转;顺时针旋转。

2015-11-09 8:00 精神焦虑,呼吸急促、费力,半卧位,嘴唇发绀,动脉血压 112/91mmHg,脉压差小,心脏压塞不排除。请心外科急会诊,并立即行床旁 B 超。B 超示:右心增大明显,左心受压变小,左室舒张受限,三尖瓣反流中度,肺动脉收缩压明显增高(80mmHg),心包积液少量。双侧胸腔见少量液性暗区,下腔静脉明显增宽(约 2.0cm),血流缓慢。患者呼吸困难、循环不稳、凝血功能差,脉压差小,考虑右心压迫左心室,导致其搏出量严重降低。考虑患者病情危重,随时可能危及生命,预后不佳。因患者尿量少,联系肾病中心准备予床旁连续肾脏替代疗法(continuous renal replacement therapy,CRRT)。

2015-11-09 10:00 患者诉心前区疼痛、濒死感。10:01 患者出现意识丧失,呼之不应,心率、血氧饱和度急速下降。10:02 出现心搏骤停。血压 30/18mmHg,心率 0 次/min,氧饱和度 87%。立即给予气管插管。同时分次予肾上腺素 100$\mu$g,静推。持续胸外按压及电除颤,同时通知心胸外科会诊,协助抢救。患者心音消失,双肺呼吸音未及,双侧瞳孔对光反射消失,瞳孔大小持续固定,心电监护示按压波,血压无法监测。继续心肺复苏。每 3~5min 给予肾上腺素 1mg,静推。至 11:35 患者心音仍无,双侧瞳孔对光反射消失,瞳孔大小持续固定,心电监护示按压波,血压无法监测。患者口唇发绀,四肢冰凉,心音无。判断患者心跳、呼吸停止,临近死亡,经患者家属商议后签字放弃抢救。

**【诊疗体会】**

肺动脉高压的诊断标准:在海平面状态下静息时,右心导管检查肺动脉平均压(mPAP)≥25mmHg。肺动脉高压的分类:①动脉性肺动脉高压;②左心疾病所致的肺动脉高压;③缺氧和(或)肺部疾病引起的肺动脉高压;④慢性血栓栓塞性肺动脉高压;⑤多种机制和(或)不明机制引起的肺动脉高压。本例患者发育好,无先天性心脏病史,ANA 为 1:20,考虑多种不明机制引起的肺动脉高压,预后极差。发生心力衰竭后,心肺联合移植术是唯一有效的救治手段。

心脏病合并肺动脉高压的妇女,妊娠可加重原有的心脏病和肺动脉高压,可发生右心衰竭,孕妇死亡率为 17%~56%。孕妇同时合并 BNP 增高、双下肢水肿、胸腔积液、无法平卧等,围产期死亡率大大增加。本例患者妊娠血小板进行性下降,与慢性右心衰竭、肝脏淤血有关,提示病程已长,在产科检查中都没有认识到严重的基础疾病。

肺动脉高压危象是在肺动脉高压的基础上肺血管痉挛性收缩、肺循环阻力升高、右心排出受阻,导致突发性肺动脉高压和低心排血量的临床危象状态。主要表现为患者烦躁不安、个别患者有濒死感,心率增快、心排血量显著降低、血压下降、血氧饱和度下降,死亡率极高。肺动脉高压危象常在感染、劳累、情绪激动、妊娠等因素的诱发下发生,产科更多见于分娩期和产后的最初 72 小时内。本例患者在心跳、呼吸骤停前发生了肺动脉高压危象,由于心脏已是终末期心脏,未能抢救成功。

肺动脉高压是妊娠禁忌证。本例患者孕前没有体检,到妊娠中期出现症状时已经心功能Ⅳ级,伴肝肾功能衰竭,不可逆转,发生猝死。

(施海涛,施杰,李央)

## 第十六节 妊娠合并 Fontan 术后

**【病历资料】**

患者女,29 岁,0-0-1-0,因"停经 24$^{+6}$ 周,发现脐动脉舒张期血流缺如 1 天"入院。平素月经规律,周期 38 天,经期 7 天,经量中,色红,无痛经。末次月经时间为 2018-04-19,经量及性状同前。停经 1$^{+}$ 月,自测尿 HCG 阳性。停经 2 个月,当地医院 B 超示:宫内早孕,芽长约 1.0cm。纠正末次月经时间为 2018-04-29,预产期 2019-02-05。妊娠早期有恶心、呕吐等早孕反应,不影响胃纳。停经 12 周,建围产期保健卡,羊水穿刺示低风险,OGTT 正常,定期产检,血压、胎位、胎心均正常。停经 5 个月,自觉胎动,持续至今无异常。停经以来无发热、头痛,无胸闷、气急,无视物模糊,无皮肤瘙痒,无双下肢水肿,无阴道流血、流液等。2018-10-13 查肝功能:总胆汁酸(TBA)21.0μmol/L。予丁二磺酸腺苷蛋氨酸 500mg(TID)、熊去氧胆酸 250mg(TID)口服。2018-10-19 B 超检查示:宫内单胎。脐动脉 S/D:舒张期血流缺如。宫颈内口呈"Y"形开放。2018-10-20 入院。

患者无胸闷、气急,无腹痛、腹胀,无阴道流血,无畏寒、发热等不适。

患者 3 岁时因先天性心脏病大动脉转位、左室流出道狭窄行低温体外循环心内直视下 Fontan 手术。

**体格检查** 体温 37℃,脉搏 90 次/min,呼吸 20 次/min,氧饱和度 82%,血压 116/71mmHg,无宫缩,胎心 145 次/min。

**实验室检查** 2018-10-18 查肝功能:总胆汁酸 15.0μmol/L。2018-10-18 查脑钠肽(前体):脑钠肽(前体)192pg/mL。2018-10-06 心肌酶谱常规检查＋肝肾脂糖电解质测定:磷酸肌酸激酶 20U/L。

**影像学检查** 2018-09-27 胎儿超声心动图示:①胎儿心内结构未见复杂畸形,胎儿左心室强光斑；②彩色多普勒检查未见明显异常血流。2018-09-13 常规心电图＋心电向量图示：①窦性心律；②完全性右束支传导阻滞。2018-06-29 外院超声心动图（彩超）示：复杂型先天性心脏病术后，完全性大动脉转位 Fontan 术后，右房与右肺动脉桥血流正常，肺瓣狭窄伴瓣下狭窄考虑，大室间隔缺损。提示功能单心室，房间隔小缺损及冠状静脉窦隔入开口于原部分右房，二尖瓣、三尖瓣轻度反流。

**【入院诊断】**

1.妊娠相关情况（孕 2 产 0 孕 24$^{+6}$ 周，头位待产）；

2.妊娠期肝内胆汁淤积症；

3.胎儿脐血流异常（舒张期血流缺如）；

4.室间隔缺损；

5.先天性心脏病（术后）；

6.完全性大动脉转位（复杂型先天性心脏病大动脉转位 Fontan 术后）；

7.高危妊娠监督。

**【诊疗过程】**

2018-10-23 多学科团队会诊意见：随孕周的增加，患者心脏负担加重，随时有心力衰竭、猝死可能，母婴风险加剧。鉴于胎儿属"珍贵儿"，孕妇目前状况尚能耐受，严密观察下继续妊娠。如有心力衰竭、缺氧症状加剧，随时提前行剖宫取胎术。

2018-11-05 产科胎儿生长测量：宫内孕，单活胎。超声估测孕龄 24$^{+6}$ 周。胎儿脐动脉阻力增高，胎儿鼻骨缺失，胎儿脐带绕颈一周。胎位 LOA，胎心 143 次/min，胎动可及，BPD 6.4cm，HC 23.0cm，AC 20.0cm，FL 4.3cm，HL 3.9cm。胎盘前壁 Gr I 级。羊水最大深度 5.6cm，羊水指数 15.7cm。脐动脉 S/D 波动于 4.31～8.25，PI 1.36～1.72；大脑中动脉 S/D 5.83，PI 1.94。

2018-11-11 孕 28 周，有宫缩，宫缩时胎心最低 55～60 次/min，宫缩停止后胎心正常。长期宫内缺氧可能，目前不规律宫缩，先兆早产可能，行剖宫产以终止妊娠。

硬膜外麻醉成功后纵行切口，长约 12cm，逐层进腹，见子宫下段形成佳。新生儿科护台。头位托胎头娩出一男婴：早产儿貌，出生体重 840g，脐带绕颈 1 周、无绕体，脐带长 60cm，断脐后台下处理，Apgar 评分 9—9—9 分/1—5—10min。羊水 I 度污染，量约 700ml。胎盘附着于子宫前壁，胎盘、胎膜自娩完整，无胎盘、胎膜粘连。术中缩宫素 10U 加入 500ml NS 中静滴 10ml，子宫收缩佳。术中出血约 200ml。术中探查见双侧卵巢及双侧输卵管无殊。术中血压平稳，输液 500ml，尿量 100ml 且色清。手术过程顺利，术中无并发症，术后安返病房。新生儿因早产儿转新生儿科治疗。

术后预防感染、抑酸护胃、维持电解质平衡、维持心率和循环稳定、营养支持等对症支持治疗。

2018-11-20 出院。

2019-09-27 因全身乏力，以左侧肢体乏力为著，伴有恶心、呕吐入急诊留观。MRI 示：右侧基底节区及侧脑室旁异常信号灶，脑脓肿首先考虑。左侧脑室旁软化灶考虑。

诊断为脑脓肿,抗感染治疗后逐渐恢复。2019-10-23复查,右侧基底节及丘脑区多发脑脓肿形成,对比既往病灶有缩小。左侧侧脑室前角旁考虑软化灶(图3-10)。

**【诊疗体会】**

大动脉转位是一种较少见的先天性心脏病,包括三种类型:完全型大动脉转位、矫正型大动脉转位、部分型大动脉转位。未经外科手术纠正的完全型大动脉转位和矫正型大动脉转位均为紫绀型先天性心脏病(氧饱和度82%),患者妊娠风险分级为Ⅴ级,宜严格避孕。矫正型大动脉转位患者血液循环得到生理矫正,从而可在未进行外科手术干预下正常生活。

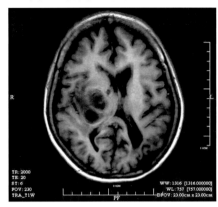

图3-10 颅脑MRI影像

大动脉转位Fontan术后属于妊娠禁忌证。此类患者妊娠可能会加剧术后并发症,包括主动脉根部扩张、主动脉瓣反流和心肌缺血。

本例患者虽然平安度过了围产期,在孕28周出现产兆后剖宫产分娩,母子平安。但在产后10个月,患者无明显诱因下出现了全身乏力,以左侧肢体乏力为著,伴有恶心、呕吐,无发热、头痛、头晕、意识障碍等不适。头颅MRI提示右侧基底节区及侧脑室旁环形稍高密度影伴周围水肿。脑内散在小片状低密度影,考虑软化灶。治疗9个月后能行走。

对于复杂性心脏病Fontan术后的患者,妊娠具有极高的死亡率和严重的母儿并发症。对于此类妊娠,须讨论终止问题。如果继续妊娠,需充分告知风险;需由产科和心脏科专家在妊娠期、分娩期和产褥期严密监护母儿情况。产后患者免疫力低下,应该注意休息和营养,防止罹患感染性疾病。

(张颜茜,李央)

# 第四章 妊娠合并血液系统疾病

## 第一节 妊娠合并白血病

**【病历资料】**

患者女,27 岁,0-0-0-0,因"孕 $31^{+3}$ 周,发现急性白血病 2 个月"入院。平素月经规律,周期 35 天,经期 4 天,经量中,色红,无痛经。末次月经时间为 2015-12-15(纠正后),经量及性状同前。停经 $40^+$ 天,尿 HCG 阳性。停经 2 个月,B 超示:宫内早孕,活胎。停经以来无明显恶心、呕吐等早孕反应。停经 $12^+$ 周建围产期保健卡,唐氏筛查、OGTT 正常,定期产检,血压、胎位、胎心均正常。停经 $5^+$ 月自觉胎动,持续至今无异常。停经以来无发热、头痛,无胸闷、气急,无视物模糊,无皮肤瘙痒,无双下肢水肿,无阴道流血、流液等。2016-05-21—2016-06-17 因急性髓细胞性白血病 M₂ 住院治疗。住院期间予以 IA 方案(伊达比星 10mg,QD,d1—3;阿糖胞苷 170mg,QD,d1—7)化疗,过程顺利。2016-07-01 甲状腺功能检查:TSH 4.536nmol/L。予以口服左甲状腺钠片 37.5µg(QD),后复查好转。2016-07-22 入院。

患者无阴道流血、流液,无畏寒、发热等不适。

**体格检查** 体温 37℃,脉搏 100 次/min,呼吸 20 次/min,血压 137/95mmHg,宫高 30cm,腹围 94cm。先露头,未衔接。

**辅助检查** 2016-07-14 胎儿生长测量:宫内孕,单活胎。超声估测孕龄 $31^{+3}$ 周,建议复查。胎位枕左后,胎心 137 次/min,胎动可及。BPD 9.0cm,HC 29.1cm,AC 27.9cm,FL 5.8cm,HL 5.3cm。胎盘后壁 Gr Ⅱ 级,胎盘厚度 3.9cm。羊水指数 12.0cm。脐动脉 S/D 2.89。

**【入院诊断】**

1.妊娠相关情况(孕 1 产 0 孕 $31^{+3}$ 周,待产);

2.急性髓细胞性白血病 M₂;

3.妊娠合并甲状腺功能减退;

**【诊疗过程】**

用药:地塞米松 6mg(肌注,Q12H×4 次)促胎肺成熟治疗;联系血液科医生会诊,考虑需第二个化疗疗程;建议终止妊娠。

终止妊娠:2016-07-26 行子宫下段剖宫产术。硬膜外麻醉下下腹纵行切口,逐层进腹,可见子宫下段形成佳。术中以 LOA 位娩出一活婴:男,脐带长 60cm,无绕颈、绕体,断脐后台下处理,Apgar 评分 6—9—9 分/1—5—10min,出生体重 1980g。羊水清,量约 500ml。胎盘位于子宫后壁,胎盘、胎膜自娩完整,术中宫体肌层注射缩宫素 10U,静滴缩宫素 10U,子宫收缩可。术中出血约 200ml。术中探查见双侧卵巢及双侧输卵管无殊。术中血压平稳,输液 750ml,尿 150ml 且色清。早产儿送新生儿科。

术后抗感染、缩宫素促进子宫收缩及补液对症处理。

2016-07-30 出院,在血液科继续治疗。

2017-10-27 行亲缘半相合造血干细胞移植。

2020-04-07 因产后闭经来院就诊,查卵泡刺激素 65.13mU/ml,黄体生成素 23.75mU/ml,孕酮 0.13ng/ml,超声检查示子宫外形偏小,考虑卵巢功能早衰,予雌孕激素替代治疗。

**【诊疗体会】**

妊娠合并白血病患者是否能够继续妊娠及终止妊娠的时机一直是我们关注的热点,需要在妇产科医生和血液科医生共同评估的基础上,结合患者自身意愿来决定。由于白血病本身及化疗药物对胎儿在不同孕周的影响不同,所以继续妊娠条件首先取决于孕周大小。如果孕前已经诊断出患有白血病,建议先足量、足疗程化疗,严格避孕,待病情完全缓解后再慎重怀孕。在妊娠早期,化疗药物会造成自然流产和胎儿发育畸形,主要畸形风险达 10%～20%,不良妊娠结局率为 33%,故对妊娠早期发现急性白血病的患者建议立即终止妊娠,并即刻启动积极的化疗,以期提高母体的治愈率。若妊娠中、晚期发病,由于此阶段化疗药物对胎儿的影响相对较小,当患者有迫切生育要求时,可以考虑继续妊娠,但同时需行联合化疗。若在临近分娩期发现白血病,可以等到分娩结束后再行化疗。为了降低分娩并发症和对新生儿的骨髓抑制,一般选择在两次化疗的间歇期或在化疗后 2～3 周终止妊娠,以利于骨髓造血功能的恢复。不建议母乳喂养。

患者的产科情况决定分娩方式。如果没有产科并发症,白血病本身并不是剖宫产指征。术后出血、感染、切口愈合不良也是必须考虑的问题。尤其是急性白血病,术后并发症会延误后续治疗,将严重影响母体的远期预后。因此,应尽量避免不必要的手术操作。妊娠早期时可采取药物流产,妊娠中晚期可采用依沙吖啶羊膜腔注射引产,必要时行清宫术。妊娠晚期可以考虑引产或剖宫产终止妊娠。选择剖宫产时需做好充分的术前准备,输成分血、血小板,术中良好止血,高度警惕腹腔、腹壁有无血肿形成,可适当放置引流条(管)。阴道分娩时要注意有无软产道裂伤、会阴血肿形成。妊娠合并白血病的患者易出现胎儿窘迫,在产程进展中务必要严密加强胎心监护,常规吸氧,必要时手术终止妊娠,并做好新生儿抢救准备。产后应用缩宫素加强宫缩,积极应用广谱抗生素预防产褥感染。

本例患者在孕 24[+3] 周产检发现血象异常,确诊急性髓细胞性白血病(AML/ETO 阳性)后选择保留胎儿,行化疗控制病情。孕 32 周行剖宫产术,术后继续化疗并接受干细胞移植。目前产后 4[+] 年,母子安康。

(李央,金洁)

## 第二节　妊娠合并血友病（获得性）

**【病历资料】**

患者女性，30 岁，0-0-1-0，2019 年孕 5 周自然流产史。既往多囊卵巢综合征 3 年，否认其他疾病史。平素月经不规律，周期 45～90 天，经期 5～6 天，量中，色红，无痛经。末次月经时间为 2019-09-23。2019-10-09 行体外受精胚胎移植术（IVF-ET），移植后 10 天发生卵巢过激综合征，予肝素、白蛋白治疗 1 个多月后好转。2019-11-28 超声示：双胎妊娠，一头臀长 2.3cm，另一头臀长 2.2cm。2019-12-27 孕 16 周时发现 APTT 76.5s，凝血因子Ⅷ（FⅧ）活性 1.7%，凝血因子Ⅸ（FⅨ）活性 58.9%，进一步检查发现凝血因子Ⅷ抑制物 26.4 BU。血液科会诊考虑妊娠合并获得性血友病，予泼尼松 10mg（口服，QD）治疗，定期监测凝血功能，泼尼松逐渐加量至 50mg（QD）。孕 20 周发现一胎儿停止发育。孕 32$^{+1}$ 周因阴道少量出血于 2020-05-05 入院。

患者无腹痛、发热、胸闷、气急、头晕、头痛，无关节血肿、紫癜、皮肤出血点，偶有鼻衄，5min 止。

**体格检查**　体温 37℃，脉搏 88 次/min，血压 110/70mmHg。身高 162cm，体重 68kg。皮肤无皮疹、出血点，心肺无殊，双下肢不肿。腹软，未及宫缩，宫高 28cm，腹围 100cm，胎心 135 次/min。

**实验室检查**　2020-05-04 血浆凝血因子Ⅷ活性测定：19.6%。凝血功能常规检查：国际标准化比值 0.93，纤维蛋白原 4.08g/L，APTT 对照 28.00s，APPT 40.2s，凝血酶时间 16.9s，凝血酶原时间 10.8s，D-二聚体 735μg/L。

**影像学检查**　2020-05-04 胎儿生长测量：胎位 ROA，胎心 156 次/min，胎动可及。双顶径 8.1cm，头围 27.3cm，腹围 25.1cm，股骨长 5.2cm，肱骨长 4.8cm。胎盘前壁 GrⅡ级，厚度 3.0cm。胎盘下缘胎儿面探及一范围约 4.1cm×3.9cm×1.8m 液性暗区，内透声差。羊水指数 10.5cm。脐动脉 S/D 2.41，PI 0.89。大脑中，动脉收缩期流速 22.38cm/s，S/D 3.89，PI 1.41。宫颈管呈管状分离，长度约 2.7cm，宽约 0.4cm。

**【入院诊断】**

1.先兆早产不伴分娩（孕 2 产 0 孕 32$^{+1}$ 周，头位待产）；

2.血友病（凝血因子Ⅷ缺乏）；

3.试管婴儿，双胎妊娠（其中一胎停育）。

**【诊疗过程】**

用药：硫酸镁抑制宫缩、脑保护治疗；泼尼松 25mg（口服，BID），地屈孕酮 10mg（口服，Q6H），多糖铁胶囊 150mg（口服，QD）。

终止妊娠：2020-05-08 停经 32$^{+4}$ 周，出现频繁宫缩，间隔 10min，持续时间 10～20s。阴道检查发现，宫颈前位、质中，宫颈可容受 70%，宫颈内口可容 1 指。考虑先兆早产，予急诊剖宫产。

术前备新鲜红细胞悬液 2U、新鲜血浆 600ml、人凝血酶原复合物注射剂等。

术前予人凝血酶原复合物注射剂 1800U 静滴。

术中见羊水Ⅰ度，量约 800ml。术中以 LOA 位剖娩出一活婴：女，早产儿貌，脐带长 35cm，Apgar 评分 7—8—9 分/1—5—10min，出生体重 1480g，身长 40cm。胎盘、胎膜自娩完整，胎盘偏小，大小约 10cm×10cm。胎盘娩出后探查宫腔，探及另一胎儿胎体，予卵圆钳钳夹出一纸样胎儿，长 10cm，色灰白，胎盘及蜕膜约 100g。术中探查见双侧卵巢增大。左侧卵巢大小约 5cm×6cm×3cm，表面可见一褐色内异症病灶，予电凝；右侧卵巢大小约 4cm×5cm×3cm。双侧输卵管无殊，阔韧带静脉无曲张。术中静滴人凝血酶原复合物注射剂 600U。

围手术期甲泼尼龙 40mg（Q12H）静滴 3 天；后减至泼尼松 25mg（口服，BID）。

术后予预防感染、缩宫素 10U（肌注，QD）、补血等治疗。请血液科会诊，继续当前泼尼松剂量口服，每两周复查凝血功能。

术后 5 天（2020-05-13）经腹妇科超声示：产后子宫宫腔内混杂回声血凝块？范围约 2.7cm×1.4cm。彩色多普勒血流成像（CDFI）示：未见明显血流信号。

术后 10 天（2020-05-18）经腹妇科超声示：产后子宫宫腔内混杂回声血凝块考虑，范围约 6.3cm×1.3cm。CDFI 示：未见明显血流信号。

2020-05-19 术后 11 天出院。

2020-05-25 复查时自诉出院后阴道出血不尽，近期减少，可浸透 1/2 片卫生巾，每 2 小时换一片，色红，无异味。经腹妇科超声示：子宫剖宫产术后宫腔内不均质回声团凝血块考虑，范围约 5.1cm×3.2cm，内未见明显血流信号。双层内膜厚 0.9cm。遂再次收入院。予缩宫素 10U（肌注，QD）、中医科会诊促进子宫复旧等治疗。

2020-05-26 抗磷脂［抗体］综合征（antiphospholipid syndrome，APS）抗体检测：抗心磷脂抗体（ACL）-IgM 73.21MPL，β2 糖蛋白 1（β2GP1）-IgG 85.04SGU。血液科医师予继续泼尼松 25mg（口服，BID）。

2020-05-27 复查经腹妇科超声：子宫剖宫产术后子宫内膜回声欠均匀。双层内膜厚 0.9cm。宫区回声均匀，未见明显占位灶。予出院。

2020-06-01 门诊再次复查超声：产后子宫，子宫内膜回声不均匀。双层内膜厚 0.5cm，宫区回声均匀，未见明显占位灶。

2020-06-09 风湿免疫科就诊，考虑抗磷脂抗体综合征，加羟氯喹 200mg（口服，BID）。

患者妊娠期及产后相关指标变化见表 4-1。

表 4-1　患者妊娠期及产后相关指标变化

| 日期 | APTT | FⅧ活性 | FⅨ活性 | FⅧ抑制物 | Hb | ESR | 处理 |
|---|---|---|---|---|---|---|---|
| 2019-12-27 | 76.5s | 1.7% | 58.9% | | | | |
| 2020-01-13 | | | | 26.4 BU | | | |
| 2020-02-16 | | | | | | | 泼尼松 50mg/d |
| 2020-03-02 | 55.2s | 4.0% | | | 103 | | |
| 2020-03-23 | 52.1s | 4.9% | | | 100 | | |
| 2020-04-06 | 42.8s | | | | 105 | | 泼尼松 45mg/d |
| 2020-04-20 | 43.3s | 13.7% | | | 110 | | |
| 2020-05-04 | 40.2s | | | 1.06 BU | | | 地屈孕酮 10mg,Q6H |
| 2020-05-06 | 43.1s | | | | 93 | | |
| 2020-05-08 8:00 | 43.6s | 10.2% | | | 91 | | 手术 |
| 2020-05-08 19:00 | 34s | | | | 91 | | 围手术期甲泼尼龙 40mg, Q12H×3d |
| 2020-05-09 | 39.5s | | | | 90 | | |
| 2020-05-11 | 44.7s | | | | 88 | | |
| 2020-05-13 | 49s | 5.7% | | | 91 | 45 | |
| 2020-05-14 | 49.3s | | | | | | |
| 2020-05-17 | 55.6 | 2.8% | | | 88 | | 泼尼松 50mg/d |
| 2020-05-25 | 41.3s | 5.0% | | | 91 | 57 | |

**【诊疗体会】**

获得性血友病较为罕见,发病机制尚不清楚,约 50%的患者为特发性,另外 50%最常见的基础疾病包括自身免疫性疾病(如系统性红斑狼疮、类风湿性关节炎、甲状腺疾病等),其次是妊娠、恶性肿瘤、药物反应等。当 APTT 超过 90s 时,自发性出血风险极大。出血部位主要是皮下和肌肉(>80%),黏膜出血(鼻出血、血尿、呕血等)的报道也很多,但关节出血不常见。致命的出血部位通常为胃肠道出血、颅内出血、腹膜后出血等。出血部位及严重程度并不明显取决于 FⅧ活性,即使 FⅧ水平相对较高,也可能发生严重出血。

血友病诊断主要依靠临床表现及实验室检查。临床表现如上述所述,实验室检查包括:①APTT 延长,且延长的 APTT 不能被正常血浆纠正;②FⅧ活性水平降低,而

F Ⅷ、F Ⅸ、F Ⅺ、F Ⅻ活性正常,并可监测到 F Ⅷ抗体滴度。

治疗原则主要包括:治疗原发病;控制急性出血(抑制物滴度≤5BU/ml),出血症状较轻时可选用 F Ⅷ浓缩物至抑制物消失;抑制物滴度>5BU/ml 时,需采用旁路途径(重组活化凝血因子Ⅶ、普通凝血酶原复合物、活化的凝血酶原复合物等);清除血浆内抑制物(免疫抑制剂、中和抗体、血浆置换和免疫吸附)。围产期治疗原则主要是预防产时、产后出血。

与妊娠相关的特点包括:多为初产妇,发病年龄双相性,20～30 岁发病率较低;多见于产后,其次是妊娠前 3 个月,产后 1 年也有发生;抑制物可通过胎盘传递给胎儿,新生儿亦有潜在出血风险;自发性缓解率高,但缓解时间可能更长,有文献报道产后 5 年凝血功能才恢复正常;再次妊娠复发性较小。

本例患者产后 7 个月,随访凝血功能仍未正常,APTT 41s 左右,需口服泼尼松 25mg(QD),羟氯喹 400mg(QD)。其女现生长发育可,未见凝血功能异常。

(王金希,李央)

## 第三节　妊娠合并血友病(遗传性)

**【病历资料】**

患者,女性,25 岁,0-0-1-0,因"停经 38$^{+1}$周,阵发性下腹痛 2 小时"入院。患者平素月经规律,周期 30 天,持续 10 天净,量多,色暗红,无明显痛经。末次月经时间为 2013-07-26,行经如常。停经 40$^+$天,B 超确认早孕。早孕反应明显,停经 3$^+$月自行消失。停经 5$^+$月自觉胎动至今。建围产期保健卡,定期产检,唐氏筛查低危,OGTT 正常。孕期无特殊不适。曾血液科就诊,建议产前输凝血因子Ⅷ 1200U。2 小时前无明显诱因下出现阵发性下腹痛,不剧烈,间隔时间较长。无阴道流血、流液,有便意感,未及明显宫缩,无关节疼痛,无恶心、呕吐,双下肢无明显水肿。

患者 5 岁确诊血友病 A 型。

**体格检查**　体温 36.9℃,脉搏 76 次/min,呼吸 18 次/min,血压 122/82mmHg。心肺无殊,腹软,肝脾触诊不清,双下肢无水肿。髂前上棘间径 24cm,髂嵴间径 28cm,骶耻外径 19cm,坐骨结节间径 9cm,宫高 35cm,腹围 92cm。先露头,未衔接。胎动可及,胎心 140 次/min。

**实验室检查**　2013-11-19 凝血因子Ⅷ活性测定:F Ⅷ活性 20％。2013-11-20 抗链球菌溶血素 O(ASO)＋类风湿因子(RF)＋抗环瓜氨酸肽(CCP)抗体测定:ASO＜25.0U/ml,RF＜20.0U/ml,抗 CCP 抗体＜7.00U/ml。抗核抗体系列检测:阴性。免疫球蛋白测定:正常范围。APS 相关抗体测定:正常范围。

**影像学检查**　2014-04-16 超声示:胎位 LOA,胎心 138 次/min,胎动可及。双顶径 9.4cm,股骨长 7.1cm。胎盘前壁 GrⅡ级。羊水指数 8.7cm。脐动脉 S/D 1.9。胎儿颈部见"U"形切迹。

**【入院诊断】**

1. 孕 1 产 0 孕 38$^{+1}$周,头位待产;

2. 血友病 A 型。

**【诊疗过程】**

血液科会诊:建议术前 2 小时予 FⅧ 1500U,静脉滴注。术中 FⅧ 600U,静脉滴注。术后,FⅧ 1200U,静脉滴注,Q12H×2 天;FⅧ 600U,静脉滴注,Q12H×3 天;每天测 FⅧ浓度、APTT。

终止妊娠:术中输 FⅧ 600U,急诊行子宫下段剖宫产术。术中见子宫中位,增大如孕 9 月,子宫下段形成佳,双侧输卵管及卵巢外观、大小正常。术中以 LOA 位娩出一活男婴,Apgar 评分 10—10 分/1—5min,出生体重 2950g。羊水色清,量 500ml。胎盘胎膜娩出完整,宫体肌层注射缩宫素 10U＋卡前列素氨丁三醇(欣母沛)500$\mu$g,静滴催产素 20U,宫底按摩后子宫收缩佳。术中出血 300ml,尿量 100ml,输液 2250ml。手术顺利,术后患者安返病房。

术后按血液科医嘱输注 FⅧ。

术后 5 天出院。

剖宫产术后 25 天,患者因阴道出血 2 周伴腹痛再次入院。患者 2 周前阴道出血量增多,多于月经量,有血块,伴下腹部疼痛,呈阵发性,不剧烈,可忍,伴头晕乏力。超声提示宫腔下段探及一不均回声团,大小约 5.9cm×1.6cm,予 FⅧ替代治疗(600U,Q12H×5 天),阴道出血好转后出院。

**【诊疗体会】**

根据患者凝血因子活性水平可将血友病分为轻型、中间型和重型。轻型患者一般很少出血,只有在损伤或手术后才发生;重型患者自幼可有自发性出血(可发生于身体的任何部位);中间型患者出血的严重程度介于轻型和重型之间。本病例 FⅧ活性 20%,属于先天性血友病轻型,围手术期用 FⅧ替代治疗,手术顺利。

本例患者 FⅧ替代治疗,术后 5 天出院。值得关注的是,这种患者产后红色恶露会偏多,继而形成宫腔凝血块,进一步引起子宫收缩乏力,导致晚期产后出血或者红色恶露时间延长,需要加强出院宣教。

血友病是一种 X 染色体连锁的隐性遗传性出血性疾病,可分为 A 型和 B 型两种。前者为 FⅧ缺乏,后者为 FⅨ缺乏,均由相应的凝血因子基因突变引起。本病例属于 A 型。因此,对妊娠合并血友病的患者建议行羊膜腔穿刺术以明确胎儿有无遗传该病基因。

(周薇,李央)

## 第四节　妊娠合并再生障碍性贫血

**【病历资料】**

患者女,27岁,0-0-0-0,因"发现全血细胞减少16年,停经33$^{+5}$周(纠正),腹胀不适感"入院。末次月经时间为2013-08-01,经量及性状同前。2013年12月,感恶心、呕吐,B超示:宫内早孕,活胎。依据超声检查估计孕周,纠正末次月经时间2013-10-24,预产期2014-08-01。建围产期保健卡,定期产前检查,未见明显异常。停经5$^+$月自觉胎动,持续至今无异常。停经以来无发热、头痛,无胸闷、气急,无视物模糊,无皮肤瘙痒,无双下肢水肿,无阴道流血、流液等。2014年03月,因Hb低至60g/L多次小剂量输血治疗。2014-06-10患者觉下腹隐痛,当地医院检查。考虑先兆早产,住院保胎治疗3天。出院后继续口服盐酸利托君20mg(TID)治疗。2014-06-18门诊检查,门诊拟"孕1产0孕33$^+$周,LOA位,再生障碍性贫血"收入院。患再生障碍性贫血16年,2013年06月起口服雄激素、环孢素A治疗,2013年10月停药未治疗。2014-06-18入院。

患者无发热、头痛,无胸闷、气急,无视物模糊,无皮肤瘙痒,无双下肢水肿,无阴道流血、流液等。

**体格检查**　体温37℃,脉搏84次/min,呼吸20次/min,血压118/76mmHg。身高158cm,体重70kg。髂前上棘间径23cm,髂嵴间径25cm,骶耻外径18cm,坐骨结节间径8.5cm,宫高33cm,腹围99cm。先露头,未衔接。胎心140次/min,未及宫缩。

**实验室检查**　2014-06-18查血常规:白细胞计数1.3×10$^9$/L,中性粒细胞比例43.6%,淋巴细胞比例48.1%,红细胞计数2.13×10$^{12}$/L,血红蛋白73g/L,血小板计数28×10$^9$/L,血小板压积0.029%。凝血功能常规检查+D-二聚体测定:国际标准化比值0.82,纤维蛋白原1.18g/L,活化部分凝血活酶时间48.0s,凝血酶时间22.7s,凝血酶原时间9.4s,D-二聚体2880$\mu$g/L。2014-06-19肝肾脂糖电解质测定+血清胱抑素C(cystatin C,Cys C)测定:白蛋白31.7g/L,谷丙转氨酶84U/L,谷草转氨酶44U/L,肌酐38$\mu$mol/L,钾3.36mmol/L。

**【入院诊断】**

1.妊娠相关情况(孕1产0孕33$^{+5}$周,头位待产);

2.再生障碍性贫血。

**【诊疗过程】**

用药:继续环孢素维持治疗,复方甘草酸护肝、地塞米松促胎肺成熟治疗。

终止妊娠:2014-06-26宫缩3~5min一次,持续约30s,胎心监护示多发变异减速,胎心在80~100次/min。考虑胎儿窘迫,行剖宫产终止妊娠。

全麻下取下腹正中纵行切口进腹,见子宫增大如孕足月,子宫下段形成佳。术中以LOA位娩出一男活婴,脐带长60cm,无绕颈,脐带中部见一个3cm×2cm脐带假结,断脐后台下处理,Apgar 评分 8—10 分/1—5min,出生体重 2700g,身长 50cm。羊水Ⅲ度混浊,量 500ml。胎盘附着宫前壁,胎盘自娩完整,无胎盘、胎膜粘连。术中子宫壁注射缩宫素 10U,肌注卡前列素氨丁三醇 250μg,静脉滴注缩宫素 20U,子宫收缩好转。术中出血约 400ml。术中血压平稳,输液 500ml,尿量 200ml。

术后预防感染,缩宫素促进子宫收缩,血凝酶(巴曲亭)止血,重新起用环孢素 A 口服治疗。

2014-07-02 出院。

2016-03-10,患者于孕 35$^{+2}$ 周再次行剖宫产术分娩二胎,男婴,Apgar 评分 10—10—10 分/1—5—10min,出生体重 2900g。羊水清,量约 500ml。胎盘位于子宫前壁,胎盘、胎膜自娩完整,术中出血约 300ml。

患者在 2021 年生育第三胎。LMP 时间为 2021-04-03。停经 1$^+$月,自测尿 HCG 阳性。停经 12 周,建围产期保健卡,NIPT 提示高风险,行羊膜腔穿刺术但未提示明显异常,NT 及排畸超声无殊,OGTT 5.67—7.01—6.69mmol/L。定期产检,胎心、胎动、血压无异常。停经 4$^+$月自觉胎动,持续至今无异常。停经 24 周,无明显诱因下出现左侧腰部疼痛,呈阵发性,遂至当地医院就诊。予孕酮和间苯三酚(解痉止痛)对症处理后,症状未见明显缓解;予行双 J 管置入术,术后仍反复左侧腰痛,疼痛呈逐渐加剧,且伴有血尿。停经 25 周,左侧腰痛明显,呈阵发性,疼痛较剧,伴血尿,无明显下腹紧缩感,无阴道流液、流血,至浙大一院就诊。予头孢呋辛 1.5g(静滴,BID)抗炎,孕酮 40mg(肌注,QD)保胎,氯化钾 0.5g(口服,TID)补钾,生血宁 1 片(口服,TID)改善贫血及林格液 2000ml 补液等治疗。2021-09-27 双肾 B 超示:左肾积水,左侧输尿管膀胱壁内段结石,左侧泌尿系双 J 管植入后。泌尿科建议予解痉抗感染治疗,待分娩后再行结石治疗。腰痛明显缓解后出院。2021-10-17 拔除双 J 管。孕 34 周,出现不规律下腹下坠感,无阴道流液、流血,无胸闷、气促等不适,胎动如常,遂至浙大一院就诊。急诊拟"孕 34 周,不规律下腹痛"于 2021-11-27 收治入院。入院后完善相关检查,于 2021-11-28 在全麻下行剖宫产术。术中以 LOA 位娩出一活婴:女,脐带长 60cm,Apgar 评分 7—10—10 分/1—5—10min,出生体重 2010g,身长 43cm。羊水清,量约 600ml。胎盘、胎膜自娩完整。术中静滴缩宫素 10U,静推卡贝缩宫素 100μg,出血约 300ml,输注血小板 14U,过程顺利。术后母女安好。

【诊疗体会】

妊娠期再生障碍性贫血比单纯再生障碍性贫血的危险性高、并发症多。妊娠期,由于母体各系统的变化,会加重再生障碍性贫血,使病情恶化。再生障碍性贫血患者由于妊娠期间血液相对稀释,使贫血加重,易诱发心脏病甚至心力衰竭。由于血小板、白细胞水平降低,妊娠合并再生障碍性贫血患者自身防御功能降低,可引起严重出血(如牙龈出血、鼻出血等),常导致呼吸道/泌尿道感染,宫腔内胎盘剥离创面更易发生出血及感染,甚至可引起败血症或脓毒血症,而或为致死的主要原因。通过本组病例发现,妊娠期再生障碍性贫血围产期母婴死亡率明显高于妊娠前发病者,其原因有待进一步探讨。

环孢素 A 能够促进贫血患者造血功能的恢复,改善外周血常规指标。有研究结果显示,环孢素 A 用于治疗再生障碍性贫血,能使患者的血液指标得到明显改善,使免疫细胞恢复正常,调节造血干细胞活性。使用环孢素 A 治疗后 WBC、PTL、VEGF 水平均高于使用司坦唑醇治疗,分析可能原因是妊娠期合并再生障碍性贫血的发生可导致患者血细胞水平降低,而环孢素 A 是一种环寡肽,可使 T 淋巴细胞分泌释放细胞因子,实现对血液指标的调控。使用环孢素 A 治疗后,患者产后出血、低体重儿、早产及新生儿窒息的发生率均降低,说明环孢素 A 治疗可有效改善妊娠结局。分析认为,妊娠期合并再生障碍性贫血患者因血液生理稀释,贫血加重,导致其血红蛋白及红细胞减少,而环孢素 A 作为一种强效免疫抑制剂,能调节 T 细胞亚群比例,促进肾脏促红细胞生成,最终改善妊娠结局。

本例患者孕前即有再生障碍性贫血,考虑妊娠晚期继续环孢素治疗,改善母儿结局。在妊娠晚期待产过程中可疑胎儿宫内窘迫,需立即结束产程,予剖宫产以终止妊娠。

(李央)

## 第五节　妊娠期急性溶血性尿毒症

**【病历资料】**

患者女,20 岁,0-0-0-0,因"停经 $20^{+3}$ 周,反复头晕乏力 4 个多月,发现胎死宫内 1 天"入院。平素月经规律,周期 28 天,经期 7 天,停经 40 天。血常规检查提示,血红蛋白 72g/L;择期复查血常规,提示血红蛋白进行性下降。2018-07-26 B 超示:宫内早孕,活胎,芽长 0.44cm,心管搏动可见。4 个月前患者无明显诱因下自觉头晕乏力,伴活动后心慌,有胸闷,无明显胸痛、气促,无便血、血尿等不适,未经诊治。停经 $12^+$ 周建围产期保健卡,建卡时血常规检查提示血红蛋白 55g/L。曾多次至血液科诊治。2018-09-25 抗人球蛋白试验:直接抗人球蛋白试验阳性,直接抗 IgG 阴性,直接抗 C3 阳性,间接抗人球蛋白试验阳性。2018-10-04 骨髓活检提示:造血组织增生活跃。2018-10-17 染色体检查提示:染色体 47,XX,＋mar[2]/48,idem＋20[1]/46,XY [17]。诊断考虑骨髓增生异常综合征可能性大,输悬浮红细胞三次,无明显输血反应。2018-10-29—2018-11-01 在当地医院住院治疗,输洗涤红细胞 2U,输后出现畏寒、发热、肉眼血尿。考虑急性溶血,予以激素、水化碱化治疗。复查肾功能提示,肌酐进行性上升,小便少,且胎死宫内,建议转上级医院诊治。2018-11-01 入院。

**实验室检查**　2018-09-21 血清转铁蛋白测定:转铁蛋白 166mg/dl。2018-11-01 查血常规:血红蛋白 45g/L,血小板计数 $159×10^9$/L,网织红细胞计数 0.069。肾功能检查＋电解质测定:钾4.31mmol/L,肌酐 351$\mu$mol/L。

**辅助检查**　2018-11-01 胎儿超声示:宫内孕,单死胎。

**【入院诊断】**

1. 死胎（孕 1 产 0 孕 $20^{+3}$ 周）；

2. 肾功能衰竭（急性溶血性）；

3. 重度贫血（骨髓异常增生综合征？）。

**【诊疗过程】**

多学科团队会诊：患者急性肾功能损伤是由输血后溶血所致，死胎也为急性溶血引起胎盘微血管堵塞所致。目前肾功能有恢复迹象，注意补液、适当利尿、碱化尿液，监测肾功能电解质；建议完善各项检查后进一步排除免疫系统疾病；考虑骨髓增生异常综合征诊断依据不足，目前可暂予促红细胞生成素治疗，定期复查血常规，产褥期过后重新评估；建议透析替代治疗，注意纠正水、电解质代谢紊乱。

甲泼尼龙 40mg/d、丙球蛋白 20g/d 静脉滴注。因宫体压痛，予头孢哌酮钠舒巴坦钠（舒普深）抗感染治疗。米非司酮促进宫颈准备，1% 缩宫素静滴引产，4 小时后死胎娩出。患者肌酐水平变化见图 4-1。

入院后，查抗核抗体 1：320，核糖核酸蛋白（RNP）阳性，抗人球蛋白试验阳性，抗磷脂抗体阴性。考虑结缔组织病。

入院 14 天后拔除临时血透管。

入院 16 天超声提示：股总静脉局部可见低回声附着，范围约 0.54cm×0.38cm，加压可部分变形，其腔内透声佳，予低分子肝素 4000U（Q12H）治疗。

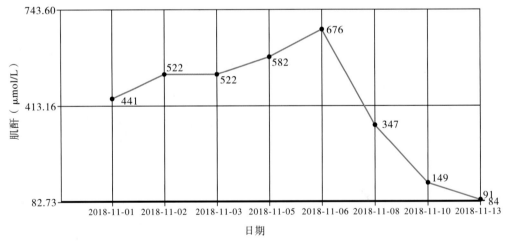

图 4-1　患者肌酐水平变化

**【诊疗体会】**

溶血性尿毒症综合征（hemolytic uremic syndrome，HUS）于 1955 年由 Gasser 首次报道，是一种以溶血性贫血、血小板减少及急性肾功能衰竭为特征的综合征。以前本病无特殊疗法，病死率曾高达 77%。近年来，由于血浆置换等综合疗法的应用，病死率已有大幅下降。但由于本病病因、发病机制尚不明确，且病程凶险，因此，正确诊断、早期积极治疗对于预后极为重要。

本例患者因贫血多次少量输血，诱发溶血，导致尿毒症。转院后，经过多学科团队会诊，及早血液透析治疗，并同时用免疫球蛋白、激素治疗原发疾病，使肾功能及时恢复。

本例患者急性溶血性尿毒症的诱因是输血，重度贫血的病因则是结缔组织病。患者出院后一直风湿免疫科随诊，予羟氯喹 100mg（口服，BID）抗感染。2020-09-08 查抗核抗体 1：160，RNP 阳性，ssa 阳性，改羟氯喹 200mg（BID）＋阿司匹林 25mg（QD）。2020-11-10 抗核抗体 1：160（＋），可溶性核蛋白抗体阳性，RNP 阳性，白细胞计数 3.2×109/L，血小板计数 166×109/L，血红蛋白 133 g/L，ESR 2mm/h。

2022-09-09，患者 24 岁，因"停经 34$^{+6}$ 周，肝功能异常 3$^+$ 月"入院。LMP 时间为 2022-01-08。孕 40$^+$ 天，自测尿 HCG 阳性。考虑结缔组织病，既往不良孕产史，予低分子肝素 4100U（皮下注射），继续予羟氯喹 200mg（口服，BID）。孕 22 周，检查发现肝功能异常。予多烯磷脂酰胆碱 456mg（口服，TID）。患者为求进一步诊治，遂至浙大一院就诊。入院后继续低分子肝素抗凝、羟氯喹改善血小板聚集。查抗核抗体 IgG型 1：160，抗可溶性蛋白抗体 IgG 型阳性，抗 U1-RNP 抗体 IgG 型阳性，谷丙转氨酶 137U/L，谷草转氨酶 99L。予谷胱甘肽 1200mg（静滴，QD）＋腺苷蛋氨酸 1000mg（静滴，QD）护肝，转氨酶好转。孕 37 周分娩一男婴，Apgar 评分 10—10—10 分/1—5—10min，出生体重 3080g。

（李央）

## 第六节　妊娠合并淋巴瘤

**【病历资料】**

患者女，24 岁，0-0-0-0，因"停经 27 周，反复咳嗽发热 3 个多月"入院。2020 年 4 月出现较剧烈咳嗽，有白色黏痰，有反酸、嗳气。2020-04-12 因阴道少量出血前往当地医院就诊，行妇科检查，见宫颈赘生物（宫颈息肉首先考虑），查血红蛋白（84g/L）、超敏 C 反应蛋白（105.71mg/L），补铁、口服阿奇霉素抗感染治疗，3 天后复查超敏 C 反应蛋白（73.76mg/L），头孢呋辛钠 1.5g（静滴，Q12H）抗感染治疗 5 天。后又复查超敏 C 反应蛋白，水平仍高。其间有服用方回春堂中药（具体药名不详），患者咳嗽症状较前好转，有反复低热，最高 38.3℃，多于午后、夜间出现。2020-06-25 入院。

患者体温 37.2℃，无发热、寒战，无胸闷、气急，无腹痛、腹胀，无阴道出血、流液等不适。

**体格检查**　体温 37.2℃，脉搏 120 次/min，呼吸 20 次/min，血压 130/79mmHg。皮肤未见红点、红斑，心肺无殊，腹软，宫体无压痛，双下肢未见水肿。

**辅助检查**　2020-06-22 血常规检查：白细胞 11.9×10⁹/L，中性粒细胞 9.8×10⁹/L，血红蛋白 83g/L，超敏 C 反应蛋白 98mg/L。

【入院诊断】

1.发热待查；

2.中期妊娠（孕 1 产 0 孕 27 周）；

3.肝功能异常；

4.中度贫血。

【诊疗过程】

入院后完善检查，结核感染 T 细胞检测（T-SPOT）阴性。2020-06-28 肺部低剂量 CT 平扫：左肺上叶见巨大类圆形软组织团块影，大小约 7.6cm×9.1cm，左侧胸腔少量积液（图 4-2）。

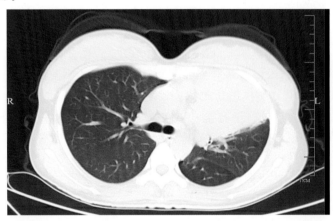

图 4-2　治疗前肺部 CT 影像

因抗感染治疗无效，2020-07-01 行肺部增强 CT 检查，提示：左前上纵隔见一大小约 8.0cm×7.8cm 团块状软组织影，密度不均；增强病灶呈中度不均匀强化，部分可见坏死；左侧胸膜受侵，左肺上叶受压，局部支气管变窄。两肺内未见异常密度影。两肺门及纵隔未见明显肿大淋巴结。纵隔淋巴结增多，部分稍大。左侧胸腔见少量积液征象。B 超引导下行前纵隔肿物穿刺活检术，术后病理提示：（纵隔）非霍奇金淋巴瘤，弥漫大 B 细胞性。免疫组化提示：非生发中心来源（GCB）。因 CD23 阳性，考虑为该淋巴瘤纵隔原发弥漫大 B 细胞性。

予利妥昔单抗 375mg/（m²×d），地塞米松（DXM）15mg/（m²×d）预处理。

择期（30⁺⁴周）行子宫下段剖宫产术，术中娩出一男活婴，Apgar 评分 9—10—10 分/1—5—10min，出生体重 1330g。

术后 9 天开始予利妥昔单抗联合调整剂量的 EPOCH（R-DA-EPOCH）[利妥昔单抗 600mg，化疗前天（d0）；盐酸多柔比星脂质体 40mg；硫酸长春地辛（VDS）1mg，d1—4；依托泊苷（VP-16）72mg，d1—4；环磷酰胺（CTX）1.07g，d5；DXM 13mg，BID，d1—5]。治疗后 CT 提示：两肺纹理增多，左上肺近前上纵隔见团片状软组织密度影，边界欠清，大小约 2.8cm×1.5cm。另两肺见多发斑点状、斑片状高密度影，边界不清。纵隔未见明显肿大淋巴结。两侧胸腔未见积液（图 4-3）。

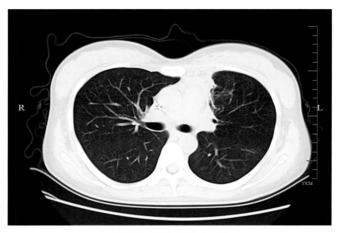

图 4-3　治疗后肺部 CT

【诊疗体会】

过去认为,一旦确诊妊娠合并淋巴瘤,应立即引产,主要原因:①积极的治疗对母胎有潜在的负面影响,包括自发性流产、新生儿畸形及肿瘤;②继发于疾病本身及治疗的严重骨髓抑制,随时危及母体及胎儿。迄今无确凿证据表明引产有益于患者的预后,因此在进行产科处理时,应考虑到恶性肿瘤和妊娠对患者及其家庭的影响,不仅要进行产科相关知识的指导,还应详尽告知患者及其家属肿瘤的发展、肿瘤和妊娠的关系,结合肿瘤的临床期别、胎龄、家庭对胎儿的需求程度、患方的宗教文化信仰及医疗保健条件等因素综合考虑,使其在充分知情同意的情况下,选择是否继续妊娠。是否引产不仅涉及医疗本身,还涉及社会、伦理、法律等一系列问题。目前认为妊娠早期治疗相关的流产等风险大,如果疾病本身不危重,可以尝试密切监测下继续妊娠至中晚期,再分别选择相应的治疗方案。

本例患者处于妊娠中期,胎儿除中枢神经系统和性腺外,大体器官发育完成。此后化疗,胎儿致畸率下降,但可能增加非畸形病率:生长受限、低出生体质量儿、短暂的骨髓抑制、早产及影响胎儿的中枢神经系统发育。与患者反复交流后,患者及家属要求保留胎儿,决定利妥昔单抗进行化疗前预处理,同时地塞米松促进胎肺成熟治疗,于孕 30 周剖宫产终止妊娠,术后继续化疗。目前,新生儿生长发育正常,患者病情控制。

(李央,金洁)

# 第七节　妊娠合并血小板减少

【病历资料】

患者女,28 岁,0-0-0-0,因"血小板下降 15 年,停经 $32^{+6}$ 周"入院。平素月经规律,周期 18~20 天,经期 9~10 天,经量中,色红,无痛经。末次月经时间为 2015-04-17,经量及性状同前。停经 $1^+$ 月,自测尿 HCG 阳性。停经 $2^+$ 月,B 超示:宫内早孕,活胎。停经以来无明显恶心、呕吐等早孕反应。妊娠早期出血 2 次,孕酮保胎治疗后好转。停经 $13^+$ 周建围产期保健卡，定期产检。2015-08-31 产检发现促甲状腺激素(TSH)9.3μU/ml，$T_3$、$T_4$ 正常。停经 $4^+$ 月自觉胎动，持续至今无异常。特发性血小板减少性紫癜病史 15 年，孕前血小板最低水平 $3×10^9$/L，平均水平维持在 $20×10^9$/L 左右。孕后血小板计数不断下降，产检医院未予特殊治疗。2 个月前血小板水平降至 $8×10^9$/L，至浙大一院就诊。予免疫球蛋白、重组人血小板生成素对症处理。血小板计数 $6×10^9$/L，自动出院，之后未予以重视。后来产检发现，血小板降至 $5×10^9$/L，无发热、头痛，无胸闷、气急，无视物模糊，无皮肤瘙痒，无双下肢水肿等。2015-10-12 至 2015-12-03 住院治疗。2015-12-03 再次入院。

患者无明显腹胀、腹痛，无阴道流血，无双下肢水肿等不适。

**体格检查** 体温 36.8℃，脉搏 72 次/min，呼吸 18 次/min，血压 105/55mmHg。心肺无殊，脾脏Ⅰ度肿大，双下肢散在瘀点、瘀斑，颈部、下腹部、两上肢散在瘀点。肝脏触诊不满意。双下肢不肿。髂前上棘间径 23cm，髂嵴间径 25cm，骶耻外径 19cm，坐骨结节间径 9cm，宫高 24cm，腹围 90cm。先露头，未衔接。

**实验室检查** 2015-12-03 查血常规：白细胞计数 $9.9×10^9$/L，中性粒细胞比例 81.1%，淋巴细胞比例 14.1%，红细胞计数 $5.26×10^{12}$/L，血红蛋白 124g/L，血小板计数 $4×10^9$/L。

**影像学检查** 2015-12-01 胎儿生长测量：宫内孕，单活胎。超声估测孕龄 $32^{+3}$ 周，羊水偏多，建议复查。胎位 LSP，胎心 148 次/min，胎动可及。双顶径 8.09cm，头围 29.10cm，腹围 28.32cm，股骨长 6.00cm，肱骨长 5.86cm，胎盘右侧壁 GrⅡ级。羊水指数 17.4cm。脐动脉 S/D 2.95，PI 1.01。

【入院诊断】

1. 妊娠相关情况（孕 1 产 0 孕 $32^{+6}$ 周，待产）；
2. 特发性血小板减少性紫癜；
3. 亚临床甲状腺功能减退；
4. 哮喘。

【诊疗过程】

用药：予甲泼尼龙 40mg（静滴，QD）、免疫球蛋白 22.5g（静滴，QD）、重组人血小板生成素 15000U（皮下注射，QD）、补钙、补钾等对症支持治疗。

终止妊娠：因血小板水平持续低，用药效果不佳，继续待产母儿风险高，2015-12-09（孕 $33^{+5}$ 周）予剖宫产以终止妊娠。

气管插管全身麻醉下行子宫下段剖宫产术＋子宫内膜异位症病灶电灼术。麻醉下选下腹正中切口，逐层进腹，可见子宫下段形成差，子宫表面浆膜充血，散在粟粒样增生。术中以 LSP 位娩出一活婴：男，脐带长 50cm，脐带无绕颈、绕体，断脐后台下处理，Apgar 评分 8—9—9 分/1—5—10min，出生体重 2100g。羊水清，量约 800ml。胎盘位于子宫后壁，胎盘、胎膜自娩完整。胎膜多处可见陈旧性出血病灶（图 4-5），取子宫表面部分浆膜组织病理送检，予电灼。术中宫壁注射缩宫素 10U、卡前列素氨丁三醇 10U,缩宫素 20U 静滴,子宫收缩可。术中出血约 400ml。术中探查见双侧卵巢、输卵管无殊,部分肠管与盆壁粘连。放置盆腔引流管一根,术中血压平稳,输液 1500ml,尿 300ml 且色清。

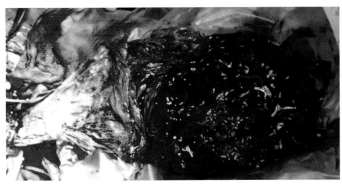

图 4-5　胎膜上陈旧性出血病灶

术后抗炎,促进子宫收缩、补液等对症支持治疗。

2015-12-16 出院。

**【诊疗体会】**

重度血小板减少(血小板计数<$30\times10^9$/L)母胎在围产期发生出血的风险较大。目前,对于妊娠合并重度血小板减少的病例救治经验国内外均较少,其主要原因可能是,重度血小板减少有较大的出血风险,被划归不宜妊娠范畴,在妊娠早中期就被终止妊娠。但根据临产经验,认为妊娠合并重度血小板减少并不是继续妊娠的禁忌。

对于妊娠合并重度血小板减少患者分娩方式的选择,目前国内外尚存在较大争议。一般认为此类患者经阴道分娩过程中可能会因为产道的挤压诱发新生儿颅内出血,母体血压的波动可导致母体脑出血等。因重度血小板减少所致的出血风险增加及经阴道分娩可控性不如剖宫产,目前妊娠合并重度血小板减少患者经阴道分娩的临床数据有限。文献报道特发性血小板减少性紫癜并不会增加新生儿严重出血的风险,分娩方式应根据产科情况来决定。但由于手术的可控性增加,加之患者风险意识的增加,所以相当一部分患者还是坚持选择手术终止妊娠。值得注意的是,阴道试产需经过严格的评估,注意产程变化,同时考虑患者及其家属的意见,如存在胎儿较大,相对头盆不称,可放宽剖宫产手术指征,避免急产和过早过度使用腹压。

本例患者血小板计数 $5\times10^9$/L,极易引起自发性出血,且用药效果不佳,继续待产母儿风险高,故予剖宫产以终止妊娠。

(李央)

# 第五章 妊娠合并消化系统疾病

## 第一节 妊娠合并急性胰腺炎

**【病历资料】**

患者女,29岁,0-0-0-0,因"停经33$^{+4}$周,右上腹痛1天"入院。平素月经规律,周期23天,经期7天,经量中,色红,偶有痛经。末次月经时间为2016-11-22,经量及性状同前。停经40$^+$天,尿HCG阳性。停经2个月,B超示:宫内早孕,活胎。停经9周,建围产期保健卡,唐氏筛查、OGTT正常。定期产检,血压、胎位、胎心均正常。1天前,患者无明显诱因下出现右上腹疼痛不适,无黄疸,无恶心、呕吐,无阴道流血、流液等不适,至当地医院急诊。检查发现:白细胞计数13.8×10$^9$/L,红细胞计数3.23×10$^{12}$/L,血红蛋白137g/L,血小板计数81×10$^9$/L,淀粉酶270U/L,凝血功能差。超声提示:脂肪肝,非空腹胆囊,胆囊壁毛糙,显示部胰腺回声增强,脾大,建议上级医院就诊。2017-07-15遂转诊至浙大一院。有腹痛不适,无恶心、呕吐,无畏寒、发热,无阴道流血、流液不适。急诊拟"孕2产1孕33$^{+4}$周,腹痛待查"收住入院。

患者恶心、呕吐,伴下腹痛、腹胀,无畏寒、发热,无皮肤黄染,无腹部绞痛等不适。

**体格检查** 体温38.4℃,脉搏146次/min,呼吸30次/min,血压120/86mmHg。右上腹压痛阳性,双下肢无水肿。宫高31cm,腹围98cm。先露头,衔接浮,胎心172～182次/分,胎动可及。

**实验室检查** 2017-07-15 B超示:①脂肪肝;②胎盘前壁GrⅡ$^+$级,范围约0.5cm×2.8cm。肾功能检查＋电解质测定＋心肌酶谱常规检查＋淀粉酶测定:血液外观严重脂浊。国际标准化比值0.61,纤维蛋白原5.59g/L,活化部分凝血活酶时间42.0s,凝血酶原时间17.0s。查血常规:白细胞计数17.5×10$^9$/L,中性粒细胞比例90.2％,血红蛋白143g/L,血小板计数88×10$^9$/L。

**【入院诊断】**

1. 妊娠相关情况(孕2产1孕33$^{+4}$周,双胎待产);
2. 腹痛待查(妊娠期急性胰腺炎? 妊娠期急性脂肪肝?);
3. 瘢痕子宫;
4. 先兆早产不伴分娩。

**【诊疗过程】**

积极术前准备,急行子宫下段剖宫产术。娩出二活婴:女,Apgar评分6—7—8分/1—5—10min、6—9—9分/1—5—10min,出生体重1990g、1980g。胎盘情况见图

5-1。术中探查:腹腔有少量洗米水样液体;胃、小肠、阑尾、大肠、肝脏和脾脏未见穿孔包块等,胰腺柔软。腹水检查未找到脓细胞。用大量稀释的聚维酮碘冲洗腹腔,予左右结肠旁沟各置一根引流管。放置盆腔引流管 1 根。术中子宫收缩差,出血约 500ml。术中血压平稳,输液 1600ml,尿量 300ml 且色深。

置空肠管,禁食,胃肠减压,抑酸抑酶,降脂补钙,补充白蛋白,补充能量,维持电解质平衡,维持心率和循环稳定等治疗。同时行血脂分离(图 5-2)。血脂分离后甘油三酯水平下降(图 5-3)。

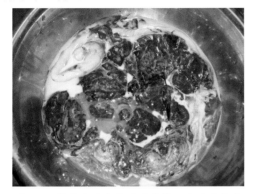

图 5-1　高脂血症患者的胎盘情况和脂浊血液

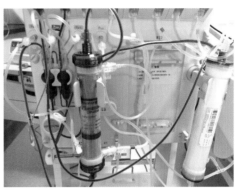

图 5-2　血脂分离术

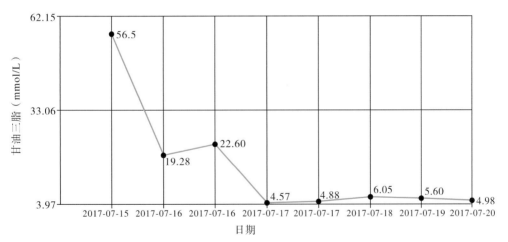

图 5-3　甘油三酯变化趋势

术后予乌司他丁 10 万 U(静滴,Q8H)抑制蛋白酶活性,头孢哌酮钠舒巴坦钠 1g(静滴,Q12H)抗感染,缩宫素 10U(静滴,QD)促进子宫收缩,溴隐亭 2.5mg(鼻饲,BID)及芒硝(外敷)回奶等对症治疗。

2017-09-07 淀粉酶测定:淀粉酶 404U/L。螺旋 CT 平扫:急性胰腺炎,伴周围渗出,伴腹腔及盆腔积液。部分肠壁水肿增厚。腹膜后多发增大淋巴结。对照 2017-08-31 CT 图像,胰周积液及盆腹腔积液有所减少。脾脏增大。右侧壶腹型肾盂可能。宫腔积血考虑。附见两侧胸腔积液伴两下肺萎陷。心包少许积液。

2017-09-08 出院。暂时不拔腹盆腔引流管,继续予以生长抑素及抗生素及对症处理。

**【诊疗体会】**

孕妇因为子宫增大,将大网膜及腹腔内容物向上推,导致胰腺炎典型的腹部症状、体征可能被掩盖,所以妊娠期急性胰腺炎的诊断常常依赖实验室检查及影像学检查结果。妊娠中晚期高脂血症的发生率很高,且妊娠合并高脂血症性胰腺炎患者病情常较重,危及母婴生命。主要原因:由于妊娠期雌激素、孕激素、催乳素及胰岛素等多种激素水平的变化,脂蛋白代谢受影响,促使脂肪动员的激素(如糖皮质激素、生长激素等)分泌增加,脂肪组织中的激素敏感性脂肪活性增强,使肝脏合成的极低密度脂蛋白增加,从而导致高脂血症。孕妇机体处于高凝状态,如合并高脂血症,血液中含有大量乳糜微粒,可栓塞胰腺血管,影响胰腺微循环;高水平的胰脂肪酶可使游离脂肪酸增加,使血管壁被破坏,导致胰腺缺血坏死,诱发急性胰腺炎。但对于病情危及母婴生命的胰腺炎患者,如无禁忌证,建议应行血浆置换,并适时终止妊娠,改善母婴预后。

值得一提的是,在急性胰腺炎严重程度评估方面,腹部增强 CT 或 MRI 不可或缺,但针对妊娠合并急性胰腺炎患者,考虑到放射性暴露及照影剂对胎儿的潜在危害,需认真评估 CT、MRI 的必要性。《2012 版急性胰腺炎分类:亚特兰大国际共识的分类和定义的修订》取消了 APACHE Ⅱ 评分及 Ranson 评分,而以改良的 MARSHALL 评分系统中 3 个器官系统任何一个器官功能评分≥2 分作为器官功能障碍的定义:如果 48 小时内恢复,为中度重症;如果持续超过 48 小时,为重症;既没有脏器功能障碍也没有局部和全身并发症,则为轻症。这一定义上的变化,对于妊娠合并急性胰腺炎患者来说,更为准确,而且简便实用。

本例患者为典型的高脂血症性胰腺炎,病情危重,所幸及时终止妊娠。术后重症监护、血脂分离、制酸、抑制胰酶分泌、抗感染、低分子肝素抗凝治疗,血脂下降、病情稳定出院。

(李央)

## 第二节 妊娠合并肝硬化

**【病历资料】**

患者女,30 岁,0-0-0-0,因"停经 37$^{+2}$ 周,要求入院待产"入院。平素月经规律,经期 7 天,周期 42 天,经量中,色鲜红,偶有痛经,可耐受,无血凝块。末次月经时间为 2018-10-03,经量及性状同前。停经 1$^+$ 月,自测尿 HCG 阳性。停经 2$^+$ 月,B 超示:宫内早孕,单活胎,芽长约 1.0cm。停经后,稍有恶心、呕吐,3~4 次/天,呕吐物为胃内容物。停经 12 周,建围产期保健卡,NT、排畸超声、OGTT 均正常。2019-02-02 唐氏筛查提示游离-β 亚基-人绒毛膜促性腺激素(free-hCGβ)显著升高(MOM>2.5)。2019-02-22 NIPT 提示无明显异常。定期产检,血压、胎位、胎心均正常。出生发现乙肝小三阳,2015 年检查发现乙肝肝硬化,替诺福韦口服至怀孕后,改替比夫定口服(600mg,QD)。2019-06-21 入院。

患者无头晕、头痛,无腹痛、腹胀,无恶心、呕吐,无阴道流血、流液,无畏寒、发热,无胸闷、气急等不适。

体格检查　体温 37.4℃,脉搏 102 次/min,呼吸 18 次/min,血压 131/75mmHg。髂前上棘间径 24cm,髂嵴间径 28cm,骶耻外径 18cm,坐骨结节间径 10cm,宫高 34cm,腹围 98cm。先露头,衔接浮。

辅助检查　2019-03-21 常规心电图＋心电向量图检查:①窦性心律;②T 波改变。2019-06-12 胎儿生长测量:宫内孕,单活胎。超声估测孕龄 $35^{+5}$ 周,估测胎儿体重 2991g±437g,建议复查。胎位 LSA,胎心 130 次/min,胎动可及。双顶径 8.86cm,头围 31.76cm,腹围 33.81cm,股骨长 6.76cm,肱骨长 5.92cm。胎盘前壁 GrⅡ级。羊水指数 15.44cm。脐动脉 S/D 2.42,PI 0.93。2019-05-30 肝胆脾胰检查(彩超):肝硬化,胆囊多发息肉,脾大。胆囊外形正常,壁稍毛糙,数枚中等回声点附于囊壁,较大一枚直径大小约 0.4cm,不随体位改变而移动,后不伴声影。脾外形偏大,厚约 4.4cm,轮廓光整,脾实质回声均匀细腻。

【入院诊断】

1.妊娠相关情况(孕 1 产 0 孕 $37^{+2}$ 周,臀位待产);

2.乙肝肝硬化;

3.胆囊息肉。

【诊疗过程】

终止妊娠:2019-06-21 行剖宫产术。硬膜外麻醉下取下腹部纵行切口,长约 12cm,逐层进腹。术中见子宫下段形成可。破膜见羊水清,量约 800ml。术中以 RSA 位娩出一活婴:女,早产儿貌,出生体重 2820g,身长 50cm,脐带长约 50cm,无绕颈、绕体,断脐后台下处理,Apgar 评分 9—10—10 分/1—5—10min。胎盘附于子宫底,胎盘、胎膜自娩完整。子宫下段收缩佳,术中出血约 300ml。术中探查见双侧输卵管及卵巢无殊。术中血压平稳,输胶体液 500ml、晶体液 1500ml,尿量 200ml 且色清。新生儿予母婴接触。手术过程顺利,术中无并发症。术后安返病房。

术后抗感染、缩宫素促进子宫收缩及补液对症治疗,患者恢复可。2019-06-26 出院。

【诊疗体会】

肝硬化对妊娠影响:肾素-血管紧张素-醛固酮系统均经过肝脏代谢。由于肝硬化患者该系统的活性增加,子痫前期的发病率增加;肝硬化患者合成代谢障碍造成凝血因子缺乏、低蛋白血症,加之贫血、水肿,影响子宫收缩,产后出血发生率高;同时代谢障碍、营养缺乏易造成胎儿宫内发育迟缓、胎死宫内,早产发生率高。妊娠对肝硬化影响:妊娠后由于患者机体内部雌激素水平增高,肝脏负担逐渐加重,血容量增加及血流动力学改变,使得食管-胃底静脉曲张、破裂出血的风险增加,死亡率较高;分娩的疲劳、创伤、产后出血使肝脏受损,加重肝硬化病情,导致腹水、少尿、肝性脑病、肝肾综合征等,影响患者预后。

对于硬化代偿期患者,妊娠是相对安全的,多数可达妊娠晚期并自然临产,除因产科指征而剖宫产外,多以阴道分娩方式终止妊娠。对于肝硬化失代偿期患者,要早发现、早评估、早干预,单纯脾功能亢进者可行脾切除术后再妊娠。

(李央)

## 第三节　妊娠合并肝包虫病

**【病历资料】**

患者女,40岁,1-0-2-1,因"肝包虫病5年,停经31$^{+6}$周入院待产"入院。2012年诊断为肝包虫病。平素月经欠规律,周期30~60天,经期2~6天,经量中,色红,无痛经。末次月经时间为2017-02-28,经量及性状同前。停经2个月,B超示:宫内早孕,活胎。妊娠早期无明显恶心、呕吐等早孕反应。2017-07-12出现黑便,无呕血,至当地医院就诊,腹部B超提示肝硬化、脾大、腹水。遂转至浙大一院感染科治疗,予护肝退黄、补充人血白蛋白等治疗。2017-08-21转至产科治疗,予丁二磺酸腺苷蛋氨酸、还原型谷胱甘肽护肝,熊去氧胆酸降胆酸等治疗。停经5$^{+}$月自觉胎动,持续至今无异常。2017-10-09(孕31$^{+6}$周)入院。

患者偶有黑便,无呕血,精神略软,食欲缺乏,无腹痛、腹胀,无发热、畏寒,无阴道流血、流液等。

**体格检查**　体温37.4℃,脉搏86次/min,呼吸20次/min,血压103/66mmHg。宫高28cm,腹围95cm;先露头,衔接浮;胎心142次/min;无宫缩。

**实验室检查**　2017-10-08查血常规:白细胞计数4.8×10$^9$/L,红细胞计数2.27×10$^{12}$/L,血红蛋白75g/L,血小板计数66×10$^9$/L。查超敏C反应蛋白:2.00mg/L。

**影像学检查**　2017-10-06肝胆脾胰检查(彩超):肝硬化,右肝萎缩,左肝肥大,左肝内胆管扩张,右肝杂乱偏高回声,结合病史考虑肝包虫病门静脉高压;肝门部扩张血管团,门脉部海绵样变性;胆囊壁水肿增厚,脾大。

2017-10-08 CT示:肝体积缩小,表面呈波浪状改变;肝各叶比例失调,肝裂增宽;右肝体积缩小,内见大片状不规则高密度影;肝内胆管扩张。胆囊未见增大,壁未见增厚,腔内未见异常密度灶;胆总管未见明显扩张;脾增大,大于5个肋单元,腹腔内见大量游离液体密度影;胰腺结构显示清晰,胰管未见明显扩张。门静脉主干增粗。食管-胃底壁增厚,肝硬化,脾大,腹腔盆腔积液,考虑食管-胃底静脉曲张。肝内大片状致密影,结合病史符合肝包虫病影像表现(图5-3)。

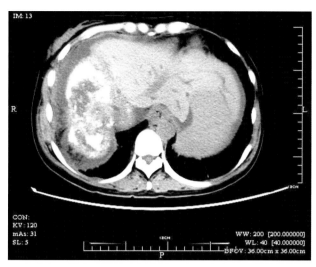

图 5-3　CT 影像

【入院诊断】

1.妊娠相关情况(孕 4 产 1 孕 31$^{+6}$ 周待产);

2.肝包虫病;

3.肝硬化(失代偿)。

【诊疗过程】

终止妊娠:近期出现黑便,精神、食欲较差,继续待产可能出现肝衰竭,于 2017-10-10(孕 32 周)行剖宫产以终止妊娠。

下腹皮下局部麻醉后行下腹纵切口,逐层进腹,进腹后予全身麻醉,见子宫下段形成可。术中以 LSA 位娩出一活婴:女,发育可,出生 Apgar 评分 3—9—9 分/1—5—10min,出生体重 1730g,无脐带绕颈及绕体。新生儿出生后立即置于辐射床上,予新生儿复苏,结扎脐带,转往儿科。胎盘附着子宫后壁,胎盘、胎膜自娩完整,双侧输卵管及卵巢外观无殊,阔韧带无静脉曲张。宫体肌层注射缩宫素 10U,子宫收缩可,术中出血约 300ml。输液 1000ml,尿量 100ml。手术过程顺利,无并发症。

术后预防感染、缩宫素促进子宫收缩及补液对症处理,继续予丁二磺酸腺苷蛋氨酸、还原型谷胱甘肽静滴护肝治疗。

2017-10-17 查血常规:白细胞计数 $2.9×10^9$/L,红细胞计数 $2.30×10^{12}$/L,血红蛋白 75g/L,血小板计数 $71×10^9$/L。查 D-二聚体:10367$\mu$g/L。查超敏 C 反应蛋白:17.60mg/L。查肝功能:谷丙转氨酶 158U/L,谷草转氨酶 294U/L,总胆汁酸 80$\mu$mol/L,总胆红素 58$\mu$mol/L。全腹 CT 示:肝硬化、脾大、腹腔盆腔积液,食管-胃底静脉曲张考虑。肝内大片状致密影,结合病史符合肝包虫病影像表现。肝内胆管扩张。产后子宫。右肾结石。附见右肺感染。

患者术后第 7 天,体温正常,无不适主诉。查肝功能提示较术前恶化,嘱请感染科会诊。继续予头孢哌酮钠舒巴坦钠 2.0g(静滴,Q8H)抗感染,复方甘草酸苷、丁二磺酸腺苷蛋氨酸、还原型谷胱甘肽护肝治疗,低分子肝素钙 4100U(皮下注射,QD)抗凝。

2017-10-22 患者拒绝继续护肝治疗,签字出院。2 年后,患者失访。

**【诊疗体会】**

细粒棘球蚴病一般不影响月经和妊娠,临床表现包括:包虫囊肿,像良性肿瘤缓慢生长所引起的相应压迫症状;②囊肿破裂后异性蛋白引起的过敏反应。若妊娠期包虫囊肿无破裂,则会因无症状或症状无特异性而不足以引起人们的注意。肝及盆腹腔包虫囊肿初期临床症状不明显,发展到一定阶段时(出现腹部包块及产生相应的压迫症状)才被发现。对于来自农牧区的有密切犬、牛、羊接触史的易感人群,可在停经 16 周以后常规进行肝脏、腹腔及盆腔 B 超筛查,从而帮助早期诊断,正确选择分娩方式,以避免包虫囊肿破裂而引起的近期及远期严重并发症。该类患者分娩选择:考虑到分娩过程中使用腹压可导致包虫囊肿破裂,故通常选择剖宫产。

本例患者是棘球蚴病(包虫病)引起的肝硬化,5 年前因肝硬化失代偿住院,退黄、护肝治疗后出院。本次妊娠后孕 5 月,因消化道出血、肝功能异常、黄疸住院治疗,妊娠维持到 32 周剖宫产以终止妊娠。

(李央)

# 第四节　妊娠合并肝癌

**【病历资料】**

患者女,35 岁,1-0-1-1,因"停经 28⁺⁶ 周,上腹部及腰部酸胀感 2 周"入院。2 周前出现上腹部及腰部酸胀感,无头痛、头晕,无四肢抽搐等。当地医院查肝胆胰彩超,提示胆囊结石、肝内胆管结石,未见泌尿系统明显异常。予青霉素抗感染、安胎补气治疗,未见明显好转。为求进一步医治就诊于浙大一院。2019-03-21 糖抗原 CA199 偏高(6880.2U/ml),甲胎蛋白偏高(177.0ng/ml),糖抗原 CA125 偏高(38.4U/ml),白细胞计数 $7.1×10^9$/L,淀粉酶 73U/L。2019-03-21 入院。

患者上腹部及腰部酸胀感明显。

**体格检查**　神志清,精神可,心肺查体无殊,上腹部及腰部酸胀感明显,墨菲征阳性,腹部未及明显宫缩,胎心率 150 次/min。神经系统查体阴性。

**影像学检查**　2019-03-21 胎儿生长测量:宫内孕,单活胎。超声估测孕龄 27⁺² 周,胎儿体重 1154g±168g,胎儿双顶径及头围小于第五百分位数,建议复查。肝胆脾胰检查(彩超):胆囊颈部不均回声团,建议进一步检查;肝内外胆管扩张,胆囊多发结石,胆囊炎,胆囊内胆泥淤积,肝门部后腹膜多发淋巴结肿大。

**【入院诊断】**

1.腹痛;

2.妊娠。

**【诊疗过程】**

入院后予头孢米诺 2.0g(BID)抗感染,多烯磷脂酰胆碱护肝治疗。疼痛明显时曲马多口服镇痛。

2019-03-22 肝胆 MR 平扫＋弥散(3.0T):肝门部胆管及胆囊颈部壁增厚,肝内胆管扩张,肝门部及后腹膜多发淋巴结肿大;肿瘤可能,建议进一步检查。胆囊结石,胆囊内胆汁淤积(图5-4)。

2019-03-26 多学科团队会诊意见:建议尽早终止妊娠,尽早明确诊断及治疗,建议终止妊娠后行 B 超引导下穿刺活检及经内镜逆行性胰胆管造影(ERCP)检查。

终止妊娠:2019-03-27 行剖宫产术。

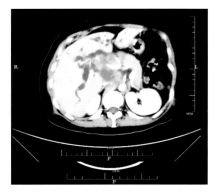

图 5-4　肝胆 MRI 影像

硬膜外麻醉复合静脉麻醉下沿原下腹纵切口切除瘢痕,逐层进腹,见子宫下段形成尚可。取子宫下端横切口,见羊膜囊,破膜,见羊水Ⅱ度,色黄,约 300ml。托胎头娩出一女婴,发育可,出生 Apgar 评分 6—9—10 分/1—5—10min,出生体重 1320g,身长36cm,脐带长 50cm,无脐带绕颈、绕体。因早产请儿科医生护台,新生儿送儿科病房。胎盘附着前壁,部分胎盘粘连,予以人工剥除。术中探查见双侧卵巢及输卵管外观无殊。术中见子宫表面色泽偏黄。术中子宫壁注射缩宫素 10U,子宫收缩可,术中出血约 200ml。术中血压平稳,输液 1500ml,尿量 300ml。

术后预防感染、缩宫素促进子宫收缩及补液对症处理。

2019-03-29 行穿刺活检术(肝门部肿块穿刺),病理示腺癌,拟肝门部胆管癌行介入治疗。剖宫产术后 8 个月,患者因胆管癌离世。

**【诊疗体会】**

胆管癌(cholangiocarcinoma,CCA)是指发生在胆管系统上皮组织的恶性肿瘤,根据发生部位可分为肝内胆管癌(intrahepatic cholangiocarcinoma,ICC)和肝外胆管癌(extrahepatic cholangiocarcinoma,EHCC)两类,EHCC 又可细分为肝门部胆管癌(hilar cholangiocarcinoma,HCC)与远端胆管癌(distal cholangiocarcinoma,DCC)。目前治疗 CCA 的方式包括手术切除、放疗、化疗及生物靶向治疗等,但是手术切除仍是其首选方法。

胆管癌早期并无典型的临床症状,发现时多为晚期,约 90% 的患者可以出现无痛性黄疸,35% 的患者出现腹痛和体重下降,26% 的患者有瘙痒。

胆管癌没有特异的血清学标志物,CA125、CA199、甲胎蛋白(AFP)和癌胚抗原(CEA)是其常用的肿瘤标志物。超声、CT、MRI 等检查能发现肿瘤的部位、大小、范围,能发现直径＞1cm 的肿瘤。超声检查是肝癌诊断中最常用的影像学检查方法。

妊娠期间,多种激素水平的升高可导致肝癌的侵袭性增强,患者病情进展迅速,更容易出现肿瘤转移,母儿预后极差。因此,妊娠合并肝癌,一旦确诊,应尽快终止妊娠,并根据肝癌分期决定治疗方式。

本例患者就诊时妊娠 28$^{+6}$ 周,肝癌已处于晚期,失去了手术机会。孕 29$^{+5}$ 周剖宫产以终止妊娠,新生儿生长发育好。术后进行介入治疗,但仍于剖宫产术后 8 个月因肝癌死亡。

在围产保健工作中,对高龄孕产妇、有黄疸症状、上腹部不适的患者,建议行肝胆超声检查,必要时请肝胆专科医生会诊。

(李央)

## 第五节　妊娠合并结肠癌

**【病历资料】**

患者女,28 岁,0-0-0-0,因"停经 28$^{+2}$ 周,腹痛 5 天"入院。平素月经规律,周期 32 天,经期 7 天,经量中,色红,无痛经。末次月经时间为 2015-05-31。停经 30$^+$ 天,自测尿 HCG 阳性,B 超示:宫内早孕,单活胎。停经以来稍有恶心、呕吐等早孕反应。停经 16$^+$ 周建围产期保健卡,定期产前检查,未见明显异常,唐氏筛查阴性,血压、胎位、胎心、OGTT 均正常。停经 5$^+$ 月自觉胎动,持续至今无异常。5 天前,无明显诱因下出现腹痛,稍感恶心,无发热、寒战,无腹泻、腹胀,无胸闷、胸痛等不适,当地就诊,B 超发现左侧不均回声团,考虑胃肠道来源肿瘤,遂至浙大一院就诊。2015-12-15 入院。

患者无发热、头痛,无胸闷、气急,无视物模糊,无皮肤瘙痒,无双下肢水肿,无阴道流血、流液等。

**体格检查**　体温 37℃,脉搏 102 次/min,呼吸 18 次/min,血压 104/66mmHg。髂前上棘间径 24cm,髂嵴间径 26cm,骶耻外径 19cm,坐骨结节间径 8cm。胎位 LOA,胎心 150 次/min。

**实验室检查**　2015-12-14 查癌胚抗原(CEA)和糖类抗原:CEA 238.8ng/ml,CA125 120.1U/ml,CA199 251.5U/ml。

**影像学检查**　2015-12-14 MRI 示:左上腹部不规律囊性灶,卵巢囊肿考虑,左上腹实性块伴肠系膜淋巴结、腹主动脉旁淋巴结肿大,恶性肿瘤伴淋巴转移考虑,肠道来源可能。

**【入院诊断】**

1. 妊娠相关情况(孕 1 产 0 孕 28$^{+2}$ 周,头位待产);

2. 先兆早产不伴分娩;

3. 盆腔肿物(肠道肿瘤考虑)。

**【诊疗过程】**

用药:予禁食,硫酸镁保胎、补液、抗炎等治疗。

终止妊娠:2015-12-18 患者诉下腹部疼痛明显,疼痛评分 4 分。硫酸镁静滴后诉腹痛稍缓解,后感恶心,口吐白沫样液体。胎心监护未达标,胎心下降,考虑胎儿宫内窘迫,行剖宫产以终止妊娠。

行子宫下段剖宫产术＋乙状结肠肿瘤根治术＋结肠造口术＋肠粘连分解术。麻醉下行下腹纵切口,逐层进腹,可见腹腔内脓性腹水约 300ml,抽取部分送培养,吸净腹水可见子宫下段形成尚可。术中以 LOA 位娩出一活婴:男,发育可,脐带长 60cm,部分位于胎头下方,无绕颈、绕体,断脐后台下处理,Apgar 评分 4—7—9 分/1—5—10min,出生体重 1200g。羊水清,量约 500ml。胎盘位于子宫后壁,胎盘、胎膜自娩完整,术中宫体肌层注射缩宫素 10U,静滴缩宫素 10U,子宫收缩可。子宫左侧壁与部分肠管紧密粘连。分解部分粘连,见大网膜包裹形成一脓性包块。包块大小约 6cm×5cm,内有较多脓性液体(图 5-5)。肿瘤位于乙状结肠,占据部分肠腔,大小约 10cm×9cm,与后腹膜、小肠系膜、髂血管、左侧附件、大网膜等周围组织广泛粘连。肠管广泛水肿。术中切除乙状结肠肿瘤送冰冻病理检查:(乙状结肠)腺癌(图 5-6)。术中见子宫表面、肠管表面多处脓苔物,予盆腔冲洗约 6000ml。术中出血约 200ml。术中探查见双侧卵巢及双侧输卵管无殊。术中血压平稳,输液 4000ml,尿 400ml 且色清。术程顺利,术后转监护室。新生儿送新生儿科监护。

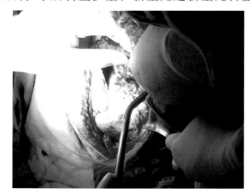
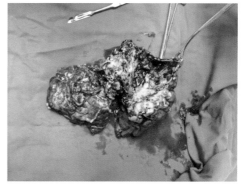

图 5-5　大网膜包裹形成的脓性包块　　图 5-6　乙状结肠肿瘤的切面观

术后予抗感染,止血,缩宫素促进子宫收缩,制酸护胃,营养,补充白蛋白,维持水电解质平衡等对症支持治疗。

术后病理:乙状结肠癌,大小 8cm×6cm,隆起型,低分化腺癌(部分黏液腺癌及微乳头型),两端切缘均阴性,侵至浆膜层,自检肠周淋巴结 4/15 枚见癌转移。

2016-01-23 肝脏 MRI 示:右肝两枚病灶。考虑病情复发。RAS、BRAF 基因检测未见突变。2016-02-01 起予卡培他滨(早 1000mg,晚 1500mg,d1—10,Q2W)化疗治疗 1 周期。2016-02-15 改行西妥昔单抗＋卡培他滨方案化疗 1 周期,具体用药:西妥昔单抗 700mg,d1＋卡培他滨早 1000mg,晚 1500mg,d1—10,Q2W。2016-02-29 至2016-11-04 行西妥昔单抗＋奥沙利铂联合卡培他滨(XELOX)方案化疗第 1—13 周期,具体用药:西妥昔单抗 700mg,d1＋奥沙利铂 120mg,d1＋卡培他滨 1000mg,BID,d1—10,Q2W。复查评估疾病进展。2016-11-26 至 2017-01-07 行西妥昔单抗＋伊立替康联合氟尿嘧啶(FOLFIRI)方案二线化疗 2 周期。

2017-02-04 因肝脏转移行转移灶射频消融术,术后第一天患者出现生命体征不稳定,血色素进行性下降,考虑进行性出血可能性比较大。2017-02-05 急诊行肝部分切除术＋胆囊切除术。术后病理:(右肝)低分化腺癌(部分黏液腺癌)浸润或转移,(胆囊)慢性胆囊炎。术后予甲磺酸阿帕替尼靶向治疗 4 个月。

2017-10-20 复查腹部 CT:肝脏多发新病灶,考虑转移,伴后腹膜及肝门部多发淋巴结转移。

2017-11-01 起予雷替曲塞(4mg,Q2W)化疗 3 周期。

2017-12-05 复查腹部 CT:疾病进展。

2017-12-20、2018-01-06、2018-01-20 予奥沙利铂(110mg,d1)＋贝伐珠单抗(200mg,d1,Q2W)化疗 3 周期。

剖宫产术后＋肿瘤根治术后 2.5 年,患者因肿瘤复发死亡。

**【诊疗体会】**

妊娠合并大肠癌患者的临床表现与非妊娠患者相似,主要取决于肿块的部位。常见的症状包括:早期排便习惯的改变、腹痛、腹部包块、肠梗阻、贫血、消瘦、乏力及水肿等非特异性症状。由于上述症状在正常孕妇中也可出现,常被误认为妊娠本身造成的。正常人群大肠癌患者年龄的中位数为 45 岁,国外文献报道妊娠合并大肠癌患者年龄的中位数为 31 岁,由于孕妇的年龄较轻,医生在临床很少考虑肿瘤的可能。因而,大多数妊娠合并大肠癌到妊娠晚期或分娩后才确诊。CEA 已被广泛应用于大肠癌的筛查和诊断。在妊娠合并大肠癌诊断中,应进行 CEA 的测定。B 超检查虽对大肠癌的诊断作用有限,但可了解肿块的大致位置及肝内转移灶。CT 检查在妊娠期应谨慎使用,尤其在妊娠前 3 个月要避免使用。但在妊娠晚期,通过 CT 检查不但可以明确病变侵犯肠壁深度,壁外蔓延范围,是否侵及邻近器官、腹主动脉旁淋巴结及远处转移灶,还可以明确肿瘤是否会阻塞产道,影响分娩。

当孕周≤20 周时,肿瘤切除手术一般不影响胎儿,但在肿瘤浸润子宫后,孕妇的生命可能无法延续到胎儿存活,应在手术同时切除子宫或终止妊娠后行肿瘤根治术,术后根据分期辅助性放化疗。当孕周＞20 周时,确诊后推荐产后手术。妊娠晚期手术对胎儿影响较小,且推迟手术可使胎儿成熟,手术术野易暴露及便于切除。如因产科原因需行剖宫产时,可同时切除肿瘤。

妊娠合并大肠癌患者出现产科指征时可行剖宫产术。若肿瘤阻塞产道或产伤及侧切可能切进肿瘤时,则必须行剖宫产术。

本例患者在妊娠晚期出现腹痛,系肿瘤侵犯浆膜层进一步引起腹膜炎所致,发现时已为时较晚。在围产保健过程中,应该与孕妇多沟通,必要时也应该常规进行腹部体检。

(李雨箫,李央)

## 第六节 妊娠合并脾动脉瘤破裂

**【病历资料】**

患者女,32岁,1-0-0-1,因"停经32$^{+6}$周,全腰部胀痛伴下腹痛4小时"入院。平素月经规律,周期30天,经期6天,经量中,色红,无痛经。末次月经时间为2020-02-22,经量及性状同前。停经30$^+$天,自测尿HCG阳性。2020-05-10 B超示:宫内早孕,顶臀长35mm。停经以来无明显恶心、呕吐等早孕反应。停经10$^+$周建围产期保健卡,NT、唐氏筛查、OGTT、排畸超声正常,定期产前检查,血压、胎位、胎心正常。停经5$^+$月自觉胎动,持续至今无异常。4小时前进食时出现腰部胀痛感,伴下腹隐痛,程度较剧,呈阵发性,体位改变时疼痛加剧,无转移痛及放射痛。有恶心、呕吐,呕吐物为胃内容物。无发热,无胸闷、气急,无视物模糊,无头晕,无阴道出血,无尿频、尿急、尿痛等。当地医院就诊,行腹部检查:下腹部有压痛,无反跳痛。查白细胞:13.4×10$^9$/L。查超敏C反应蛋白:14.4mg/L。腹部B超示:餐后胆囊;腹腔积液,双侧髂窝内均探及游离暗性液区,左侧深约14mm,右侧深约34mm;肝肾间隙见液性暗区,深约14mm。胎儿B超示:宫内单活胎,胎心率95～129次/min,脐带绕颈1周。予硫酸镁静滴治疗。当地医院考虑急性阑尾炎,建议患者行手术治疗。患者为进一步治疗,遂至浙大一院急诊。采用多普勒仪听胎心,最低90次/min。2020-10-09入院。

患者双侧腰部胀痛、下腹痛明显,程度较前剧烈,无发热,无阴道出血等。

**体格检查** 体温37℃,脉搏80次/min,呼吸18次/min,血压91/48mmHg。皮肤巩膜无黄染,心肺无殊,腹软,腹部膨隆如孕周,宫高30cm,腹围90cm,下腹压痛(+),偶有质弱宫缩,双侧腰部叩击痛(±)。

**辅助检查** 2020-10-09查血常规:白细胞计数20.9×10$^9$/L(图5-7)。

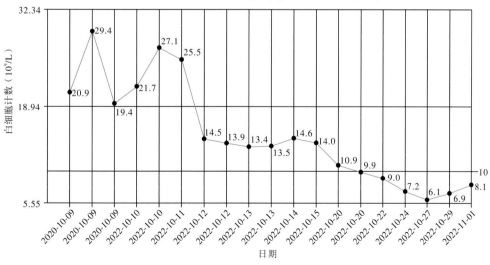

图5-7 血液白细胞变化趋势

**【入院诊断】**

1. 急性胎儿宫内窘迫；

2. 妊娠腹痛病，妊娠合并急性阑尾炎(?)；

3. 孕 2 产 1 孕 32$^{+6}$ 周；

4. 妊娠合并子宫瘢痕；

5. 妊娠合并贫血(轻度)。

**【诊疗过程】**

终止妊娠：2020-10-09 胎心最低 90 次/min，未见胎心加速，未见胎心明显减速，变异可。不除外患者急性胎儿宫内窘迫可能，行剖宫产以终止妊娠。

于硬膜外麻醉下行下段剖宫产术。术中见腹腔内大量出血，子宫下段形成欠佳。术中以 LOA 位娩出一活婴：男，脐带无绕颈、绕体，脐带长 50cm，Apgar 评分 6—8 分/5—10min，出生体重 1950g，身长 45cm。请儿科医生护台抢救新生儿，气管插管后转入新生儿科。胎盘附着子宫后壁，胎盘自娩完整，无胎盘、胎膜粘连，胎盘大小约 16cm×16cm，脐带位于胎盘中央。缝合子宫结束后，见腹腔内新鲜出血量增多，血压骤降至 50/10mmHg，心率 140 次/min，患者意识丧失。考虑失血性休克，腹腔内活动性出血，立即请转麻醉方式为气管插管全身麻醉，实施抗休克治疗。请外科医师上台，延长腹壁切口至脐上 8cm。逐层分离盆腔粘连带，探查出血位置，见脾窝靠近脾门一粗大血管活动性出血，考虑脾动脉瘤破裂，遂用血管钳钳夹破口，完整切除脾。再次探查腹腔，未见活动性出血。留置盆腔引流管 1 根，脾窝引流管 1 根，皮下引流管 1 根。探查腹腔见无活动性出血，予逐层关腹。术中静推卡贝缩宫素 100μg，静滴缩宫素 30U，探查发现陈旧性血凝块 2500ml，术中出血 2000ml。输血浆 1500ml，红细胞 12U，尿量 800ml 且色清。

术后送外科监护室，予补液、纠正贫血、抗感染、抗休克、促进宫缩等对症治疗。

2020-10-18 查胸腹主动脉 CTA，未见明显异常征象。2020-10-19 查颈部动脉 CTA，未见明显异常。定期复查血常规、血清淀粉酶、血清脂肪酶、引流液淀粉酶等。因脾切除术后，血小板逐渐升高。2010-10-24 血小板计数 1151×10$^9$/L，予低分子肝素预防性抗凝。2020-10-29 复查，血小板计数 867×10$^9$/L。血清脂肪酶一过性轻度升高。2020-10-29 复查血清脂肪酶：脂肪酶 54.6U/L。术后盆腔及皮下引流管仅引流少量咖啡色引流液，2020-10-29 予以拔除；脾窝引流管间歇性引流少量咖啡色引流液，2020-10-14 查引流液淀粉酶(3456.30U/L)。2020-10-20 全腹 CT 平扫：①脾脏切除术后改变，术区肾旁前间隙及左结肠旁沟包裹性积液。②胰腺尾部肿胀，胰腺炎考虑，请结合临床。③右肾小结石。④子宫肌瘤考虑。2020-10-30 复查淀粉酶：引流液淀粉酶 2347.30U/L。2020-11-02 查淀粉酶(其他引流液)：淀粉酶 1775.70U/L。2020-11-03 出院。

**【诊疗体会】**

脾动脉瘤破裂出血一般先汇聚在小网膜,可表现为短暂的稳定期,这也是急症手术治疗的关键时期。脾动脉瘤最可靠的治疗方法是手术切除。在临床上脾动脉瘤十分少见,由于发病率低,诊断十分困难,脾动脉瘤的确切病因不太清楚,受诸多因素的影响。有学者认为妊娠可促进或加剧脾动脉瘤的发生或促使症状加剧,特别是妊娠晚期极易导致脾动脉瘤破裂。脾动脉瘤最危险的并发症是急性瘤体破裂引起大出血。妊娠期发生脾动脉瘤破裂,患者死亡率大于 70%,胎儿死亡率大于 90%,其他情况(非妊娠者)发生脾动脉瘤破裂病死率大于 25%。

本例患者因妊娠晚期突发腹痛深夜紧急入院,来不及检查和会诊,又因胎儿急性窘迫紧急剖宫产以终止妊娠。等胎儿娩出后,血压骤降。外科医生探查后发现脾动脉瘤破裂,行脾切除术。本例患者术中病情急剧变化,所幸麻醉科液体管理精湛、输血科后援充足,患者生命得以挽救,且没有并发多器官功能受损。

(李央)

# 第七节　巴德-基亚里综合征合并妊娠

**【病历资料】**

女,38 岁,因"停经 $22^{+3}$ 周,阴道出血伴下腹痛 4 天"入院。平素月经规律,周期 24~30 天,经期 5 天,经量中,色红,无痛经。末次月经时间为 2020-03-25,经量及性状同前。停经 $30^+$ 天,自测尿 HCG 阳性。停经 55 天,B 超示:宫内早孕,活胎,芽长 1.9cm。无创产前 DNA 检测无殊。停经 $1^+$ 月,出现反复少量阴道出血伴下腹隐痛,孕酮 40mg(肌注,QD)保胎治疗。2020-07-27 查 B 超:胎盘增厚。胎盘胎儿面无回声区,血池考虑。胎盘下缘无回声区,积血考虑。2020-08-03 至 2020-08-19,地屈孕酮口服、孕酮肌注保胎治疗。2020-08-25 出现下腹痛伴阴道出血,前往当地医院就诊。2020-08-26 至 2020-08-28 孕酮、硫酸镁、盐酸利托君保胎治疗。后为进一步治疗至浙大一院就诊,2020-08-29 入院。

患者阴道出血如平素月经量,伴下腹隐痛,无恶心、呕吐,无发热、寒战,无头晕等不适。

**体格检查**　体温 36.7℃,脉搏 86 次/min,呼吸 20 次/min,血压 132/82mmHg。心肺无殊,腹软,腹部膨隆如孕周,胎心 155 次/min。

**辅助检查**　2020-08-12 骨髓活检示:骨髓造血组织增生活跃。2020-08-18 MRI 显示肝脏表面呈波浪状,肝体积缩小,肝各叶比例失调;肝内未见异常强化灶,肝内胆管未见扩张;下腔静脉肝段局部变窄,流空信号消失,腹膜后见迂曲增粗血管影(图 5-8)。腹膜后胆囊不大,脾脏体积增大,实质内未见异常信号影;胰管未见明显扩张,后腹膜结构未见明显淋巴结阴影。提示:肝硬化、脾大。2020-08-25 胎儿 B 超示:宫内妊娠,单活胎;胎盘面无回声(血窦考虑);脐带绕颈一周;羊膜腔无回声(羊膜腔分离可能)。

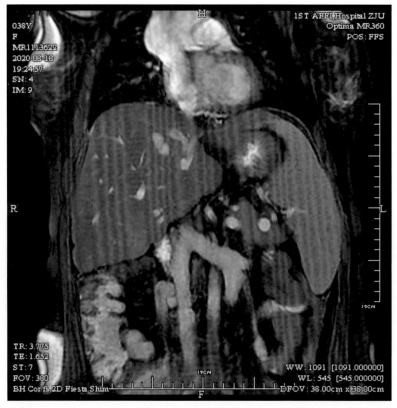

图 5-8　腹部 MRI 影像

**【入院诊断】**

1.先兆流产(孕 2 产 1 孕 22$^{+3}$ 周);

2.巴德-基亚里综合征(Budd-Chiari syndrome,BCS;又称布-加综合征)(?);

3.妊娠合并血小板减少;

4.妊娠合并子宫瘢痕(剖宫产术后)。

**【诊疗过程】**

用药:患者仍有出血,继续予盐酸利托君(静滴)、孕酮 40mg(肌注,QD)、依诺肝素钠 4000U(皮下注射,QD)、补钾、补钙等对症支持治疗。

2020-08-31 肝胆脾胰(彩超),双肾＋输尿管(彩超)检查:下腔静脉肝后段回声中断伴侧支形成,侧支汇入右心房,侧支偏细伴内血栓形成,布-加综合征考虑;腹主动脉血流通畅,慢性肝病,肝囊肿、脾大、双肾积水,双侧输尿管上段扩张,双肾动脉、肾门及肾内段未见明显异常,腹主动脉开口处未显示。继续硫酸镁保胎治疗,复查血钾(正常范围);复查肝胆 B 超,提示血栓形成,予低分子肝素 4000U(皮下注射,Q12H)、孕酮 40mg(肌注,Q12H)及补钾治疗。

2020-09-02 多学科团队会诊意见:结合辅助检查等,考虑布-加综合征,门静脉高压,中期妊娠。建议:目前患者门静脉高压明显,请患者及其家属详谈继续妊娠的风险,并请血管外科和产科决定是否行布-加综合征治疗。经血管外科、超声科、肝胆胰脾外科、消化内科及感染科各专家讨论,考虑到患者(高龄产妇)布-加综合征诊断明确,门静脉高压明显,继续妊娠可能进一步加重病情,妊娠期间需定期超声监测血栓情况和下腔静脉侧支血流情况。目前孕 23 周,如终止妊娠,则胎儿无存活可能。将相关病情告知患者及其家属,患者及其家属态度坚决,要求终止妊娠。在被告知终止妊娠风险后,患者及其家属要求行剖宫取胎术,并签字为证。

终止妊娠:2020-09-02 行二次子宫下段剖宫产术(剖宫取胎术)。气管插管全身麻醉达成后,取原下腹横行切口,剔除原有瘢痕组织,逐层进腹。膀胱反折腹膜不明显,子宫下段形成一般。子宫下段横行切开,见羊膜囊膨出,予破膜。羊水流出,呈深褐色,量约 300ml。术中以 LOA 位娩出一死胎:男,Apgar 评分 0—0—0 分/1—5—10min,无脐带绕颈、绕体,断脐后交台下处理,出生体重 650g。死胎送胎儿火化处理。胎儿娩出后 20min 未见胎盘自行剥离,考虑胎盘粘连,予手剥胎盘,可见胎盘表面多发陈旧性出血灶,较大者约 6.0cm×5.0cm。宫腔用纱布填塞以压迫止血,缝合子宫前取出。术中静滴缩宫素 10U,子宫下段收缩好,术中出血约 150ml。术中探查可见大网膜与子宫左侧宫角粘连,未予特殊处理;双侧卵巢及输卵管外表未及明显包块。术中血压平稳,输液 1500ml,尿量 100ml 且色清。手术过程顺利,术中无并发症。术后入复苏室。

术后予阿米卡星(丁胺卡那霉素)600mg(静滴,QD)抗感染,缩宫素(微泵输注)促宫缩,溴隐亭 2.5mg(口服,BID)回奶,依诺肝素钠 4000U(皮下注射,Q12H)抗凝及补液对症处理。

2020-09-09 出院。

【诊疗体会】

BCS 基本病变为下腔静脉内血栓与膜形成,引起淤血性门静脉高压症和下腔静脉高压症两大综合征,造成腹水、低蛋白血症、盆腹腔脏器水肿等盆腹腔内微环境异常改变。80% 的女性患者发病后伴有月经不规律及不孕,使 BCS 患者妊娠率明显降低,而不易妊娠。妊娠合并 BCS 多数发生在妊娠中晚期或产后数月。它的临床表现与肝静脉和下腔静脉阻塞的部位、程度、数量、时间、有无侧支循环的建立和代偿能力之间存在密切关系,因此临床症状和体征多种多样,导致临床诊断较为困难。对于妊娠期无诱因出现的腹痛、腹水、肝脾肿大及胸腹壁静脉曲张者,临床医生应提高警惕,及时行肝脾超声检查,以防漏诊或误诊。BCS 复杂的病因、多变的临床表现和不可预知性,使其诊断对有经验的临床医生来说也是一项挑战。仅有诊断是远远不够的,还需要有效的治疗。有关未经治疗的 BCS 患者成功妊娠分娩的文献很少,且多为个案报道。当妊娠合并 BCS 时,治疗方案需要同时考虑母儿的安全,这往往使临床医生陷于左右为难的境地。患者良好的预后取决于早期识别诊断和及时采取治疗措施。目前对 BCS 患者妊娠期的治疗无标准方案。妊娠合并 BCS 患者易发生产后出血,可能与下列因素有关:①门静脉血液回流受阻,肝脏淤血、缺氧,凝血物质合成减少;②充血性脾大,脾功能亢进,血小板减少;③盆腔血液回流受阻,子宫肌组织水肿及渗血,引起产后宫缩乏力。

妊娠合并 BCS 患者死亡率极高,多于妊娠期或产后死于肝衰竭,因此多数学者认为患 BCS 妇女应严格避孕,对于迫切要求生育的患者在未进行有效的外科治疗前不宜妊娠。关于 BCS 介入治疗后妊娠的患者,妊娠期及产褥期是否进行抗凝治疗尚存争议,多数学者认为妊娠中晚期及产褥期应进行预防性抗凝治疗。

(李央)

## 第八节　妊娠合并肝功能衰竭

**【病历资料】**

患者女,37 岁,1-0-3-1,因"停经 33$^{+3}$ 周,发现肝功异常 3 个月"入院。既往月经规律,经期 7～8 天,周期 28 天,经量中,色红,偶痛经,不剧可忍。末次月经时间为 2017-09-12,经量及性状同前。停经 40$^+$ 天,自测尿 HCG 阳性。妊娠早期有恶心、呕吐等早孕反应。未定期产检。3 个月前,无明显诱因下出现乏力、纳差,伴恶心,偶有呕吐(吐出的均为胃内容物),皮肤黄染,伴皮肤瘙痒。当地医院查凝血功能:凝血酶原时间(PT)28.2s,PT 活动度 27%,APTT 48.7s。生化检查:白蛋白 28g/L,总胆红素 272.6μmol/L,直接胆红素 172.3μmol/L,谷丙转氨酶 1013U/L,谷草转氨酶 582U/L,总胆汁酸 185.7μmol/L。当地医院予丁二磺酸腺苷蛋氨酸、复方甘草酸苷、熊去氧胆酸、输血浆、人血白蛋白等对症治疗,但无明显好转。2018-03-12 至浙大一院就诊,予还原型谷胱甘肽及腺苷蛋氨酸护肝降酶,熊去氧胆酸退黄,奥美拉唑护胃,替诺福韦抗病毒,以及补钾、补钙等对症治疗,人工肝支持治疗。继续住院行护肝、胎心监测等对症支持治疗,2018-05-04 转入产科。

患者稍感乏力,无发热,无头晕、头痛,无视物模糊,无腹胀、腹痛,无恶心、呕吐,无呕血、黑便,无阴道流血、流液等症状。

**体格检查**　体温 37.0℃,脉搏 76 次/min,呼吸 20 次/min,血压 102/64mmHg。一般状态尚可,神志清,精神可,结膜苍白,巩膜轻度黄染。双肺呼吸音清,心律齐,未闻及病理性杂音。腹隆,子宫增大如孕周,胎动可及,胎心 142 次/min,无压痛反跳痛,无肌紧张。双下肢无水肿。

**辅助检查**　2018-04-30 查血常规:白细胞计数 7.6×10$^9$/L,中性粒细胞比例 68.6%,血红蛋白 99g/L,血小板计数 137×10$^9$/L。凝血功能常规检查:国际标准化比值 1.22,活化部分凝血活酶时间 34.8s,凝血酶原时间 14.4s。胆酸测定:甘胆酸 2.27mg/L。肝肾脂糖电解质测定＋血清胱抑素 C(CysC)测定:白蛋白 31.6g/L,谷丙转氨酶 15U/L,总胆红素 19.6μmol/L,甘油三酯 2.03mmol/L,总胆固醇 2.85mmol/L。

**【入院诊断】**

1.妊娠相关情况(孕 5 产 1 孕 33$^{+3}$周,头位待产);

2.妊娠期肝内胆汁淤积症;

3.瘢痕子宫;

4.慢性乙型病毒性肝炎;

5.慢加急性肝衰竭;

6.轻度贫血;

7.高危妊娠监督。

**【诊疗过程】**

入院后继续加强护肝、抗病毒等对症支持治疗。

2018-05-15 CysC＋同型半胱氨酸(Hcy)＋游离脂肪酸(FFA)＋肝肾脂糖电解质测定:总蛋白 49.5g/L,白蛋白 27.5g/L,谷丙转氨酶 13U/L,总胆汁酸 22.0$\mu$mol/L,总胆红素 10.8$\mu$mol/L,钾 3.41mmol/L。凝血功能常规检查＋D-二聚体测定:活化部分凝血活酶时间 36.3s,凝血酶原时间 13.5s,D-二聚体 571$\mu$g/L。查血常规:白细胞计数 6.7×10$^9$/L,中性粒细胞比例 68.8%,血红蛋白 95g/L。因患者低白蛋白血症,给予白蛋白 10g(QD)补充白蛋白。

终止妊娠:2018-05-17 因妊娠期肝内胆汁淤积症、瘢痕子宫,既往慢加急性肝衰竭,行剖宫产。

腰麻下选择下腹原正中切口,长约 14cm,切除瘢痕皮肤及皮下组织,逐层进腹,见子宫下段形成尚可。取子宫下端横切口,见羊膜囊,破膜,见羊水Ⅲ度混浊,约 600ml。以手托胎头娩出一女婴,发育可,出生 Apgar 评分 10—10—10 分/1—5—10min,出生体重 2700g。术中见胎盘附着前壁,胎盘、胎膜自娩完整,无胎盘、胎膜粘连。见胎盘剥离面渗血偏多,予纱条 1 块填塞(于子宫关闭前取出)。术中检查,子宫表面见散在子宫内膜异位症病灶,予电凝;双侧输卵管及卵巢外观无殊。术中子宫壁注射缩宫素 10U,静脉滴注缩宫素 10U,子宫收缩佳。术中出血约 300ml。术中血压平稳,输液 2250ml,尿量 500ml。

术后预防感染、缩宫素促进子宫收缩及补液对症处理。

2018-05-22 肝肾脂糖电解质测定＋血清胱抑素 C 测定:白蛋白 36.7g/L,谷丙转氨酶 11U/L,总胆汁酸 43.1$\mu$mol/L,总胆红素 12.6$\mu$mol/L,直接胆红素 7.3$\mu$mol/L。

2018-05-25 出院。

**【诊疗体会】**

妊娠期由于细胞免疫抑制,大多数乙肝表面抗原(HBsAg)携带者不会出现肝炎活动,即使出现肝功能异常,也只是轻度升高,可自行恢复正常。然而,少部分 HBsAg 携带者可在妊娠晚期或产后发生重症肝炎,甚至肝衰竭,因而需要对该类孕妇进行严密监测。

妊娠期肝功能损害包括胆汁酸正常的肝功能损害及胆汁酸异常的肝内胆汁淤积

症。目前,多数研究集中在妊娠期肝内胆汁淤积症。该类疾病的发生直接影响母儿的结局,孕产妇主要表现为凝血功能障碍、产后出血,而对胎儿影响甚大,死胎、早产、胎儿生长受限、胎儿宫内缺氧、新生儿神经系统后遗症等严重不良结局胎儿的预后情况直接与发生孕周、羊水粪染程度、胆汁酸程度有关。目前具体病因不甚明了,无法采取对因治疗,常规处理措施仍是改善瘙痒症状、改善肝功能相关生化指标的同时适当延长孕周。

对于妊娠合并肝衰竭者,倾向短期积极治疗后终止妊娠。若经治疗后病情明显好转,可根据产科实际情况选择终止妊娠时机;若治疗后病情无好转,改善凝血功能后考虑终止妊娠;若病情恶化并出现严重并发症,考虑终止妊娠。

本例患者在妊娠中期因慢性乙型病毒性肝炎急性发作并发肝功能衰竭,经过护肝、抗病毒、人工肝支持治疗,肝功能好转、乙肝病毒载量下降,故有可能维持到妊娠晚期,获得良好的妊娠结局。

(李央)

# 第六章 妊娠合并内分泌系统疾病

## 第一节 妊娠合并糖尿病

【病历资料】

患者女,33岁,因"停经31⁺⁵周,发现血压升高1个多月"入院。平素月经不规律,周期35～40天,经期3～5天,经量中,色红,无痛经。末次月经时间为2016-12-19,经量及性状同前。停经50⁺天,自测尿HCG阳性。停经2个月,B超示:宫内早孕,单活胎。停经以来有恶心、呕吐等早孕反应。停经11⁺¹周建围产期保健卡,唐氏筛查低风险、OGTT未做。定期产前检查,血压、胎位、胎心均正常,未见明显异常。停经5⁺月自觉胎动,持续至今无异常。停经以来无发热、头痛,无胸闷、气急,无视物模糊,无皮肤瘙痒,无双下肢水肿,无阴道流血、流液等。1个月前发现血压升高,最高170/102mmHg,口服氨氯地平5mg(QD)对症处理,血压控制欠佳。2017-07-29入院。

患者无畏寒、发热,无恶心、呕吐,无腹痛、腹胀,无阴道流血、流液等。

体格检查 血压128/86mmHg,体重52kg,宫高27cm,腹围89cm,胎心138次/min,双下肢水肿。

辅助检查 2017-07-20四维超声示:单活胎,超声估测孕龄29⁺⁶周,双顶径77mm,股骨长55mm,羊水16.28cm,室间隔膜部可疑1.8mm回声失落,未检出明显穿隔血流。肝肾功能检查:血肌酐170.6μmol/L。尿常规检查:尿蛋白(＋＋)。

【入院诊断】

1. 妊娠相关情况(孕2产0孕31⁺⁵周,臀位待产);
2. 糖尿病、糖尿病肾病;
3. 高血压2级(合并子痫前期);
4. 甲状腺功能减退。

【诊疗过程】

用药:予氨氯地平5mg(口服,QD)降压,硫酸镁解痉治疗,地塞米松6mg(肌注,Q12H)促胎肺成熟。

2017-08-02肾病中心会诊意见:硝苯地平30mg或非洛地平5mg,QD～BID,如肾功能进一步恶化,建议尽早终止妊娠。

终止妊娠:2017-08-10脐血流、羊水检查:胎儿脐动脉S/D及PI值增高。羊水指数10.9cm。脐动脉S/D 3.5～4.6,PI 1.2～1.4,心率131次/min。大脑中动脉S/D 3.8,PI 1.5。2017-08-11复查羊水,脐血流:胎儿脐动脉S/D及PI值增高。羊水指数

9.24cm。脐动脉 S/D 3.45～4.33，PI 1.3～1.5。心率 131 次/min。大脑中动脉 S/D 5.05，PI 1.66。考虑胎儿脐动脉 S/D 及 PI 值增高，继续待产母儿风险增高。2017-08-11 行剖宫产以终止妊娠。

腰硬联合麻醉达成后，选下腹正中切口，逐层进腹。进腹后见淡黄色腹水约 200ml，子宫下段形成尚可。术中以 LOA 位娩出一活婴：女，发育可，脐带长 60cm，无脐带绕体、绕颈，脐带水肿明显，Apgar 评分 9—9—10 分/1—5—10min，出生体重 1680g，身长 41cm。羊水清，量约 600ml。胎盘位于子宫前壁，胎盘、胎膜自娩完整。术中探查见双侧卵巢及输卵管外观无殊。术中宫体肌层注射缩宫素 10U，静滴缩宫素 20U，子宫下段收缩尚可，术中出血约 300ml。手术过程顺利，术中血压平稳，输液 1750ml，尿量 600ml 且色清。

术后抗感染、缩宫素促进子宫收缩、人血白蛋白补充白蛋白及补液对症处理。

2017-08-12 患者因高钾血症转入 ICU 治疗，钾 6.85mmol/L，血色素低（58g/L），白蛋白低。予护肾、消肿、降压、控制血糖、维持电解质平衡、维持心率和循环稳定、纠正贫血、营养支持等治疗，患者好转。2017-08-17 出院。

**【诊疗体会】**

如患有糖尿病肾病的女性未能接受彻底的治疗，其糖尿病肾病的症状未得到缓解，并伴有高血压和蛋白尿，那么妊娠后就会加重肾小球病变，可能导致肾功能衰竭，而且在妊娠的后期容易并发妊娠高血压综合征（即妊高征），进一步加重对肾脏的损害，使得糖尿病肾病恶化，从而影响到胎盘的功能，导致胎儿宫内缺氧，引起早产和死产。糖尿病肾病患者会出现蛋白尿增加，血压升高，血糖波动大，反过来又对肾功能造成十分明显的影响。临床上虽然可以通过纠正代谢紊乱阻止糖尿病肾病的发展，但对严重肾功能不全的患者［血清肌酐＞265μmol/L 或肌酐清除率＜50ml/（min·1.73m²）］而言，妊娠可能造成永久性损害，且肾功能不全对胎儿发育有不良影响，因此建议肾功能不全患者尽量避免妊娠。

对于妊娠合并糖尿病肾病患者，以下情况应考虑终止妊娠：糖尿病肾病患者妊娠早期如伴有高血压、冠状动脉硬化、肾功能减退或有增生性视网膜病变；妊娠合并糖尿病肾病患者经及时治疗后不能有效地控制其进展，同时发生重症妊娠高血压综合征、羊水过多、眼底动脉硬化及严重的肝肾功能损害；合并子痫、高血糖酮症酸中毒、低血糖昏迷时间较长，危及母子安全；胎儿宫内发育停滞及畸形等。如允许继续妊娠，患者应在高危门诊检查与随访：孕 28 周前，每月检查 1 次；孕 28 周后，每 2 周检查 1 次。每次均应做尿糖、尿酮体、尿蛋白、血压和体重的测定。在严密监测下，无母儿合并症者可妊娠 38～39 周终止妊娠；如果出现母儿合并症，应适时终止妊娠，必要时完成促胎儿肺成熟；如果出现胎儿宫内窘迫，可以选择提前终止妊娠。

（李央）

## 第二节　妊娠合并甲亢

**【病历资料】**

患者女，31 岁，因"停经 37$^{+1}$ 周，胸闷 1 周余"入院。平素月经规律，周期 30 天，经期 5～6 天，经量中，色红，偶有痛经。末次月经时间为 2015-02-11，经量及性状同前。停经 1$^+$ 月，尿 HCG 阳性，B 超示：宫内早孕，活胎。停经早期，无明显恶心、呕吐等早孕反应。停经 3 个月，曾摔倒后少量阴道流血，口服保胎药物治疗后好转（具体不详）。停经 4$^+$ 月自觉胎动，持续至今无异常。未建围产期保健卡，未定期产前检查，未见明显异常。停经以来无发热、头痛，无胸闷、气急，无视物模糊，无皮肤瘙痒，无头昏眼花，无阴道流血、流液等不适，有双下肢水肿。2015-10-26 入院。

患者胸闷 1 周余，夜间憋闷转醒，上 3 层楼左右胸闷明显，感呼吸困难，平地行走胸闷不明显，无畏寒、发热，无头晕、乏力等不适。

**体格检查**　体温 37.3℃，脉搏 98 次/min，呼吸 18 次/min，血压 124/83mmHg。髂前上棘间径 25cm，髂嵴间径 27cm，骶耻外径 19cm，坐骨结节间径 9cm，宫高 35cm，腹围 105cm。先露头，衔接浮。胎位 LOA，胎心 136 次/min，胎儿重量估计 3000g，宫缩无。阴道检查：未查。

**辅助检查**　2015-10-12 甲状腺功能检查：FT$_3$ 4.6pmol/L，FT$_4$ 21.42pmol/L，TSH 0.01μU/ml。2015-10-25 B 超示：单胎，双顶径 91mm，股骨长 70mm，脐动脉 S/D 2.36，胎盘前壁，羊水深度 56mm。超声心动图示：EF45％，左心稍大，左室壁运动幅度普遍减弱，左室收缩肌舒张功能降低，肺动脉增宽，多瓣膜反流。

**【入院诊断】**

1.妊娠相关情况（孕 2 产 1 孕 37$^{+1}$ 周，头位待产）；

2.甲亢性心脏病，二尖瓣、三尖瓣反流；

3.心功能Ⅱ级；

4.瘢痕子宫。

**【诊疗过程】**

终止妊娠：考虑患者胸闷、呼吸困难 1$^+$ 周，心功能Ⅱ级，待产过程中母儿风险大，阴道试产过程中有失血性休克、心功能恶化、心力衰竭风险，行剖宫产以终止妊娠。

2015-10-29 行二次剖宫产术＋瘢痕修复整形术。麻醉下选下腹正中切口，逐层进腹，可见子宫下段形成佳。术中以 LOP 位娩出一活婴：男，发育可，脐带长 50cm，无绕颈、绕体，断脐后台下处理，Apgar 评分 10—10—10 分/1—5—10min，出生体重 3650g。羊水清，量约 500ml。胎盘位于子宫前壁，胎盘、胎膜自娩完整，术中静滴缩宫素 20U，子宫收缩可，术中出血约 300ml。术中探查见双侧卵巢及输卵管无殊。术中血压平稳，输液 500ml，尿 100ml 且色清。新生儿予母婴早接触。因患者甲亢性心脏病心功能Ⅱ级，予转监护室，新生儿转儿科。

术后予预防感染、抗甲亢等治疗,丙硫氧嘧啶 50mg,口服,TID。

术后恢复可,术后 4 天出院。

**【诊疗体会】**

妊娠合并甲亢性心脏病的治疗以对症治疗为主,纠正心律不齐、治疗心力衰竭。治疗方法:①对病情严重需立即控制者,可采用抗甲状腺药物(ATD)和放射性碘联合治疗。②合并心力衰竭者应限制钠盐摄入,使用利尿剂(减轻心脏负担)和强心药物(如洋地黄)及血管扩张剂。③对于心动过速的患者,可以采用 β-受体阻断剂(如普萘洛尔)。但普萘洛尔长期使用可使胎盘及胎儿发育不良,导致早产、新生儿呼吸抑制等,故妊娠期一般不用;且普萘洛尔对心肌收缩有抑制作用,故对心力衰竭患者禁用。为减少这种潜在危险,可选用超短效 $β_1$-受体阻断剂——艾司洛尔,初始剂量为 0.5mg/(kg·min),静推或静滴,维持量为 0.05mg/(kg·min)。还可推荐拉贝洛尔静滴,1mg/min,每次用 10mg,其 β-受体阻滞强度为普萘洛尔的 15%～25%。④使用镇静剂可减少患者躁动,利血平和呱乙啶既可降低心率又可改善躁动,但应注意直立性低血压。⑤预防和治疗感染。

经积极治疗仍有下列情况者需考虑终止妊娠:妊娠早期即发生心力衰竭者;心脏明显扩大者;经治疗心力衰竭控制不理想或反复发作者;重度甲亢经治疗效果不好,或对 ATD 过敏、有毒副作用又不宜手术者。

(李央)

# 第三节　妊娠合并甲状腺肿瘤

**【病历资料】**

患者女,31 岁,0-0-1-0,因"停经 $31^{+4}$ 周,发现肝占位 1 天"入院。平素月经不规律,周期 35～60 天,经期 5～6 天,经量中,色红,无痛经。末次月经时间为 2019-02-20,经量及性状同前。停经 $1^+$ 月,自测尿 HCG 阳性。2019-05-24 B 超示:双顶径 2.0cm。妊娠早期感轻微恶心、呕吐,早孕反应持续至孕 3 月余。妊娠早期有少许阴道出血,曾中成药保胎治疗 1 周,后好转。停经 $8^+$ 周建围产期保健卡,定期产前检查,NT、排畸超声、唐氏筛查均无异常。孕 25 周查 OGTT(4.63—9.83—8.74mmol/L),调整饮食后血糖监测正常。停经 $5^+$ 月自觉胎动,持续至今无异常。妊娠期血压、胎位、胎心均正常。停经以来无发热、头痛,无胸闷、气急,无视物模糊,无皮肤瘙痒,无双下肢水肿等。1 天前有上腹部疼痛,呈阵发性牵扯样疼痛,自觉腹部发紧,可及不规律宫缩,无异常阴道流血、流液,无下腹部坠胀感,无头痛、头晕,无发热等不适。至当地医院住院治疗 1 天,硫酸镁静滴后腹痛缓解。NST 正常,未及宫缩。2014 年前当地医院行甲状腺髓样癌手术(具体不详),术后一直口服左甲状腺素钠片至今。2019-09-29 入院。

患者无腹痛、腹胀,无异常阴道流血、流液,无下腹部坠胀感,无头痛、头晕,无发热等不适。

**体格检查**　体温37.2℃,脉搏118次/min,呼吸20次/min,血压133/81mmHg。神志清,精神可,心肺无殊,腹部膨隆如孕周,未及明显宫缩,双下肢无水肿。髂前上棘间径24cm,髂嵴间径27cm,骶耻外径19cm,坐骨结节间径9cm。宫高27cm,腹围90cm。先露头,未衔接。内诊未查。

**实验室检查**　2019-09-20肝功能检查:谷丙转氨酶41U/L,谷草转氨酶43U/L。血常规:血红蛋白89g/L。

**影像学检查**　2019-09-20胎儿生长测量:胎位LOA,胎心153次/min,双顶径7.7cm,头围27.3cm,腹围26.3cm,股骨长径5.7cm,胎盘左前壁I$^+$级,羊水指数12.0cm,脐动脉S/D 2.2。2019-09-28肝脏B超示:右肝下方占位(99cm×94mm)并肝内多发占位(32cm×26mm),性质待定;胆囊息肉样病变。

**【入院诊断】**

1.妊娠相关情况(孕2产0孕31$^{+4}$周,头位待产);

2.妊娠糖尿病;

3.甲状腺癌术后;

4.贫血并发于妊娠、分娩和产褥期;

5.肝占位性病变(肝癌? 血管瘤?);

6.胆囊息肉。

**【诊疗过程】**

用药:入院后予地塞米松6mg(肌注,Q12H)促胎肺成熟1个疗程,继续予左甲状腺素钠片。

2019-09-30查肿瘤标志物:甲胎蛋白270.7ng/ml,癌胚抗原494.5ng/ml,CA199＜2.00U/ml。2019-09-30甲状腺＋颈部淋巴结(浅表器官彩超),肝胆脾胰(彩超),双肾＋输尿管＋膀胱(彩超)检查:①双侧甲状腺术后,双侧颈部及锁骨上多发异常淋巴结肿大,转移考虑;②右肝多发结节,转移灶考虑,肝囊肿,胆囊多发息肉;③右肾上腺占位,转移灶考虑。

2019-10-05(孕32$^{+3}$周)临产先兆,气管插管全身麻醉复合神经阻滞麻醉下行剖宫产术,见子宫表面迂曲扩张血管,下段形成良好。术中以LOT位娩出一活婴:男,出生体重2080g,断脐后台下处理,Apgar评分2—7—9分/1—5—10min,因早产转入新生儿重症监护病房(NICU)。羊水清,量约1000ml。胎盘位于前壁,胎盘、胎膜自娩完整。术中静推卡贝缩宫素100μg,静滴缩宫素10U,子宫下段收缩佳,出血约450ml。术中探查见双侧卵巢及双侧输卵管无殊。术中血压平稳,输液1300ml(其中悬浮红细胞400ml,血浆400ml,晶体500ml),尿量150ml且色清。

术后抗感染、缩宫素促进子宫收缩及补液对症处理。

2019-10-09上中下腹部CT平扫＋增强:两侧肾上腺、胃贲门部、胰腺体尾部、肝脏多发转移瘤(结合病史,符合甲状腺髓样癌转移)。骨盆、胸腰椎及肋骨多发转移瘤。

2019-10-11 术后 6 天,家属要求自动出院回当地医院治疗,出院后病情恶化明显,产后 6 周患者死亡。

**【诊疗体会】**

妊娠会导致甲状腺癌的进展,多认为与 HCG 和雌激素的刺激作用、血管内皮细胞增殖活跃及妊娠期免疫抑制有关。

对妊娠期发现的结节,是否行超声引导下甲状腺细针穿刺细胞学(FNA)检查,需结合孕妇血清 TSH 水平、甲状腺超声学特征来评估,并充分考虑患者意愿。2015 年美国甲状腺学会(ATA)指南提出,妊娠期发现 1cm 以下结节(包括超声学特征为中高危型的结节),不常规进行 FNA;若结节>1cm(超声考虑高危型结节),即实性低回声结节或部分囊性结节伴实性低回声成分且包含以下 1 项及以上超声学特征:边缘不规则、微钙化、垂直生长、环形钙化伴突出的软组织成分、甲状腺外侵犯生长,考虑有 70%～90% 的恶性风险,建议 FNA 检查;妊娠 16 周以上且 TSH 水平被抑制的孕妇,其 FNA 检查应推迟至产后。

ATA 指南推荐:对妊娠早期诊断的分化型甲状腺癌,如果在 24～26 周前出现肿瘤明显生长或细胞学证实的淋巴结转移,建议妊娠中期行甲状腺部分或全切手术治疗;若甲状腺癌到妊娠中期都保持稳定或在妊娠中后期才被诊断,手术可推迟至产后或哺乳后。

本例患者为甲状腺癌术后,也需在孕前、妊娠早期监测甲状腺 B 超、甲状腺功能,防止甲状腺癌复发。

(李雨箫,李央)

## 第四节　妊娠合并肾上腺肿瘤

**【病历资料】**

患者女,23 岁,因"停经 24$^+$ 周,血压升高 2$^+$ 月"入院。患者平素月经欠规律,经期 5 天,周期 30 天,末次月经时间为 2014-06-13。停经 6$^+$ 周,建围产期保健卡,产前检查发现空腹血糖增高,未予重视。2 个月前常规产检发现血压偏高[(140～150)/(90～100)mmHg],无头痛、头晕,无胸闷、气急,未予以重视。1 个月前行 OGTT:13.64—22.77—27.05mmol/L。半月前复查血糖仍高,予胰岛素三餐前皮下注射,逐渐调整剂量。1 天前患者为行三维 B 超,爬楼梯后出现头晕,无天旋地转,无黑矇,无恶心、呕吐,无胸闷、气急,无腹痛、腹泻,无畏寒、发热,前往当地医院就诊。B 超示:左侧肾上腺区低回声,约 46cm×37mm,边界清。血钾 2.8mmol/L,尿糖(+++),ALT 816U/L,AST 445U/L。当地医院予 25% 硫酸镁口服解痉降压,硝苯地平 30mg(Q12H),美托洛尔 47.5mg 降压后效果不佳。至浙大一院急诊留观,予降压、降糖、补钾、护肝等对症支持治疗,经多学科团队会诊讨论后,患者及其家属要求终止妊娠,拟行引产术。2014-12-12 入院。

患者无头晕、头痛,无发热、畏寒,无恶心、呕吐,无腹痛、腹胀,无阴道流血、流液等不适。

**体格检查**　体温 37℃,脉搏 86 次/min,呼吸 20 次/min,血压 160/103mmHg。心肺无殊,肝脾触诊不清,双下肢无水肿。宫高 22cm,腹围 95cm,胎心正常。阴道检查未做。

**实验室检查**　2014-12-08 促肾上腺皮质激素测定:促肾上腺皮质激素 168.0pg/mL。皮质醇测定:皮质醇 35.0μg/dl。2014-12-11 肝功能常规检查:谷丙转氨酶 439U/L,谷草转氨酶 208U/L。抗核抗体系列检测:全阴性。

**影像学检查**　2014-12-06 B 超示:①肝内多发偏高回声结节,血管瘤首先考虑,胆囊结石,胆囊炎;②左侧肾上腺区低回声团,腺瘤?建议进一步检查(左侧肾上腺区探及一类圆形低回声团,大小 4.5cm×4.3cm×3.6cm,边界整齐,内部回声均匀,与肾之间有部分呈高回声,未见明显血流信号)。2014-12-08 肾上腺 MR 平扫+弥散:左侧肾上腺内侧支可见类圆形结节状异常信号灶,大小约 4.1cm×3.7cm,左侧肾上腺肿瘤。附见胆囊结石。2014-12-10 超声心动图示:①左室增大,左室收缩功能正常低值(LVEF:55%),左室舒张功能减退,主瓣、二尖瓣轻度反流,心包少量积液;②双侧胸腔未见明显液性暗区。

【入院诊断】

1. 中期妊娠;
2. 肾上腺肿瘤,高血压 3 级;
3. 糖尿病;
4. 低钾血症。

【诊疗过程】

用药:内分泌科会诊后调整胰岛素用量以控制血糖。

2014-12-22 行羊膜腔穿刺术,注入依沙吖啶 100mg。严密观察产程、生命体征等情况。产程进展顺利,2014-12-24 经阴道分娩一死胎(男,体重 1100g),胎盘、胎膜自娩完整(约 12cm×12cm,重 200g),脐带长 30cm,宫颈、阴道壁无裂伤,会阴擦伤,予可吸收线缝合,产时出血约 200ml。产后诊断:①中期妊娠;②肾上腺肿瘤,高血压 3 级,糖尿病,低钾血症。产后予头孢呋辛钠3.0g(静滴,BID)预防感染,溴隐亭回奶等对症处理。

2014-12-26 超声提示宫腔内容物,予行无痛清宫术。患者取膀胱截石位。常规消毒铺巾,暴露手术野。术前宫腔 14cm。术中刮出血凝块约 100ml。术后宫腔 12cm。术后床旁超声探查,腔无殊。手术经过顺利,术中出血约 10ml。术后患者安返病房。当天出院。

2015-05-07 患者来内分泌科门诊复查。查 24 小时尿蛋白:1.19g/L。OGTT:6.81—14.95—19.84—20.43mmol/L。胰岛素释放试验:9.4—35.2—37.2—37.1mIU/L。24 小时尿游离皮质醇:1126.34μg。皮质醇(8AM):20.4μg/dl。皮质醇(4AM):

19.4μg/dl。促肾上腺皮质激素(8AM):<5 pg/ml。促肾上腺皮质激素(4AM):<5pg/ml。诊断为库欣综合征,左侧肾上腺占位,继续予生物合成人胰岛素注射液降糖和非洛地平降压。

2015-05-25,患者因"颜面浮肿伴体重增加 3 年"再次入住泌尿外科,入院时血压144/100mmHg。2015-05-28 螺旋 CT 增强扫描:左侧肾上腺内侧支可见结节影,直径约34mm,其内密度不均匀,增强后病灶强化不明显,周围脂肪间隙清晰,考虑腺瘤。左侧肾上腺外侧支及右侧肾上腺未见异常密度影。后腹膜未见明显肿大淋巴结影(图6-1)。

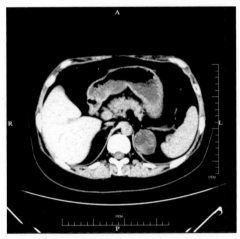

图 6-1  左侧肾上腺占位

2015-05-29 在全麻下行腹腔镜下左侧肾上腺肿瘤切除术。术中切除左侧肾上腺肿瘤,并予以送检。

2015-06-03 病理报告:送检肾上腺组织,切面见一金黄色结节,大小 4cm×3.8cm,有包膜。镜检示:肿瘤细胞由透明细胞、杂交细胞、致密细胞混合形成,包膜完整,其旁可见胆固醇结晶析出。结论:(肾上腺)皮质腺瘤。

**【诊疗体会】**

妊娠期库欣综合征的病因以肾上腺来源为主,其中肾上腺肿瘤占 44.1%。出现这种差异的原因可能是由于肾上腺肿瘤患者高雄激素血症不明显,排卵功能受影响较小。库欣综合征会明显增加孕妇和胎儿不良事件的风险,如高血压、子痫和糖尿病,甚至死亡。库欣综合征早产的发生率约为 43%,胎儿发育迟缓约为 21%。因此,一旦妊娠合并库欣综合征,应及时治疗,可以很好地控制并发症,并得到相对理想的妊娠结局。妊娠期发现库欣综合征并非终止妊娠的绝对指征。本例患者自行要求引产。

妊娠期肾上腺肿瘤的治疗:在妊娠早期确诊者可终止妊娠后手术治疗;妊娠中期确诊者建议手术切除;妊娠晚期或有手术禁忌情况下,可以药物治疗,建议用美替拉酮,产后再进行手术治疗。有研究结果显示,妊娠期间手术组围产期新生儿死亡率和孕妇的并发症有所下降,但早产和胎儿发育迟缓的发生率似乎不受影响。

(李央)

# 第七章　妊娠合并泌尿系统疾病

## 第一节　妊娠合并肾血管平滑肌脂肪瘤

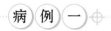

**【病历资料】**

患者女,24 岁,0-0-1-0,因"停经 35$^{+5}$ 周,发现羊水减少半天"入院。平素月经规律,周期 35 天,经期 7 天,经量少,色红,有痛经。末次月经时间为 2020-02-12,纠正后末次月经时间为 2020-02-19,经量及性状同前。停经 40$^{+}$ 天,自测尿 HCG 阳性。停经 50$^{+}$ 天,B 超示:宫内早孕,活胎,芽长 0.7cm。停经 1$^{+}$ 月,有轻微恶心、呕吐等早孕反应。停经 2$^{+}$ 月,自行好转。停经 10$^{+}$ 周建围产期保健卡。唐氏筛查、NT 正常。OGTT:4.12—9.47—8.62mmol/L(通过运动饮食控制,后未检测血糖,控制情况不详)。定期产前检查,血压、胎位、胎心均正常。停经 4$^{+}$ 月自觉胎动,持续至今无异常。妊娠期反复腹痛,阴道流血、流液 2 次,地屈孕酮片(10mg,QD)保胎治疗,治疗时间不详。孕 20$^{+}$ 周产检时发现腹腔巨大肿物,当地医院 B 超示:肝内多发高回声占位,血管瘤? 转移性待排。附见右侧腹巨大高回声团,右肾上腺巨大肿瘤可能性大,性质待定。患者自诉无明显不适,无恶心、呕吐,无腹痛、腹胀,无寒战、高热,无皮肤巩膜黄染等。后辗转于多个医院就诊,都未治疗。为求进一步治疗,于浙大一院肿瘤外科就诊,查双肾＋输尿管(彩超):右肝多发高回声结节,转移性肿瘤? 血管平滑肌脂肪瘤? 附见右侧腹膜后偏高回声团,脂肪肉瘤? 后腹膜穿刺病理检查提示:血管平滑肌脂肪瘤首先考虑。2020-10-26 入院。

患者偶有腹部紧缩感,无恶心、呕吐,无阴道流血、流液,无畏寒、发热等不适。

体格检查　体温 37.1℃,脉搏 75 次/min,呼吸 20 次/min,血压 124/71mmHg。心肺无殊,肝脏触诊未及。宫高 30cm,腹围 93cm。头先露,未衔接。

辅助检查　2020-07-16 穿刺病理:(后腹膜)富于脂质的肿瘤,血管平滑肌脂肪瘤首先考虑。免疫组化结果:鼠双微粒体基因 2(*MDM2*)(灶＋),Ki-67(＋,2％),P16(－),S-100(＋),脊髓性肌萎缩症(SMA)(＋),结构蛋白(Desmin)(灶＋),单克隆抗体(HMB45)(灶＋),黑色素 A(Melan A)(＋)。2020-10-12 后腹膜彩超示:右侧后腹膜见一高回声团块,包绕右肾动、静脉,与下腔静脉关系密切,界清,范围约 24.0cm×

13.2cm,内回声尚均匀,可探及少许血流信号。2020-10-26 查羊水指数:4.5cm。

【入院诊断】

1. 羊水过少;

2. 妊娠糖尿病;

3. 腹部肿物;

4. 孕 2 产 0 孕 35$^{+5}$ 周。

【诊疗过程】

终止妊娠:2020-11-02 患者反复羊水减少,缩宫素引产后宫颈改变不明显,胎头下降不理想。后复查羊水再次减少,患者不规律宫缩,不排除宫内羊水污染可能,行剖宫产终止妊娠。

腰硬联合麻醉下行子宫下段剖宫产术。麻醉达成后,患者取平卧位。常规消毒铺巾,暴露手术视野。腹部切口选择下腹竖形切口,逐层进腹。入腹腔后见子宫下段形成欠佳。术中选择子宫下段切口,破膜,见羊水清,量约150ml。术中以 LOA 位分娩出一活婴:女,无脐带绕颈、绕体,断脐后台下处理,Apgar 评分 9—10—10 分/1—5—10min,出生体重 3020g,身长 50cm。胎盘、胎膜自娩完整,胎盘娩出后予宫腔填塞纱布 1 块,缝合子宫前取出。术中静推卡贝缩宫素 100μg,静滴缩宫素 10U。术中出血约 200ml。探查见双侧卵巢及双侧输卵管外观无殊。术中血压平稳,输液 1000ml,尿量 300ml。手术过程顺利,术后患者安返病房。

术后预防感染、缩宫素促进子宫收缩及补液对症处理。因术后第 6 天开始,反复发热约 6~7 天,体温最高 39℃。伴炎症指标和白细胞比例增高,中性粒细胞比例增高。产后 10 天行 MRI 检查,提示右后腹膜含脂肿块,血管平滑肌脂肪瘤考虑,右肾来源(图 7-1)。多学科团队会诊意见:①右侧后腹膜巨大肿瘤,考虑右肾血管平滑肌脂肪瘤来源;肝脏多发占位,考虑小错构瘤。②患者全身无毒血症,目前不考虑感染,反复发热考虑肿瘤相关,继续积极抗感染治

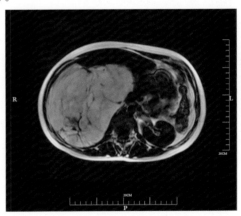

图 7-1　后腹膜巨大肿块

疗,监测血象及体温。③待产褥期后择期行手术或介入栓塞治疗。告知患者及家属目前肿块良性考虑,有反复发热可能。

2020-12-01 肝胆外科手术治疗:术中见巨大腹膜后肿瘤,长径大于 30cm,重量 3.2kg。切开肿瘤后发现其富含脂肪成分,与右肾关系紧密。行腹膜后巨大肿瘤切除术＋右肾切除术＋肝转移灶切除术＋术中肝脏肿瘤射频术。术后病理:(右腹膜后肿瘤＋右肾)富含脂肪的肿瘤,符合血管平滑肌脂肪瘤。

**【诊疗体会】**

肾血管平滑肌脂肪瘤（renal angiomyolipoma）在组织学上主要由脂肪组织、平滑肌和血管组成，又称为肾错构瘤。肾血管平滑肌脂肪瘤在所有肾脏实质性肿块中约占3%，可以孤立存在，也可以和其他疾病并发，例如结节性硬化症或者肺淋巴管平滑肌瘤病（pulmonary lymphangioleiomyomatosis，PLAM）。大多数肾血管平滑肌脂肪瘤是没有症状的，偶然在日常体检中发现或者终身不被发现；有些肿瘤破裂会引发腹部或者腰背部的疼痛、低血压甚至休克等情况；有些导致血尿，或者肿瘤压迫正常肾脏组织而导致肾功能损害，当出现以上症状的时候，常常通过 B 超、CT 或 MRI 等影像学检查手段进行诊断。

妊娠与肾血管平滑肌脂肪瘤的相互影响虽尚未定论，但目前主要观点：①肾血管平滑肌脂肪瘤瘤体内具有雌激素和孕酮受体，其生长速度与雌激素水平正相关，而妊娠期雌激素水平处在增高状态，导致肾血管平滑肌脂肪瘤生长速度加快，出血风险增加；②妊娠期循环血量和肾脏血流量增加，瘤体血管更加丰富，随着孕周的不断增加，增大的子宫压迫瘤体，导致破裂的风险变大。肾错构瘤出血好发于妊娠中晚期。既往临床经验认为，这与孕 28 周起肾动脉血流速度达到高峰并维持高水平，肾血流量增加60%～80%，同时胎儿生长发育增快有关；妊娠合并肾血管平滑肌脂肪瘤的患者预后与是否孕前被诊断、早期诊断、出血量的多少及早期治疗的水平有关。因此对此病患者，应加强出血风险的告知，尤其是妊娠中晚期，应权衡母体及围生儿结局，提前做好风险评估。

妊娠期肾血管平滑肌脂肪瘤出血治疗的报道极少见，对于其治疗也尚无成熟经验及统一标准。在保守治疗过程中，若胎心监护发现胎儿有窘迫可能，且孕妇心力衰竭指数持续升高，应及时手术终止妊娠，行子宫下段剖宫产术。结合目前的文献报道，妊娠期肾血管平滑肌脂肪瘤通常并不影响胎儿的安全，除非肿瘤破裂出血引起母体的血流动力学不稳定。即使肾血管平滑肌脂肪瘤有破裂，如果血压稳定，瘤体出血病情平稳，无进展，也可考虑保守治疗，通过密切临床观察，权衡母体及围生儿安全，选择自然分娩或终止妊娠。

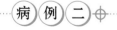

**【病历资料】**

**第一次妊娠**

患者，女，20 岁，孕 1 产 0，因"妊娠 28 周，腹痛 5 天"入院。B 超示：右肾大小13.5cm×5.9cm，左肾大小 13.1cm×5.8cm，包膜完整；双肾实质内探及多枚偏高回声结节，右侧较大者约 6.5cm×5.0cm，边界清，内回声不均，左侧较大者约 1.3cm×1.3cm，边界清，内回声均。左肾后外方可及不均质回声肿块，包绕肾脏，边界不清，未见明显血流信号,范围大于 $15.9\text{cm} \times 5.4\text{cm}$。考虑肾血管平滑肌脂肪瘤出血,对症治疗后好转出院。

同次妊娠,因"停经 $35^{+6}$ 周,腹痛 7 小时入院"。辅助检查:血红蛋白 $93\text{g/L}$。B 超示:左肾与脾脏之间探及一片状液性暗区,范围约 $12.0\text{cm} \times 4.9\text{cm}$,考虑肾血管平滑肌脂肪瘤出血(图 7-3)。行急诊剖宫产术,新生儿出生体重 $2300\text{g}$。术后复查,血红蛋白 $57\text{g/L}$,排除产后出血,考虑肾血管平滑肌脂肪瘤出血可能,予输血、入住 ICU 对症治疗。术后 6 天,CT 示:右肾下极后部可见 2 枚假性动脉瘤影。行选择性肾动脉造影+栓塞术。术后 8 天,转回普通病房。出院后随访,未见明显增大。

**第二次妊娠**

23 岁,孕 2 产 1,因"停经 $32^{+3}$ 周,反复胸闷干咳 3 天"第三次住院。B 超示:左侧胸腔可见片状液性暗区,宽约 $9.8\text{cm}$,右侧无。右肝内探及偏高回声结节,大小约 $0.9\text{cm} \times 0.8\text{cm}$;右肾大小约 $11.1\text{cm} \times 4.5\text{cm}$,左肾大小约 $12.9\text{cm} \times 5.8\text{cm}$,双肾位置正常范围,包膜欠完整;肾实质回声均匀呈低回声,皮髓质分界清楚,双肾内探及多枚不均质偏高回声团,较大者向外生长,右侧较大约 $2.6\text{cm} \times 2.5\text{cm}$,左侧较大约 $17.2\text{cm} \times 10.1\text{cm}$。T-SPOT(-)。胸腔积液穿刺生化:葡萄糖 $2.96\text{mmol/L}$,腺苷酸脱氨酶 $6.00\text{U/L}$,蛋白 $42.96\text{g/L}$,乳酸脱氢酶 $157.00\text{U/L}$。予胸腔穿刺引流;7 天后无胸腔积液,遂夹闭;又过 7 天后,再次胸腔积液,宽约 $6.1\text{cm}$ 并逐渐增多,再次引流后又减少;反复多次引流后,于 $35^{+4}$ 周行二次剖宫产术。术后第一天,CT 示:左侧大量胸腔积液,左肺下叶及舌段受压不张(图 7-4)。术后 5 天,左侧胸腔液性暗区宽约 $9.36\text{cm}$,继续引流。术后 21 天,B 超示:左侧胸腔探查可见片状液性暗区,宽约 $3.3\text{cm}$。带管出院,后胸腔积液自行消失。

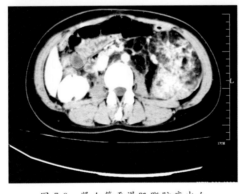

图 7-3 肾血管平滑肌脂肪瘤出血

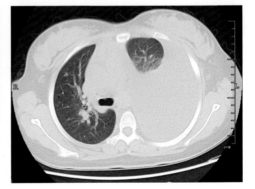

图 7-4 左侧胸腔积液

**【诊疗体会】**

肾血管平滑肌脂肪瘤常见于中年女性,有学者发现 25％的病例中发现雌激素受体和孕酮阳性。有几项临床观察表明,雌激素可促进肾血管平滑肌脂肪瘤的生长。女性肾血管平滑肌脂肪瘤出现更频繁、尺寸更大、妊娠期间出血性并发症增多。另外,雌激素治疗也会导致肾血管平滑肌脂肪瘤的生长、增大。

肾血管平滑肌脂肪瘤可能合并肺淋巴管平滑肌瘤病,导致胸腔积液和乳糜胸(一般为单侧)。CT 提示,存在肺囊肿。PLAM 几乎只发生在生殖年龄的妇女身上,妊娠和使用雌激素类口服避孕药会加重已经存在的血管平滑肌脂肪瘤症状。本例患者在第二次妊娠时出现了胸腔积液,胸腔穿刺液成乳白色,生化指标提示高甘油三酯、胆固醇、乳糜微粒,肺部 CT 提示存在肺结节和囊肿,符合肺淋巴管平滑肌瘤的表现。

本患者在第一次妊娠时 2 次肾血管平滑肌脂肪瘤破裂出血:28 周时,保守治疗;35 周时,行剖宫产分娩,后进行肾血管栓塞治疗。第二次妊娠时,患者出现 PLAM,导致乳糜胸。这种情况出现在同一个患者的不同妊娠时间内属实罕见。

(周薇,李央)

## 第二节　妊娠合并膀胱肿瘤

**【病历资料】**

患者女,38 岁,1-0-1-1,因“停经 39 周,发现间断性无痛血尿 1⁺ 年”入院。平素月经规律,周期 28 天,经期 3 天,经量中,色红,无痛经。末次月经时间为 2018-05-12,经量及性状同前。停经 1⁺ 月,自测尿 HCG 阳性。2018-06-28 B 超示:芽长 0.6cm,可及心搏。停经以来稍有恶心、呕吐等早孕反应。孕 4 月建围产期保健卡,NT、OGTT、排畸超声未见明显异常,早期未行 NIPT 或羊膜腔穿刺术。停经 5 个月,自觉胎动,持续至今无异常。停经以来有间断性血尿,无发热、头痛,无胸闷、气急,无视物模糊,无皮肤瘙痒,无双下肢水肿,无阴道流血、流液等。2017-02-17 在当地医院,在腰麻下行右输尿管逆行置管术＋经尿道膀胱肿瘤电切术,病理报告:(膀胱肿块)破碎尿路上皮乳头状肿瘤,考虑低级别尿路上皮癌伴灼烧伤。自诉术后 3 个月发现有间断性血尿,无尿急、尿频、尿痛等不适,自服中药治疗,具体不详。孕 31⁺⁴ 周,仍有血尿,就诊于浙大一院泌尿外科,膀胱超声示:膀胱壁上可见大小约 7.1cm×4.0cm×4.1cm 低回声团,形态不规则,内可见血流信号。膀胱占位,提示恶性肿瘤。膀胱镜检查示:膀胱左侧颈口、前壁、底部、左侧壁、顶部可见多发散在菜花样肿物,大者约 4.0cm×4.5cm;膀胱颈口活检病理示低级别尿路上皮乳头状肿瘤。经多学科团队会诊讨论后,建议终止妊娠后行手术治疗。2019-02-09 入院。

患者偶有血尿,无尿急、尿频、尿痛,无腹痛、腹胀,无阴道流血、流液,无畏寒、发热等不适。

**体格检查**　体温 36.3℃,脉搏 104 次/min,呼吸 20 次/min,血压 138/89mmHg。心肺无殊,腹软,宫高 32cm,腹围 95cm。胎位头位,胎心 142 次/min。阴道无流血,双下肢水肿(一)。

**辅助检查**　2018-12-24 盆腔(骨盆)MR 平扫＋弥散(1.5T):膀胱后壁肿块。宫内妊娠,请结合临床。膀胱充盈良好,近后壁下见 2.6cm×5.1cm 异常信号肿块,$T_1$ 加权成像($T_1$WI)呈等信号,$T_2$ 加权成像($T_2$WI)呈稍高信号,边缘分叶状不光整,膀胱外壁无毛糙。子宫外形明显增大,宫腔内见胎儿影,胎儿头颅大小约 7.8cm×8.7cm。子宫颈结构完整,信号无殊。两侧附件未见异常信号灶,盆腔内肠管、肠壁未见异常增厚,肠腔未见异常扩张及异常气液平面。盆腔内未见肿大淋巴结影。2018-12-20 胎儿生长测量:宫内孕,单活胎。超声估测孕龄 31$^{+2}$ 周,估测胎儿体重 1718g±251g,建议复查。胎位 LOA,胎心 164 次/min,胎动可及。BPD 7.9cm,HC 29.1cm,AC 27.7cm,FL 5.7cm,HL 5.3 cm。胎盘前壁 GrⅠ$^{+}$级,厚度3.0cm。羊水指数 16.8cm。脐动脉 S/D 2.01,PI 0.68。

**【入院诊断】**

1. 膀胱肿瘤(低级别尿路上皮乳头状肿瘤,术后复发);
2. 妊娠相关情况(孕 3 产 1 孕 39 周)。

**【诊疗过程】**

经泌尿外科和产科联合讨论,考虑经阴道分娩风险大,以及患者有膀胱肿瘤,建议先行剖宫产术,后行膀胱肿瘤切除术。

2019-02-10 在硬膜外麻醉下行剖宫产术＋膀胱部分切除术。麻醉成功后取下腹正中纵行切口 14cm,逐层进腹,入腹腔见子宫下段形成佳。术中托胎头以 LOA 位娩出一男婴:发育可,出生体重 3060g,身长 50cm,无脐带绕颈,断脐后台下处理,Apgar 评分 10—10—10 分/1—5—10min。羊水清,量约 600ml。胎盘位于前壁,胎盘、胎膜自娩完整。术中宫体肌层注射缩宫素 10U,静滴缩宫素 10U,子宫收缩佳,予缝合止血,术中出血约 200ml。术中探查见双侧输卵管无殊。缝合腹膜层后请泌尿外科主任医师上台行膀胱部分切除术。

泌尿外科医师上台后,延长下腹正中切口至耻骨联合,切开膀胱,见肿瘤多发。较大一枚位于膀胱颈口及三角区,菜花样,带蒂,约 5cm×3cm×3cm,肿瘤表面可见出血点;其余肿瘤分布在膀胱底部、顶部、右侧壁等多处,其余膀胱黏膜未见其他新生物,可见两侧输尿管口(图 7-8)。用电刀对距肿瘤边缘 1cm 处黏膜进行切开标记,用电刀切开膀胱肌层至深肌层及外膜层,完整切除肿瘤及其周围 1cm 的正

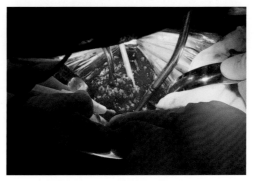

图 7-8　菜花状的膀胱肿瘤

常膀胱组织,电凝创面基底处,用 3-0 可吸收线连续缝合修补膀胱切除处,冲洗膀胱(冲洗液清),用 2-0 Dexon 线连续缝合膀胱切口全层。检查术野无明显出血,置耻骨后引流管一根,依次缝合切口。改留置 FR-22♯三腔导尿管,持续冲洗膀胱。手术顺利,术中无明显出血。术后患者安返病房。

术后抗感染治疗,缩宫素(肌注,QD)促进子宫收缩及补液支持等治疗。择期出院。

**【诊疗过程】**

膀胱肿瘤90％以上为移行上皮细胞癌,极少发生在妊娠期,可能与膀胱移行细胞的癌基因被雌激素抑制有关。妊娠期膀胱肿瘤临床症状多表现为无痛性肉眼血尿,也有尿频、尿痛、尿急等表现。妊娠期膀胱肿瘤的诊断方法首选对孕妇及胎儿无影响的B超检查,建议产前检查的同时行泌尿系B超检查,以尽早发现膀胱肿瘤。膀胱镜检＋组织活检是膀胱肿瘤确诊最准确的方法,目前未见膀胱镜对孕妇及胎儿有明显副作用的报道。故如怀疑膀胱肿瘤,应尽早行膀胱镜检查,以免延误诊断和治疗。

对于浅表性膀胱恶性肿瘤,如妊娠早期,为避免手术及后期化疗对胎儿影响,建议尽早终止妊娠并予以手术和化疗;如妊娠晚期,因表浅性肿瘤进展较慢,可考虑分娩后再处理肿瘤或者行手术。

本例患者妊娠晚期合并膀胱肿瘤,故终止妊娠后同台手术处理,先进行腹膜内的剖宫产术,后行腹膜外的膀胱肿瘤切除术,避免肿瘤在腹腔内播散种植。术后进行膀胱插管化疗,患者病情稳定。

(李央)

## 第三节　妊娠合并乙状结肠代膀胱术后

**【病历资料】**

患者女,46岁,1-0-2-1,因"停经36$^{+6}$周,胎动减少2天"入院。平素月经规律,末次月经时间为2018-08-20,经量及性状同前。停经1$^+$月,自测尿HCG阳性。2018-10-09 B超示:宫内早孕,芽长0.7cm。停经以来稍有恶心、呕吐等早孕反应。停经4个月,建围产期保健卡,NT、OGTT、排畸超声未见明显异常。2019-01-07行羊膜腔穿刺术,未见明显异常。妊娠期血压、胎位未见异常。停经以来无血尿,无尿频、尿痛,无发热、头痛,无胸闷、气急,无视物模糊,无皮肤瘙痒,无双下肢水肿,无阴道流血、流液等。2天前无明显诱因下感胎动较前减少,遂至当地医院住院检查:胎心监护可疑型,诊断胎儿宫内窘迫? 2019-05-03入院。

患者2015年因膀胱肿瘤在浙大一院行根治性膀胱全切术＋回肠新膀胱术。术后病理示:浸润性尿路上皮癌(高级别)。

**【入院诊断】**

1. 膀胱癌全切术后;
2. 妊娠相关情况(孕4产1孕36$^{+6}$周,头位待产);
3. 胎儿宫内窘迫(?);
4. 高龄经产妇妊娠监督。

**【诊疗过程】**

入院后完善相关检查,胎心监护无明显反应,行急诊剖宫产术。术中见子宫下段前可及肠管(回肠代膀胱部分),肠管供血佳,可见肠管营养血管呈膜状分布,覆盖子宫表面(图7-9)。暴露子宫中下段,见子宫下段形成差。术中娩出一活婴:女,Apgar评分10—10分/1—5min,出生体重2760g,身长49cm。羊水清,量约600ml。术中出血约200ml。术中请泌尿外科台上会诊,探查见膀胱完整,予亚甲蓝膀胱通液术,未见亚甲蓝溢出。术中血压平稳,输液1600ml,尿量200ml且色清。

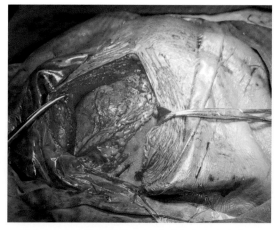

图7-9　给乙状结肠供血的系膜匍匐在子宫表面

**【诊疗体会】**

根治性膀胱切除术+原位乙状结肠代膀胱术已成为膀胱肿瘤患者的主要手术方式。该手术将肠道储尿囊直接与后尿道吻合,使术后患者能经尿道自主排尿。术后通过系统的新膀胱功能训练,新膀胱具有稳定的代膀胱功能。如同妇科领域常见的乙状结肠代阴道手术一样,该手术术中截取的乙状结肠肠段需保留至少1支肠系膜血管。

本例患者的剖宫产手术难点在于对乙状结肠系膜血管的正确识别,否则容易误认为腹腔粘连,行血管结扎术而导致保留的肠系膜血管损伤,引起代膀胱血供不良。

(李央)

## 第四节　妊娠合并慢性肾功能衰竭

**【病历资料】**

患者女,33岁,因"停经34$^{+2}$周,肾功能衰竭9年"入院。有肾功能衰竭病史9年,妊娠晚期每周5次血液透析。平素月经规律,周期27天,经期5天,经量中,色红,无痛经。LMP时间为2016-06-02,行经同前。停经40$^+$天,自测尿HCG阳性。停经2$^+$月,B超示:宫内早孕,活胎;胎儿淋巴水囊瘤? 停经以来无明显恶心、呕吐等早孕反应。2016-09-08 B超示:宫内孕;单活胎;胎儿右侧脉络丛暗区;胎儿NT值增厚(0.74cm);胎儿颈部可见两个暗区(0.64cm×0.39cm、0.66cm×0.43cm)。停经17$^+$周,建围产期保健卡,定期产前检查。停经16周自觉胎动,持续至今无异常。2016-10-11胎儿超声心动图示:胎儿先天性心脏病;右心室双出口,室间隔缺损,肺动脉狭窄。2016-10-20经产前诊断中心专家组会诊,意见如下:考虑胎儿心脏异常,生后可能需手术治疗。2016-10-31 染色体核型分析：未见明显异常。2016-11-17 Array 检查：未见染色体拷贝数增加/缺失。自诉唐氏筛查、OGTT 正常（报告未见），定期产检，血压、胎位、胎心均正常。2017-01-28 入院。

患者无畏寒、发热，无阴道流血、流液等不适。

体格检查　体温 36.3℃，脉搏 81 次/min，呼吸 18 次/min，血压 121/91mmHg。髂前上棘间径 23cm，髂嵴间径 26cm，骶耻外径 19cm，坐骨结节间径 9cm，宫高 30cm，腹围 90cm。先露头，未衔接。

辅助检查　2017-01-22 胎儿生长测量：宫内孕，单活胎。超声估测孕龄 32 周。胎位 LOA，胎心 145 次/min，胎动可及。双顶径 8.3cm，头围 29.2cm，腹围 28.0cm，股骨长 6.1cm，肱骨长 5.3cm。胎盘后壁 Gr Ⅰ级。羊水指数 15.39cm。脐动脉 S/D 2.39，PI 0.85。备注：胎儿室间隔连续性中断，宽约 0.99cm，肺动脉起源于右心室，主动脉大部分起源于右心室。结论：胎儿先天性心脏病，室间隔缺损，右心室双出口。建议复查。

【入院诊断】

1. 妊娠相关情况（孕 1 产 0 孕 34$^{+2}$ 周，LOA 位待产）；

2. 肾功能衰竭，肾性高血压；

3. 肛瘘；

4. 白内障术后（右眼）。

【诊疗过程】

用药：患者偶有宫缩，予盐酸利托君 10mg（口服，Q3H）抑制宫缩，拉贝洛尔 50mg（口服，Q8H）控制血压。

终止妊娠：2017-01-30 行子宫下段剖宫产术。麻醉下选下腹正中切口，逐层进腹。子宫位置居中，子宫下段形成欠佳。选择子宫下段横切口。剪开膀胱反折腹膜，下推膀胱，暴露子宫下段肌层，钝性撕开下段。切口见羊膜囊，破膜，见羊水清，量约 800ml。术中以 LOA 位娩出一活婴：男，无脐带绕颈、绕体，Apgar 评分 7—9—9 分/1—5—10min，出生体重 1810g，身长 42cm。胎盘附着子宫后壁，胎盘、胎膜自娩完整。术中探查见双侧卵巢及输卵管外观无殊。术中宫壁注射缩宫素 10U，静滴缩宫素 20U，子宫收缩尚可，术中出血约 450ml。术中血压高，维持在（153～205）/（76～108）mmHg，输液 1000ml，无尿。新生儿因早产儿、先天性心脏病转儿童保健医院（孩子 2 岁 10 个月时在全麻低温体外循环下行肺动脉环缩去除术＋卵圆孔未闭修补术＋心室内隧道修补术＋肺动脉成形术，手术顺利。目前孩子生长发育良好）。

产妇术后送 SICU 观察 1 天后返回病房。继续每周 5 次血液透析，并预防感染、缩宫素促进子宫收缩及补液对症处理，以盐酸乌拉地尔维持治疗，卡托普利 12.5mg（口服，Q8H）＋硝苯地平 30mg（口服，Q12H）控制血压。

2017-02-08 出院。

**【诊疗体会】**

血液透析是严重慢性肾功能不全患者赖以维持生命的一种重要措施。血液透析疗法可替代正常肾脏的部分排泄功能,但不能替代正常肾脏的内分泌和新陈代谢功能。透析者在妊娠后倾向于发生容量负荷过重、高血压明显恶化和(或)叠加先兆子痫。故患慢性肾功能衰竭而需长期血液透析的妇女不宜妊娠,在透析过程中必须采取严格的避孕措施。

在肾病中心的全程监护下,浙大一院共收治 5 例强烈要求妊娠的血液透析患者。其中一例因排畸超声发现胎儿右眼球缺失行水囊引产术,其余 4 例均获得新生儿。其中,胎龄最小 $31^{+4}$ 周,Apgar 评分 6—8—10 分/1—5—10min,出生体重 1260g;其余几例胎龄均 $34^+$ 周。

先兆早产是血液透析患者妊娠的共同特点,患者在妊娠中晚期会出现明显的宫缩,硫酸镁、盐酸利托君和阿托西班均可使用,但由于患者肾脏无排泄功能,需注意硫酸镁和盐酸利托君剂量。

血压容易波动是妊娠合并慢性肾功能衰竭患者的特点,因此,患者的血液透析次数需由平时的每周 3 次逐渐增加至 6 次。患者在术后 1 天开始透析治疗,预防性使用低分子肝素,均未增加产科出血风险。

在浙大一院小样本的临床研究中,5 例患者有 2 例胎儿出现结构上的畸形。本例新生患儿罹患右心室双出口,室间隔缺损,肺动脉狭窄,出生后获得手术治疗,效果良好。

(徐莹,李央)

## 第五节　妊娠合并肾结石、双肾积水

**【病历资料】**

患者女,25 岁,0-0-0-0,因"停经 $26^{+5}$ 周,腰酸、腰痛 10 天,腹胀 3 天"入院。平素月经规律,周期 30 天,经期 5～6 天,经量中,色红,无痛经。末次月经时间为 2014-03-03,经量及性状同前。停经 $40^+$ 天,尿 HCG 阳性。停经 2 个月,B 超示:宫内早孕,活胎。停经以来无明显恶心、呕吐等早孕反应。停经 $5^+$ 月自觉胎动,持续至今无异常。停经 $12^+$ 周,建围产期保健卡,唐氏筛查、OGTT 正常。定期产检,血压、胎位、胎心均正常。停经以来无发热、头痛,无胸闷、气急,无视物模糊,无皮肤瘙痒,无双下肢水肿,无阴道流血、流液等。2014-08-21 无明显诱因下出现腰酸、腰痛,腰痛呈阵发性加剧,伴恶心、呕吐,无尿频、尿急、尿痛,无畏寒、发热,无阴道流血、流液,遂于 2014-08-31 至当地医院就诊。B 超示:左肾多发结石;右肾轻度积水,左肾上极局限性积水,双侧输尿管上端轻度扩张。肾功能检查:肌酐 $120\mu mol/L$,尿隐血(+),未予特殊处理。因腰痛持续加剧,3 天前开始出现腹胀,伴肛门停止排气、排便,至浙大一院急诊。B 超示:双肾多发结石,伴双肾积水(左肾重度);左侧输尿管上段结石伴积水。泌尿外科会诊后予行左肾双J管置入术。2014-09-05入院。

患者腰酸、腰痛、腰痛呈阵发性加剧，伴恶心、呕吐、肛门停止排气、排便，无尿频、尿急、尿痛，无畏寒、发热，无阴道流血、流液。

**体格检查**　体温37.3℃，脉搏108次/min，呼吸20次/min，血压110/68mmHg。神志清，精神一般；心肺听诊无殊；腹膨隆，叩诊鼓音，肾区叩痛阳性，肠鸣音弱；双下肢无水肿。

**产前检查**　髂前上棘间径23cm，髂嵴间径27cm，骶耻外径19cm，坐骨结节间径9cm，宫高26cm，腹围89cm。先露臀，未衔接。

**辅助检查**　2014-09-05血常规检查：白细胞计数14.3×10⁹/L，中性粒细胞比例80.4%，血红蛋白126g/L，血小板计数253×10⁹/L。肾功能检查：肌酐256μmol/L，尿酸427μmol/L，钾4.67mmol/L。泌尿系B超示：双肾积水（左肾中重度，右肾轻度），左肾多发结石；左肾双J管植入术后，双侧输尿管扩张。经腹B超示：单活胎，臀位（双顶径7.0cm，股骨长5.0cm，羊水指数16cm，胎盘子宫前壁I级，脐动脉S/D 2.8）。

**【入院诊断】**

1.妊娠相关情况（孕1产0孕26⁺⁵周，臀位待产）；

2.肾功能不全；

3.肾积水伴肾结石（双侧）；

4.输尿管结石（左侧输尿管结石伴积水），左肾双J管置入术后；

5肠梗阻？

**【诊疗过程】**

2014-09-07 B超示：右肾大小15.3cm×5.7cm，左肾大小13.2cm×5.4cm，包膜完整；肾实质回声均匀，呈低回声，皮髓质分界欠清楚；双肾集合系统见明显分离。左侧肾实质变薄，集合系统分离呈囊袋形，内为无回声暗区，肾盏/肾盂分离5.4cm。右侧分离较宽处1.6cm。左肾肾窦内探及多枚强光团，较大者直径为2.5cm，其后方伴明显的声影。左肾肾盂输尿管连接部可见置管回声。左肾集合系统内未见置管回声。左侧输尿管扩张，宽0.87cm，内可见置管回声。右侧输尿管上段宽0.7cm。膀胱充盈尚可，内可见置管回声。提示：双肾积水（左肾重度，右肾轻度），左肾多发结石，左肾双J管植入术后，双侧输尿管扩张。

2014-09-07泌尿外科会诊意见：建议行肾造瘘术。

2014-09-07在局麻下行双肾造瘘术，过程顺利。

术后抗感染，予地塞米松6mg（肌注，Q12H）促胎肺成熟。

2014-09-09胸膜及胸腔积液（彩超），双肾＋输尿管（彩超）检查：双肾实质回声偏高，双肾积水（左肾较前减轻），双肾多发结石，左肾双J管植入术后，双侧输尿管扩张，右侧胸腔积液。

术后患者自觉症状有所缓解。

终止妊娠：2014-11-30行剖宫产以终止妊娠。

麻醉下取下腹纵切口进腹,术中见子宫增大如孕周,子宫下段形成欠佳。术中通过牵拉双足及胎体以 LSA 位娩出一男活婴:脐带长 60cm,无脐带绕颈,断脐后台下处理,Apgar 评分 10—10 分/1—5min,出生体重 3250g,身长 49cm。羊水清,量约 1500ml。胎盘位于子宫宫底,胎盘、胎膜自娩完整。术中宫体肌层注射缩宫素 10U+卡前列素氨丁三醇 250μg,静脉滴注缩宫素 20U,子宫收缩可,术中出血约 200ml。双侧卵巢及输卵管无殊。术中血压平稳,输液 1250ml,尿 20ml 且色清。术中予母婴早接触。

术后抗感染,缩宫素促进子宫收缩及补液对症处理。泌尿外科建议产后择期手术治疗肾结石。

剖宫产后恢复可,2014-12-11 出院。

术后随访,2018-08-02 住院行肾结石手术治疗。

【诊疗体会】

激素理论学说认为,妊娠期母体内孕激素水平明显升高,在孕激素的作用下,输尿管增粗、变长、屈曲,平滑肌松弛使之蠕动减少,尿流缓慢,导致肾盂及输尿管的扩张。另外,因膨大的子宫及妊娠晚期胎头压迫,输尿管形成机械性梗阻。以上原因也为结石形成创造良好环境。因此,妊娠期女性更容易有结石及尿路梗阻症状。

妊娠期尿路结石合并肾积水治疗原则:缓解症状,解除梗阻,预防感染,确保母婴安全。尿路结石常用的治疗方法有保守治疗、体外冲击波碎石、肾穿刺造瘘、置入双 J 管或输尿管支架、纤维软性肾镜或输尿管镜腔取石、钛激光或气压弹道碎石及开放性外科手术。对于妊娠期尿路结石患者,禁忌冲击波碎石,有创碎石(如肾穿刺造瘘术)、肾镜或输尿管镜腔取石、钛激光或气压弹道碎石及开放性外科手术可能增加流产或早产的风险。对于妊娠期尿路结石患者,尤其是合并肾积水患者,首要解决的是解除梗阻,缓解症状,防止不良妊娠事件,等妊娠终止后再进一步处理肾结石。

(李央)

# 第八章　妊娠合并结缔组织病

## 第一节　妊娠合并系统性红斑狼疮

**【病历资料】**

患者女,29 岁,0-0-0-0,因"停经 $33^{+2}$ 周,检查发现总胆汁酸升高 1 天"入院。平素月经规律,周期 30 天,经期 6 天,经量中,色红,无痛经。末次月经时间为 2019-05-02,经量及性状同前。停经 1 个月,自测尿 HCG 阳性。2019-07-05 B 超示:宫内早孕,活胎(双绒毛膜双胎)。停经 3 个月,偶有恶心、呕吐等早孕反应。孕 9 周建围产期保健卡,定期产检,血压、胎心无异常,唐氏筛查、NT、排畸超声、OGTT 无殊。停经 20 周左右自觉胎动,持续至今无异常。既往发现甲状腺功能减退 4 年,口服左甲状腺钠片 $50\mu g$(QD),控制可。发现混合性结缔组织病 3 年,口服泼尼松 5mg(QD),妊娠后停用。孕 $24^{+2}$ 周因发现白细胞减少 1 天入院,因系统性红斑狼疮(SLE)病情活动、总胆汁酸升高、肝功能异常住院,予甲泼尼龙冲击、降胆酸、护肝等治疗后,病情好转,孕 $28^{+6}$ 周出院。甲泼尼龙 28mg(QD),奥美拉唑 20mg(BID),熊去氧胆酸 500mg(BID),丁二磺酸腺苷蛋氨酸 500mg(BID),多烯磷脂酰胆碱 228mg(TID),那屈肝素钙 4100U(QD)控制病情,出院后定期复查。2019-12-21 查血常规:白细胞计数 $2.5\times10^9$/L,中性粒细胞比例 28.8%,中性粒细胞 $0.7\times10^9$/L,血红蛋白 83g/L,血小板计数 $43\times10^9$/L,ESR 71mm/h。胆酸测定+肝肾脂糖电解质测定:白蛋白 32g/L,谷丙转氨酶 61U/L,总胆汁酸 $25.1\mu mol$/L。查抗核抗体系列+Rib+His+CEMP+MUCL+ENA+抗 PM-SCL+抗 PCNA:抗核抗体 1:320(+),可溶性核蛋白抗体阳性,RNP 阳性,Sm 阳性,SSa 阳性,ssa52 阳性。尿常规+比重+肌酐测定:蛋白质(+)。2019-12-21 入院。

患者偶有鼻黏膜出血,肩背部瘙痒,无头晕、头痛,无胸闷、气急,无乏力、纳差,无发热,无腹痛、腹胀,无阴道流血、流液等不适。

**体格检查**　体温 36.5℃,脉搏 100 次/min,呼吸 20 次/min,血压 124/68mmHg。神志清,精神可;心肺无殊;腹软,无压痛、反跳痛;全身无明显瘀斑、瘀点。宫高 36cm,腹围 97cm,胎心监护反应型,基线 140/149。

**影像学检查**　2019-12-14 胎儿生长测量:宫内孕,双活胎。超声估测,A 胎孕龄 31 周,胎儿体重 1405g±205g;B 胎孕龄 $29^{+6}$ 周,胎儿体重 1448g±211g;双胎体重相差 3%,建议复查。A 胎位于宫腔下方,B 胎位于宫腔上方。胎位头位、横位,胎心 141 次/min、155 次/min,胎动可及,BPD 7.9cm、7.7cm,HC 28.3cm、27.4cm,AC

24.2cm、26.0cm，FL 5.8cm、5.5cm，HL 4.8cm、4.8cm。胎盘：右前壁 Gr Ⅰ级，厚3.3cm；右后壁 Gr Ⅰ级，厚2.3cm。羊水最大深度3.6cm、4.5cm。脐动脉 S/D 3.4，PI 1.1；脐动脉 S/D 3.0，PI 1.2。

**【入院诊断】**

1. 妊娠相关情况（孕1产0孕33$^{+2}$周待产）；
2. 双胎妊娠（双绒毛膜双羊膜囊）；
3. 妊娠期肝内胆汁淤积症；
4. 系统性红斑狼疮；
5. 血三系减少；
6. 甲状腺功能减退；
7. 混合性结缔组织病。

**【诊疗过程】**

用药：予甲泼尼龙 28mg（QD），奥美拉唑 20mg（BID），熊去氧胆酸 500mg（BID），丁二磺酸腺苷蛋氨酸 500mg（BID），多烯磷脂酰胆碱 228mg（TID），那屈肝素钙 4100U（QD）控制病情，其余治疗同前（激素控制病情、降胆酸、护肝、低分子肝素预防血栓形成等）。2019-12-23 遵风湿免疫科指示，予重组人粒细胞刺激因子 100μg（皮下注射，QD）升白治疗，予甲泼尼龙 40mg（静滴，QD）治疗。

2019-12-28 查血常规：白细胞计数 2.5×10$^9$/L，中性粒细胞比例 33.7%，淋巴细胞比例 52.8%，红细胞计数 2.52×10$^{12}$/L，血红蛋白 68g/L，血细胞比容（HCT）22.8%，血小板计数 20×10$^9$/L。予输注去白细胞悬浮红细胞 2U，静滴免疫球蛋白 20g（QD）。

2019-12-28 鼻出血，量较前增多，且持续不止。耳鼻喉科急会诊，予鼻腔填塞膨胀海绵。

2019-12-29 复查血常规：白细胞计数 2.0×10$^9$/L，中性粒细胞比例 29.4%，淋巴细胞比例 51.3%，红细胞计数 2.77×10$^{12}$/L，血红蛋白 75g/L，血小板计数 24×10$^9$/L。

终止妊娠：积极治疗后血小板上升不明显，鼻出血较前严重，考虑继续妊娠风险大。2019-12-29 孕34$^{+3}$周行剖宫产以终止妊娠。

全身麻醉达成后，取腹部正中切口，逐层进腹。术中以 LOA 位娩出一活婴A：男，早产儿貌，体重1620g，脐带无绕颈、绕体，Apgar 评分 9—9—10 分/1—5—10min，羊水清，量约500ml。以 RScP 位娩出一活婴B：男，早产儿貌，体重1470g，脐带绕颈1周，Apgar 评分 9—9—10 分/1—5—10min，羊水清，量约800ml。断脐后均交台下处理。胎盘、胎膜自娩完整，胎盘可见自发性出血灶，见两层绒毛膜、两层羊膜，两根脐带插入点均位于胎盘中间，送常规病理检查。胎盘娩出后予宫腔填塞纱布，出血减少后取出。术中静推卡贝缩宫素 100μg，静滴缩宫素 10U，子宫下段收缩佳，术中出血约300ml。术中探查见双侧输卵管及卵巢无殊，子宫表面见散在紫蓝色结节，予电凝。术中血压平稳，输液1000ml，输血小板 10U，输 A 型去白红细胞 2U，尿量300ml且色清。新生儿送 NICU。手术过程顺利,术中无并发症,术后安返病房。

术后预防感染,甲泼尼龙 40mg(静滴,Q12H)免疫抑制治疗,复方甘草酸苷护肝,缩宫素促进子宫收缩,人血白蛋白补充白蛋白,以及补血、补液等治疗。

2020-01-03 查抗核抗体系列＋Rib＋His＋CEMP＋MUCL＋ENA＋抗 PM-SCL＋抗 PCNA:抗核抗体 1∶320(＋),可溶性核蛋白抗体阳性,RNP 阳性,Sm 阳性,SSa 阳性。查血常规:血红蛋白 69g/L,血小板 $5\times10^9$/L。输去白红细胞、血小板、甲泼尼龙 40～80mg(BID),大剂量免疫球蛋白,但血小板输注效果不佳。遵免疫科意见,予甲泼尼龙 500mg 冲击治疗 3 天,转入免疫科。

加用激素冲击治疗时血压、体温升高,考虑高血压与激素冲击有关,遂减量激素免疫抑制治疗,调整为抗生素亚胺培南西司他丁钠 0.5g(QD)抗感染治疗,加用丙种球蛋白(20g,QD)抗血小板破坏,同时继续重组人血小板生长素治疗。

2020-01-13 体温好转。2020-01-16 停用亚胺培南西司他丁钠,予左氧氟沙星 500mg(QD)抗感染治疗。其他治疗方案:泮托拉唑 40mg(QD)及替普瑞酮 50mg(TID)护胃;碳酸钙 D3 600mg(QD)及骨化三醇软胶囊 0.25μg(BID)补钙;环孢素软胶囊 50mg(BID)及甲泼尼龙 120mg(QD)控制 SLE 症状;枸橼酸钾口服溶液 10％10ml(TID),左甲状腺素 50μg(QD),熊去氧胆酸 250mg(QD)降胆汁酸,复方磺胺甲噁唑 0.48g(QD)抗感染。

2020-01-19 查血常规:血小板计数 $43\times10^9$/L。红细胞沉降率测定:ESR 62mm/h。

后患者逐渐好转,2020-01-23 出院。

2020-05-26 产后 5 个月,因"发现血细胞减少半年余,表情淡漠 1 周"入院。2020-05-27 查血常规:血小板计数 $17\times10^9$/L。予美罗培南抗感染,托拉塞米利尿(加至 10mg,QD),碳酸氢钠片酸化尿液,复方磺胺甲噁唑预防感染。

2020-05-30 阵发性胸闷,少许咳嗽、咳痰,精神稍差。予面罩给氧。面罩吸氧下 $SpO_2$ 100％。

2020-05-31 转入急诊 ICU 治疗。2020-06-03 MDT 讨论意见:考虑狼疮性间质性肺炎合并重症肺炎,予以经鼻高流量吸氧,先后予以头孢哌酮钠舒巴坦钠、复方磺胺甲噁唑、醋酸卡泊芬净抗感染治疗,替加环素＋更昔洛韦抗病毒,环孢素控制 SLE,丙种球蛋白 20g(QD)治疗 7～10 天,同时予甲泼尼龙静滴免疫抑制治疗,人血白蛋白补充白蛋白,重组人血小板生长素升血小板,辅以利尿、补充甲状腺素、纠正酸碱电解质紊乱、护胃、护肝、化痰、补钙、控制血糖等治疗。肺部 CT 复查结果显示病情较前好转,转风湿科治疗。予高频吸氧,头孢哌酮钠舒巴坦钠＋醋酸卡泊芬净＋替加环素抗感染治疗,甲泼尼龙 60mg(Q12H)治疗原发病。后因心功能不全,加用氢氯噻嗪＋重组人脑利钠肽,因血小板偏低,加用艾曲波帕、重组人血小板生长素以升血小板;予人粒细胞集落刺激因子升白细胞。2020-6-18 激素甲泼尼龙 240mg 冲击(3 天)。2020-06-20 肺部 CT 平扫:两肺多发感染,左肺下叶局部实变,对比 2020-06-15 CT 影像,右肺病灶有吸收。左肺病灶有进展。2020-06-26 因氧饱和度低,意识不清,呼之不应,予床边气管插管,后转入 ICU,予美罗培南＋卡泊芬净＋复方磺胺甲噁唑抗感染治疗,甲泼尼龙 40mmg(Q8H)、艾曲波帕 50mg(QN)升血小板等治疗。血小板仍进行性下降,肺部感染反复加重。住院期间,在痰和大便中培养出耐药肺炎克雷伯菌,痰中先后培养出烟曲霉菌、医院不动杆菌、鲍曼-醋酸钙不动杆菌复合体、洋葱伯克霍尔德菌等,对抗生素方案相应调整,间断进行床边支气管镜检查并吸痰。多次输注配型血小板,输注 1 次基因配型血小板,并予以人血白蛋白、悬浮红细胞和血浆等支持治疗。2020-07-07 患者出现腹泻,艰难梭菌检查结果阳性,先后予万古霉素 125mg(鼻饲,QID)抗感染,蒙脱石散、盐酸洛哌丁胺止泻。患者腹泻仍严重,予以肠外营养支持。2020-07-15 患者肾功能进一步恶化,行左股静脉临时透析导管置管术,持续床边连续性肾脏替代治疗(CRRT)维持。2020-07-17 行气管切开术。2020-07-18 药敏试验＋痰培养提示,耐碳青霉烯类肺炎克雷伯菌感染,仅头孢他啶阿维巴坦敏感,予停用多黏菌素,改用头孢他啶阿维巴坦 2.5g(Q12H)抗感染(2020-07-18—2020-07-24);停地塞米松,改用甲泼尼龙 40mg(Q12H)免疫抑制治疗(2020-07-18—2020-07-21)。2020-07-19 患者出现大量暗红色血便,血红蛋白含量进行性下降,有急诊内镜指征。消化内科会诊并与家属沟通病情后,家属拒绝床边内镜检查及治疗。2020-07-21 停用激素,患者炎症指标持续升高。2020-07-22 停美罗培南,改阿维巴坦＋头孢哌酮钠舒巴坦钠抗感染治疗。2020-07-24 痰培养提示耐药鲍曼不动杆菌及洋葱伯克霍尔德菌感染,停阿维巴坦,改为替加环素。2020-07-26 调整抗生素,替加环素 50mg(Q12H)＋美罗培南 1000mg(Q8H)。2020-07-26 患者四肢及腹部出现多发皮疹、水疱,伴破溃,病情危重,呼吸机、床边 CRRT 维持,去甲肾上腺素维持血压,经积极治疗,病情仍逐步加重,炎症指标居高不下,反复消化道出血,肝肾功能持续恶化,全身皮肤破溃感染,预后极差。家属商议后要求放弃治疗,撤除 CRRT,撤除血管活性药物,撤除昂贵药物的使用,拒绝一切有创抢救及药物抢救措施。之后患者心率、血压进行性下降,2020-08-03 患者死亡。

**【诊疗体会】**

对围产期系统性红斑狼疮病情活动,目前还没有根治的方法,但早期诊断和早期治疗或许可以避免或延缓一些不可逆的损害。在治疗药物的选择上,以能控制病情的药物的最低剂量为宜,尽量减少对胎儿的影响。糖皮质激素类药物是治疗妊娠合并系统性红斑狼疮的主要药物,首选低剂量泼尼松(＜15mg/d)控制病情,分娩前至产后 3 天剂量可加倍。单用激素不能控制或出现激素抵抗者可加用免疫抑制剂,如硫唑嘌呤、环孢素 A、他克莫司等。其他可使用的药物有羟氯喹、非甾体消炎药、低分子肝素、丙种球蛋白等。本病例患者孕前确诊为结缔组织病,每天口服 1 片泼尼松控制病情,妊娠后自行停药。孕 24$^{+2}$ 周出现系统性红斑狼疮,甲泼尼龙 40mg(Q12H)＋免疫球蛋白治疗后好转,改为每天口服甲泼尼龙 28mg。考虑患者病情重,且双胎妊娠,负担较重,建议尽早终止妊娠。经反复劝告,家属终于同意在妊娠 34$^{+3}$ 周终止妊娠,产后转风湿科进一步治疗,病情好转出院。虽然在多学科团队的保驾下,患者平稳度过了围产期,但是仍不能避免系统性红斑狼疮累及多脏器的结局。

本例患者的血液系统、肺、肝脏和中枢神经系统,都不同程度受到累及。且患者长期使用免疫抑制剂,免疫力极差,一次肺部感染导致多器官功能衰竭。在产后8个月,患者最终因基础疾病不可逆转而死亡。

(俞梦婷,李央)

## 第二节 妊娠合并未分化结缔组织病

**【病历资料】**

患者女,28岁,0-0-0-0,因"停经 $9^{+6}$ 周,左下肢酸痛4天"入院。患者平素月经规律,周期26天,经期4天,经量中,色红,偶有痛经。末次月经时间为2020-04-02,经量及性状同前。停经 $30^+$ 天,自测尿HCG阳性。2020-05-25 B超示:宫内芽长1.9cm,活胎。患者停经以来无明显恶心、呕吐等早孕反应。4天前,患者无明显诱因下出现右下肢腹股沟区酸痛,活动后明显,稍肿胀,无胸闷、气促,无恶心、呕吐等不适,遂于当地医院就诊,2020-06-08 B超示:左下肢静脉血栓形成;左侧髂外静脉血栓形成。2020-06-10入院。

患者右下肢腹股沟区酸痛,活动后明显,稍肿胀,无胸闷、气促,无恶心、呕吐,无发热、寒战,无腹痛,无阴道出血、流液等不适。

体格检查 体温37.1℃,脉搏88次/min,呼吸20次/min,血压101/71mmHg。心肺无殊;腹软,稍隆起,无压痛及反跳痛;左下肢稍肿胀,右下肢无殊。

**【入院诊断】**

1.早期妊娠(孕1产0孕 $9^{+6}$ 周);

2.下肢静脉血栓形成(左侧);

3.髂外静脉血栓形成(左侧)。

**【诊疗过程】**

入院后,继续予那屈肝素钙4100U(皮下注射,Q12H)治疗。

2020-06-15凝血功能常规检查+D-二聚体测定:纤维蛋白原6.50g/L,活化部分凝血活酶时间34.9s,D-二聚体2007μg/L。2020-06-15红细胞沉降率测定:ESR 58mm/h。2020-06-15血常规检查:血红蛋白108g/L。2020-06-15 CD3/4/8/16/19/45/56测定:T细胞(CD3+)82.3%。2020-06-12查抗核抗体系列+Rib+His+CEMP+MUCL+ENA+抗PM-SCL+抗PCNA:抗核抗体1:80(+),可溶性核蛋白抗体阳性,SSa阳性,ssa52阳性。

风湿免疫科会诊考虑结缔组织病,予肝素抗凝治疗,建议加用羟氯喹(100mg,BID),风湿科随诊。患者决定继续妊娠,羟氯喹100mg(口服,BID)、那屈肝素钙4100U(皮下注射,Q12H)治疗。

2020-06-29腹部大血管彩色多普勒超声示:①左侧髂外静脉血栓形成;②左下肢

股总静脉至股浅静脉上 2/3 血栓形成,双下肢腘静脉、胫前静脉、胫后静脉血流缓慢;③双下肢动脉血流通畅。超声扫查髂血管及主要分支血流情况:因子宫遮挡,仅双侧髂外动静脉显示。左侧髂外静脉内充满实质性低回声,探头轻轻加压后未见管腔明显变形,其内未见明显血流信号。左下肢从股总静脉起始部至股浅静脉上 2/3 处管腔内探及低回声充填,较宽处内径位于股总静脉,宽约 1.0cm,探头加压后未见管腔明显变形,其内未见明显血流信号。左侧股浅静脉下 1/3 以下管腔透声欠佳,未探及明显血流信号。左下肢腘静脉、胫前静脉、胫后静脉血流缓慢,血流充盈可。右侧髂总静脉和髂外静脉等结构正常,各段静脉内径正常,血流通畅,血流频谱形态及速度均在正常范围,未见明显髂静脉管腔狭窄及异常血栓回声。右下肢深静脉及主要分支高频彩色超声扫查:沿各段静脉走行,从股总静脉起始部向下追踪,各分支管腔正常,加压可变形。股总静脉、股浅静脉及股深静脉管腔内透声佳。CDFI 显示管腔内血流充盈佳,呈连续回流信号,脉冲多普勒(PW)测得频谱呈波浪连续形,可随呼吸改变。右下肢腘静脉、胫前静脉、胫后静脉血流缓慢,血流充盈可。下肢动脉及分支高频彩色超声扫查:沿各段动脉走行,从股总动脉开始向下追踪,各段动脉内径正常,管壁结构清晰,未见内膜异常增厚及粥样斑块,管腔未见狭窄,各段血流速度在正常范围内,动脉频谱为三相波,血流通畅。

2020-07-02 出院,后继续那屈肝素钙 4100U(Q12H)、羟氯喹 200mg(BID)治疗。妊娠 38$^{+5}$ 周,应患者及其家属要求行剖宫产,分娩 1 男婴,新生儿情况良好。

**【诊疗体会】**

围生期深静脉血栓形成(deep venous thrombosis,DVT)是一种危害孕产妇健康及生命的严重并发症。对于健康成年女性,在妊娠期和产褥期发生 DVT 的风险是非孕期健康女性的 4～5 倍。妊娠期血栓栓塞性事件的发生率为 0.49‰～1.72‰。在各种血栓栓塞性事件中,75%～80% 为下肢 DVT,肺栓塞占 20%～25%。2/3 的下肢 DVT 发生在妊娠期,妊娠早、中和晚期 DVT 的发生率分别是 44%、26% 和 24%;1/3 发生在产褥期。尽管从病例数看,妊娠期 DVT 比产褥期 DVT 多见,但产褥期发生栓塞性疾病的风险远远高于妊娠期。产褥期 DVT 的发病风险是妊娠期的 5 倍,肺栓塞的发病风险是妊娠期的 3 倍。血栓和肺栓塞事件是孕产妇妊娠相关死亡的重要原因。

围生期下肢 DVT 绝大部分发生于左侧、近端肢体。88% 的围生期 DVT 发生于左侧肢体,主要原因可能是左侧髂总静脉位于第五腰椎和右髂总动脉之间,造成相对性狭窄,血流在此流速缓慢,容易产生涡旋,形成静脉血栓。

在妊娠合并内科疾病中,抗磷脂综合征、系统性红斑狼疮、风湿性心脏病等结缔组织病容易造成血管炎、血管内皮受损,加上妊娠期的血液高凝,是这部分患者发生下肢 DVT 的高危因素。本例患者经检查发现 ANA 1:80,SSa 阳性,ssa52 阳性,支持未分化结缔组织的诊断。

本例患者低分子肝素 4100U(皮下注射,Q12H)+阿司匹林 100mg(QD)抗凝,羟氯喹抑制血小板聚集治疗,成功足月分娩。

本例患者血栓发生于妊娠早期,治疗至妊娠晚期。超声检查提示:从股总静脉起始部向下追踪各分支,可见左侧股总静脉等回声附壁(范围约 3.3 cm×0.3cm),血流尚通畅。因超过 3 周的附壁血栓脱落可能性极小,所以可以经阴道分娩,但是本例患者拒绝试产,故行剖宫产以终止妊娠。

(李央)

## 第三节　妊娠合并成人 Still 病

【病历资料】

　　患者女性,24 岁,1-0-0-1,2015 年足月剖宫产一男活婴。平素月经欠规律,周期 1～2 月,经期 7 天,经量中,色红,无痛经。末次月经时间为 2018-05-31,经量及性状同前。正常规律产检,未见明显异常。10 多天前患者无明显诱因下出现左下肢小腿酸胀,不影响行走,未予以重视(未处理)。后患者自觉发热(体温未测),伴全身出汗。因发热症状自觉好转,未就诊。1 周前患者产检时体温升高,伴血象升高、四肢关节疼痛(以右侧膝关节为重,行走困难),遂至当地医院住院治疗。住院期间,CRP 94.6mg/L,谷丙转氨酶 44.3U/L,白蛋白 26.2g/L,ESR 72mm/h,血红蛋白 83g/L,超声心动图检查未见明显异常。头孢抗感染治疗后,症状未见明显好转,转诊至浙大一院。2018-11-20 入院。

　　体格检查　体温 38.7℃,脉搏 114 次/min,呼吸 30 次/min,血压 111/55mmHg。身高 150cm,体重 49kg。皮肤无皮疹、出血点,心肺无殊,腹软,未及宫缩,宫高 22cm,腹围 82cm,胎心 135 次/min,双下肢轻度水肿。

　　实验室检查　2018-11-20 查血常规:白细胞计数 20.2×10⁹/L,中性粒细胞比例92.9%,中性粒细胞 18.8×10⁹/L,红细胞计数 2.63×10¹²/L,血红蛋白75g/L,血小板计数 219×10⁹/L。D-二聚体测定:D-二聚体 8707μg/L。肝肾脂糖电解质测定:白蛋白 26.9g/L,谷丙转氨酶 45U/L,谷草转氨酶 92U/L,空腹血糖 18.57mmol/L。免疫球蛋白 IgG、IgM、IgA、补体 C3、补体 C4 测定:补体 C4 35.0mg/dl,补体 C3 195.0mg/dl。降钙素原测定:降钙素原 1.01ng/ml。肿瘤标志物:甲胎蛋白 65.3ng/ml,铁蛋白5058.5ng/ml。ESR 117mm/h。C 反应蛋白105.0mg/L。

【入院诊断】

1.发热待查(感染性? 肿瘤性? 免疫性?);

2.妊娠相关情况(孕 2 产 1 孕 24⁺⁵ 周待产);

3.瘢痕子宫;

4.贫血(中度);

5.眩晕综合征。

**【诊疗过程】**

骨科会诊建议行右膝关节腔穿刺抽液。2018-11-21 关节腔积液常规检查:外观黄色,清晰度混浊,李凡他试验＋,有核细胞 9750/$\mu$l,淋巴细胞比例 16％。腹腔积液常规检查:腺苷酸脱氨酶 16.50U/L,葡萄糖 5.62mmol/L,蛋白27.43g/L,乳酸脱氢酶 473.00U/L。2018-11-22 结核分枝杆菌涂片检查(脓液):未找到抗酸杆菌。浅表淋巴结 B 超:探及双侧颈部、腋窝多枚淋巴结。

感染科会诊,结合患者发热、关节腔积液、发热时有皮疹等症状,以及血象、血液检查等结果,不排除成人 Still 病,因成人 Still 病需要排除其他疾病,暂予哌拉西林钠他唑巴坦钠 4.5g(静滴,Q8H),行骨髓穿刺检查、全身淋巴结 B 超检查。因体温控制不佳,行 MDT:首先考虑患者感染合并感染后变态性反应可能,治疗上主要以激素对症为主,美罗培南及利奈唑胺抗感染,同时予营养、补液等支持治疗。抗感染治疗后患者体温控制不佳。再次回顾病史,患者病初咽痛明显,口腔偶见白斑,舌苔白腻偏厚。结合辅助检查等,考虑非感染性发热,如成人 Still 病,或自身免疫性疾病:①停所有抗菌药;②制霉菌素甘油涂口腔,继续漱口;③羟氯喹 0.2g,口服,BID;④丙种球蛋白 20g,静脉滴注,QD;⑤甲泼尼龙 40mg,静脉注射,Q12H;⑥氟康唑 400mg,口服,QD;⑦监测 CRP、PCT、血常规等。更改药物后,患者体温逐渐正常。体温维持稳定后,予逐渐降低激素量。

体温稳定后,针对产妇羊水少、胆汁淤积、白细胞减少等对症处理。使用激素更改为甲泼尼龙 20mg(口服),予以带药出院,门诊随访。

病情稳定,长期口服甲泼尼龙 8mg(QD)。2020-02-27 产妇因瘢痕子宫、不规律宫缩行二次剖宫产术。术中以 ROT 娩出一活婴:女,脐带长 50cm,无绕体、绕颈,断脐后台下处理,Apgar 评分 10—10—10 分/1—5—10min,出生体重 2260g,身长 48cm。羊水量约 150ml。术中及术后予以甲泼尼龙 40mg 治疗,术后 3 天改回原口服剂量。

术后产妇恢复可,术后 5 天出院。

**【诊疗体会】**

成人 Still 病是一种病因不明,以发热、关节痛和(或)关节炎、一过性皮疹为特征,并伴有外周血白细胞、粒细胞水平增高和肝功能受损等系统受累的临床综合征。该疾病的临床特点与脓毒症有许多共同点,曾被称为"变应性亚败血症"。成人 Still 病多侵犯关节和浆膜组织,呈急性炎症过程,具有全身受累的表现及免疫异常。因抗生素对其无效而肾上腺皮质激素对其有效,故被认为是一种感染性变态反应。因成人 Still 病发病率低,临床表现及实验室检查无特异性,诊断需排除其他相似疾病,误诊、漏诊较为常见。临床上时常会延误疾病治疗最佳时机,影响患者预后。因此,该病的早期诊治十分重要。早期干预是控制病情,提高预后的前提条件。在疾病早期,给予临床干预,减少并发症的发生,降低患者死亡风险,在临床工作中具有重大意义。本病例的疾病诊断及治疗方案都是在治疗中不断摸索的,最终才确定治疗方案。

(张小宇,李央)

## 第四节　妊娠合并抗磷脂综合征

【病历资料】

患者女,23 岁,因"停经 $15^{+6}$ 周,发现血小板减少 $1^+$ 月。"入院。患者平素月经规律,周期 30 天,经期 7 天,末次月经时间记不清。2018-04-20 因剧烈呕吐前往当地医院就诊,超声检查提示:宫内早孕,芽长 6mm,推算末次月经时间为 2018-03-03。妊娠早期有恶心、呕吐,无腹痛、腹胀,无阴道流血、流液等不适。1 个月前当地医院就诊,血小板计数 $96\times10^9/L$。后定期复查,发现血小板水平呈持续下降趋势。2018-06-19 血小板计数 $18\times10^9/L$,遂住院治疗,甲泼尼龙 200mg(静滴,QD)及丙种球蛋白 20g(静滴,QD)治疗 3 天,复查血小板仍逐渐下降。2018-06-21 输注血小板 10U,复查血小板 $26\times10^9/L$。2013 年 2 月,患者无明显诱因下出现右下肢肿胀,B 超提示右腘静脉血栓形成,在当地医院行下腔静脉滤器植入,术后服用阿司匹林。2015 年前因"脑梗死,抗磷脂综合征"就诊于浙大一院,经治疗后好转,后一直口服华法林治疗,发现妊娠后停药。2018 年 5 月,当地医院梅毒甲苯胺红不加热血清试验(TRUST)结果阳性(1:1),梅毒螺旋体颗粒凝集试验(TPPA)结果阴性。青霉素治疗 3 周;有输血史。2018-06-22 入院。

患者无头晕、头痛,无胸闷、胸痛,无恶心、呕吐,无牙龈、鼻衄出血,无阴道流血、流液等不适。

体格检查　体温 36.7℃,脉搏 63 次/min,呼吸 20 次/min,血压 97/51mmHg。神志清,精神可,心肺无殊,腹软。外阴已婚、未产式;阴道畅,黏膜皱襞正常,无异常分泌物,无异味;宫颈光,无接触性出血;子宫增大如孕月,未及宫缩;双侧附件区未触及明显异常,无压痛。

实验室检查　2018-06-21 血小板计数 $26\times10^9/L$,抗心磷脂抗体 IgG 98.6GPL-U/ml,抗 $\beta_2$ 糖蛋白 1 抗体 96.9AU/ml,狼疮抗凝集物阳性。

【入院诊断】

1.中期妊娠(孕 2 产 0 孕 $15^{+6}$ 周);

2.血小板减少;

3.抗磷脂综合征;

4.系统性红斑狼疮;

5.贫血(中度);

6.梅毒(?);

7.脑梗死个人史。

【诊疗过程】

2018-06-27 查 APS 相关抗体:ACL-IgG 37.37GPL-U/ml,ACL-IgM 20.82MPL-U/ml,ACL-IgA 3.57APL-U/ml。抗核抗体阴性。

风湿免疫科会诊：患者既往有 SLE、APS、多发栓塞病史。入院后，血红蛋白 72g/L，血小板计数 $28\times10^9$/L，IgG 1871.0mg/dl，补体 C3 水平低。ESR 62mm/h。考虑原发病活动可能，完善抗磷脂抗体检测、抗人球蛋白试验、骨穿检查，如无明显禁忌，建议甲泼尼龙 $2mg/(kg\cdot d)$（静滴）＋丙种球蛋白 $0.4g/(kg\cdot d)$（3～5 天）＋环孢素 A 50mg（口服，Q12H）治疗。治疗后血小板上升至血小板计数 $59\times10^9$L。

终止妊娠：2018-07-09 由于家庭因素要求终止妊娠，行依沙吖啶注射引产。2018-07-10 自阴道分娩一男死胎，重约 100g。胎盘自娩，1/2 胎盘粗糙，胎膜基本完整。检查会阴及阴道未发现明显裂伤。产时出血约 100ml。予缩宫素 10U（肌注），头孢西丁 2g（静滴，BID）预防感染，溴隐亭回奶等对症治疗。2018-07-17 行清宫术。2018-07-20 出院，出院时血小板计数 $63\times10^9$L。

**【诊疗体会】**

这是一例神奇的抗磷脂综合征病例。患者 5 年前发生右腘静脉血栓形成，在当地医院行介入治疗，术后服用阿司匹林。3 年前出现右侧肢体无力伴语言障碍。体征：体温 36.9℃，脉搏 67 次/min，呼吸 18 次/min。神志清，精神软，失语；双眼睑无下垂；两瞳孔等大，直径 3mm，对光反射灵敏；眼球运动灵活；右侧鼻唇沟变浅；口角左歪，伸舌右偏；余颅神经（一）。左上肢肌力 V 级，左下肢肌力 Ⅳ 级，肌张力正常，深浅感觉正常，左巴宾斯基征（一）；右侧肢体肌力 Ⅰ 级，肌张力正常，痛觉感觉减退，右巴宾斯基征（＋）。查 APS 相关抗体：ACL-IgG 17.25GPL-U/ml，ACL-IgM 18.57MPL-U/ml，ACL-IgA 6.29APL-U/ml，$\beta_2$GP1-IgG 2.17U/ml，$\beta_2$GP1-IgM 3.22U/ml，$\beta_2$GP1-IgA 0.35U/ml。抗中性粒细胞核周抗体（pANCA）＋抗中性粒细胞胞浆抗体（cANCA）：pANCA 阴性，cANCA 阴性，抗核抗体阴性。头颅 MR 平扫＋弥散（1.5T）提示左侧岛叶、基底节区、额顶叶多发急性脑梗死。依诺肝素钠抗凝，瑞舒伐他汀钙降脂，泮托拉唑护胃，前列地尔改善循环等治疗 4 天后，磁共振扫描（超导 3.0T 及以上）提示左大脑中动脉中远段闭塞。入院后 3 周，右侧肢体无力较前好转，能自行缓慢走路，语言尚欠清，右下肢肌力 Ⅳ⁺ 级，右上肢肌力 Ⅲ 级。神经内科医师认为，患者脑梗死病因考虑易栓症，现易栓症病因不清，予华法林每天 3mg 口服抗凝。

患者本次因免疫性血小板减少症入院，虽然自行停用了华法林，但是侥幸没有发生血栓。对于妊娠合并免疫性血小板减少症，免疫抑制剂肾上腺皮质激素和丙种球蛋白是有效的治疗药物。

但是本次妊娠加重了病情，使患者的血清学出现异常，使疾病的本质被发现。

本例患者可以继续妊娠，因为家庭因素，选择放弃胎儿而行引产术。产后需要继续风湿科门诊随访，行抗凝和控制抗磷脂综合征治疗。

（朱周凤，李央）

## 第五节　妊娠合并马方综合征

**【病历资料】**

患者女,30岁,0-0-0-0,因"Bentall术后3年,停经36$^{+4}$周,待产"入院。平素月经规律,周期26天,经期4天,经量中,色红,无痛经。末次月经时间为2019-12-20。停经40$^+$天,尿HCG阳性。停经2个月,B超示:宫内早孕,活胎,核对后预产期为2020-09-25。停经以来无明显恶心、呕吐等早孕反应。停经12$^+$周,建围产期保健卡,NT、NIPT、排畸超声、OGTT均未见明显异常。无乳链球菌(GBS)(−)。孕前因Bentall术后长期华法林抗凝治疗。孕前3个月停用华法林,改用低分子肝素。妊娠早期,低分子肝素钠剂量为4000U,QD;中妊娠期,调整为4000U,BID;1周前,自行调整至4000U,QD。2020-09-01入院。

患者无腹痛、腹紧,无阴道流液,无胸闷、胸痛,无心悸、气促等不适,一般体力活动不受限。

患者2016-11-22超声心动图示:马方综合征,主动脉瓣中重度关闭不全,二尖瓣轻度关闭不全,左室73mm,升主动脉内径67mm。因心悸5个月于2017-02-21行Bentall术。术中见患者全心增大,升主动脉严重扩张(直径约8cm),主动脉瓣环扩大(呈重度关闭不全),予以置换23♯带瓣人工血管,左右冠脉开口移植于人工血管,术程顺利。术后患者长期华法林抗凝治疗,定期复查超声心动图,未见明显异常,一般体力活动不受限。

**体格检查**　生命体征平稳,主动脉瓣区可闻及机械瓣音。宫高33cm,腹围105cm,先露臀,胎心140次/min。

**实验室检查**　2020-07-14凝血功能检查:国际标准化比值1.02,活化部分凝血活酶时间25.9s,凝血酶时间15.9s,D-二聚体848$\mu$g/L,纤维蛋白原4.68g/L。

**影像学检查**　2020-08-25心脏彩色多普勒超声示:Bentall术后,机械瓣功能可,人工升主动脉血流通畅;左室偏大,二尖瓣、三尖瓣轻度反流。2020-07-28胎儿生长测量:宫内孕,单活胎;估计胎儿体重2097g±306g。胎位LSA,胎心156次/min,胎动可及,BPD 7.7cm,HC 31.0cm,AC 28.4cm,FL 6.6cm,HL 5.9cm。胎盘前壁GrⅠ级,厚度3.0cm。羊水指数9.9cm。脐动脉S/D 2.56,PI 0.92。

**【入院诊断】**

1.Bentall术后;

2.主动脉瓣机械瓣置换状态;

3.二尖瓣反流;

4.心功能Ⅰ级;

5.妊娠相关情况(孕1产0孕36$^{+4}$周,臀位待产)。

**【诊疗过程】**

用药：妊娠期低分子肝素 4000U(皮下注射，Q12H)抗凝治疗。

终止妊娠：患者因主动脉瓣机械瓣置换状态，胎儿已足月，于 2020-09-07 行剖宫产以终止妊娠。

行硬膜外麻醉成功后，行子宫下段剖宫产术，取腹部正中纵行切口，逐层进腹，见子宫下段形成可。术中以 RSA 位娩出一活婴：女，无脐带绕颈、绕体，断脐后台下处理，Apgar 评分 10—10—10 分/1—5—10min，出生体重 3400g，身长 50cm。羊水清，量约 600ml。胎盘、胎膜自娩完整。胎盘娩出后子宫下段收缩欠佳，予宫腔填塞纱布，缝合子宫前取出。术中子宫肌层注射卡前列素氨丁三醇 250μg，静滴缩宫素 10U，子宫收缩可。术中探查见双侧输卵管、卵巢无殊。术中出血约 200ml，补液 1500ml，尿量 100ml 且色黄。术后返回病房。术中无并发症，术后安返病房。新生儿予早接触。

术后抗感染治疗，缩宫素(肌注)促进子宫收缩及补液对症处理，予华法林 3mg(QD)＋依诺肝素钠 4000U(Q12H)抗凝治疗，根据凝血功能调整剂量。

2020-09-14 出院。

**【诊疗体会】**

马方综合征患者妊娠期由于高动力循环状态及激素水平升高对于血管壁的影响，发生主动脉夹层的概率上升。马方综合征患者的妊娠风险主要与动脉夹层有关，妊娠期急性发病可能会引起母体死亡、婴儿早产及低体重儿出生。妊娠合并主动脉夹层一旦确诊，应立即开始药物治疗，严格控制心率及血压，防止内膜进一步脱落；明确分型，决定是否手术。因妊娠合并主动脉夹层 80% 以上为 A 型，病情紧急，往往需急诊手术治疗。

Bentall 手术是治疗合并主动脉瓣病变的升主动脉瘤的经典术式。

本例患者是机械瓣膜置换术后，按照中华医学会妇产科学分会产科学组专家撰写的《心脏病妇女妊娠风险分级》，妊娠风险Ⅳ级，宜在孕 32～34 周终止妊娠。因患者心功能正常，经多学科团队讨论后，孕 37$^{+3}$ 周因胎位不正行剖宫产以终止妊娠，术后恢复好。

对于瓣膜置换术后患者，妊娠期的抗凝方案尚存在争论。因此，抗凝药物种类的选择需要根据疾病、孕周、孕妇和胎儿安全性等综合考虑。华法林对胚胎的致畸作用与剂量相关，低分子肝素对胎儿的影响较小，但是预防孕妇发生瓣膜血栓的作用较弱。建议：孕 12 周内，原来使用华法林者减少华法林剂量或停用华法林，抗凝药物选择以低分子肝素为主；妊娠中、晚期，华法林剂量 5mg/d，至调整国际标准化比值 1.5～2.0。妊娠晚期，口服华法林者，终止妊娠前 3～5 天应停用，更改为低分子肝素或普通肝素，调整 INR 至 1.0 左右时剖宫产手术比较安全。使用低分子肝素者，分娩前停药 12～24 小时以上。对病情危急，紧急分娩时未停用普通肝素或低分子肝素抗凝治疗者，如果有出血倾向，可以谨慎使用鱼精蛋白拮抗；如果口服华法林，可以使用维生素 K$_1$ 拮抗；分娩 6 小时后，若子宫收缩好、阴道流血不多，建议恢复抗凝治疗，低分子肝素 4000U(皮下注射,Q12H)＋华法林(口服)。因华法林起效缓慢,在术后最初数天监测 INR,INR 大于 1.5 后停用低分子肝素。加强新生儿监护,注意新生儿颅内出血问题。

（陈建红,李央）

## 第六节　妊娠合并结缔组织病致胎儿Ⅲ度房室传导阻滞

【病历资料】

患者女,46 岁,1-0-0-1,因"停经 38 周,发现胎儿心律失常 12 周,见红 2 小时"入院。平素月经规律,周期 30 天,经期 5 天,经量中,色红,无痛经。孕 24 周排畸超声检查发现胎儿心律失常,最慢至 80 次/min。一直在当地医院就诊,对胎儿的不良预后可能表示知情,但拒绝药物干预性治疗。患者既往有干燥综合征,ANA、SSa、SSb 阳性。

【入院诊断】

1.孕 2 产 1 孕 38 周先兆临产;

2.胎儿心律失常;

3.干燥综合征;

4.高龄经产妇。

【诊疗过程】

产妇入院后完善相关检查,超声提示:胎儿双顶径 95cm,股骨长 72mm,AFI 90mm。

入院当天有稀疏宫缩,自然临产,自然娩出一男婴。新生儿哭声婉转,皮肤红润,肌张力好,心率 71 次/min(图 8-1)。

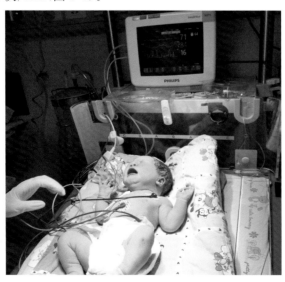

图 8-1　新生儿

新生儿诊断为心律失常，Ⅲ度房室传导阻滞。

**【诊疗体会】**

当孕妇患结缔组织病时，容易引起胎儿心律失常。抗 SSA/Ro 抗体 和（或）抗 SSB/La 抗体常见于 SLE、原发性干燥综合征、各种确定的结缔组织病合并继发性干燥综合征及未分化结缔组织病患者。这些抗体在孕 16～30 周可以透过胎盘进入胎儿体内并影响胎儿发育，严重者造成新生儿狼疮或胎儿先天性心脏传导阻滞（congenital heart block，CHB）。抗 SSA/Ro 抗体和（或）抗 SSB/La 抗体与胎儿心脏组织结合，导致房室结及其周围组织发生自身免疫性损伤。在孕 18～24 周时，胎儿心脏组织富含 SSA/Ro 和 SSB/La 抗原。细胞凋亡导致 SSA/Ro 和 SSB/La 易位至胎儿心肌细胞表面，然后抗 SSA/Ro 抗体和抗 SSB/La 抗体结合至胎儿心脏细胞表面，诱导巨噬细胞释放肿瘤坏死因子，从而导致纤维化。抗 SSA/Ro 抗体和（或）抗 SSB/La 抗体除了诱导组织损伤以外，还可以抑制钙通道激活，影响动作电位的扩布与房室结传导。

在孕 18～28 周时，CHB 可能表现为胎儿心动过缓。超声心动图可估测胎儿 PR 间期，通检出宫内胎儿 CHB。需要注意的是，在正常的超声心动图检查结果后 1 周以内可出现Ⅲ度传导阻滞，而无初始Ⅰ度传导阻滞。若妊娠患者体内存在抗 SSA/Ro 抗体或抗 SSB/La 抗体，则 2% 的新生儿出生后有发生先天性完全性心脏传导阻滞的风险，2/3 的患儿需要终生安置起搏器。未治疗的 CHB 胎儿或新生儿死亡率为 14%～34%，并且大部分活产的患儿需要终身植入起搏器治疗。胎儿水肿及心室率<55 次/min，是胎儿死亡的危险因素。

推荐抗 SSA/Ro 抗体、抗 SSB/La 抗体阳性的未分化结缔组织病患者整个妊娠时期使用羟氯喹（400mg/d），以预防胎儿 CHB。由于抗 SSA/Ro 抗体、抗 SSB/La 抗体在孕 16～30 周易通过胎盘，因此建议患者孕 16 周内尽快使用羟氯喹。

2018 年美国风湿病学会（ACR）《风湿病患者生殖健康管理的临床指南草案》建议，对于抗 SSA/Ro 抗体和（或）抗 SSB/La 抗体阳性的孕妇，无论有无生育过狼疮新生儿，均应从 16～18 周开始到第 26 周，连续进行胎儿心脏彩色多普勒超声检查。如既往有生育过狼疮新生儿，应每周检查 1 次。若妊娠期胎儿出现Ⅰ度或Ⅱ度心脏传导阻滞，可考虑每天口服 4mg 地塞米松；对于孤立性Ⅲ度心脏传导阻滞（不伴其他心脏炎症表现），一般不推荐使用地塞米松治疗。

本例患者虽然心率 71 次/min，但是心功能正常。

（李央）

# 第九章 妊娠合并脊髓病变

**【病历资料】**

患者女,29岁,1-0-2-1,因"反复腰部疼痛伴右下肢麻痛5年余,加重1个月"入院。5年前,患者无明显诱因下出现腰背部疼痛,伴右下肢放射痛(疼痛较轻)、麻木,无下肢无力,至当地医院就诊。腰椎MRI示:腰椎间盘突出(具体报告未见)。卧床休息、牵引等保守治疗后好转。5年来上述症状反复发作,性质同前,均予保守治疗后症状缓解。1个月前患者出现上述症状较前加重,视觉模拟评分法(VAS)评分6分,卧床、药物、牵引等保守治疗效果不佳。2017-03-27入院。

**体格检查** 神志清,精神可;皮肤巩膜无黄染;全身浅表淋巴结未及明显肿大;心律齐,未闻及病理性杂音;双肺呼吸音清,未闻及干湿性啰音;腹软,无压痛、反跳痛,肝脾肋下未及;肠鸣音5次/min,移动性浊音阴性。脊柱正常,无畸形,L4/5轻压痛、叩击痛,右下肢直腿抬高试验(+),右下肢直腿抬高加强试验(+),右小腿外侧感觉减退,右蹰背伸肌力Ⅳ级,跖屈肌力Ⅴ级,余肢体肌力正常,双侧跟腱反射、膝反射正常,病理反射未引出。

**辅助检查** 2017-03-29 MRI示:L4/5椎间盘脱出,向右后方脱入椎管。L5/S1椎间盘正后方异常信号灶,囊性病变考虑。

**【入院诊断】**

1.腰椎间盘突出(L4/5);

2.妊娠状态(孕2产1孕29⁺周)。

**【诊疗过程】**

予以曲马多50mg、盐酸哌替啶(杜冷丁)50mg肌注,吗啡5mg皮下注射止痛治疗。地塞米松5mg+生理盐水100ml静滴(单次),甘露醇100ml静滴(单次)。

2017-03-31行经皮穿刺颈腰椎间盘切除术:C臂机透视下先经体表定位处经皮置入导针,经右侧L4/5椎板间进入,用扩张器进行通道扩张,建立工作通道,置入椎间孔镜,打开硬膜囊,镜下探查可见L4/5椎间盘中央及偏右后方突出明显,压迫右侧神经根,予完整摘除椎间盘组织,探查见神经根松弛,退出工作器械及套管,切口缝合一针。手术经过顺利,无并发症。术后恢复可,出院。

2017-04-27胎儿生长测量:宫内孕,单活胎。超声估测孕龄32⁺⁶周,羊水过多,建议复查。胎位LOA,胎心135次/min,胎动可及,双顶径8.1cm,头围27.1cm,腹围28.7cm,股骨长6.5cm,肱骨长5.6cm。胎盘后壁及左侧壁GrⅡ级。羊水指数25.5cm。脐动脉S/D 2.77,PI 0.99。

2017-06-04经阴道分娩一女婴,过程顺利,产后出血约200ml。

**【诊疗体会】**

在妊娠期,分泌产生的松弛素可使全身韧带系统处于松弛状态。孕妇由于后纵韧带的松弛,体重的急剧增加,活动的减少,容易形成腰椎间盘突出。妊娠期子宫逐渐增大,使腰椎的生理曲度改变,腰椎负荷增加,是妊娠合并腰椎间盘突出者出现腰腿痛常见的原因。而妊娠作为女性的一个特殊生理阶段,合并腰椎间盘突出症的治疗有其特殊性。对妊娠合并腰椎间盘突出症,主要根据病史、症状及体征,结合影像学进行确诊,由于 X 线对胎儿有致畸作用,优先行 MRI 检查。

非手术疗法是治疗妊娠期椎间盘突出症最主要的方法,经非手术治疗大部分患者症状、体征消失或缓解。若保守治疗不能缓解,可行手术,但需评估母儿风险。

(李央)

# 第十章　妊娠合并感染性疾病

## 第一节　妊娠期李斯特菌感染

**【病历资料】**

患者女,40岁,因"停经21$^{+1}$周,咳嗽、咳痰伴发热4天"入院。平素月经规律,周期22天,经期5~6天,经量中,色红,无痛经。末次月经时间为2017-06-17,经量及性状同前。12天前,患者至当地医院行羊膜腔穿刺术,检查结果无异常。4天前,无明显诱因下出现咳嗽、咳痰,痰白量中,伴寒战、发热,当时自测体温最高39℃,伴轻度胸闷气急,无头晕、头痛,无恶心、呕吐,无腹痛、腹胀,遂至当地医院就诊。2017-11-10查血常规+CRP:白细胞计数14.8×10$^9$/L,中性粒细胞比例87.5%,血红蛋白84g/L,血小板计数178×10$^9$/L,CRP 126.3mg/L。头孢呋辛钠1.5g(Q8H)+替硝唑200ml联合抗感染、退热、补液等对症支持治疗。患者仍有反复发热,体温最高39.8℃。3天前,患者自觉胎动减少,并伴有阴道少量流血。急诊妇科超声检查提示:宫内死胎。查肺部CT:无明显异常。2017-11-11转诊至浙大一医院,胸部CT:两肺感染性病变,两侧少量胸腔积液。查血常规+CRP:白细胞计数12.55×10$^9$/L,中性粒细胞比例83.8%,血红蛋白76g/L,血小板计数147×10$^9$/L,CRP 178.1mg/L。亚胺培南西司他丁钠1.0g(Q8H)+利奈唑胺0.6g(Q12H)联合抗感染、甲泼尼龙40mg抗炎平喘、利尿减轻心脏负荷等对症支持治疗。血培养提示,单核细胞性李斯特菌。2017-11-12入院。

患者有咳嗽、咳痰,偶伴胸闷,无明显腹痛、腹胀。

**体格检查**　神志清,精神软;全身浅表淋巴结未及肿大,左锁骨上淋巴结未及。皮肤、巩膜无黄染,颈静脉无怒张,无声嘶。双肺呼吸音粗,可闻及少量干湿性啰音;心脏听诊未及病理性杂音。腹隆如孕周,肝脾未及,未见肠型及蠕动波,听诊肠鸣音3~5次/min,移动性浊音阴性,无压痛,无反跳痛,未及包块。四肢肌力、肌张力正常,神经系统检查阴性。

**【入院诊断】**

1. 败血症(单核细胞性李斯特菌);
2. 中期妊娠(死胎);
3. 肺部感染,胸腔积液(双侧少量);
4. 贫血。

**【诊疗过程】**

用药:予哌拉西林钠他唑巴坦钠 4.5g(静滴,Q8H)联合利奈唑胺 600mg(静滴,Q12H)抗感染,米非司酮片药物流产,制酸护胃,维持电解质平衡,维持心率和循环稳定,营养支持等治疗。

终止妊娠:2017-11-13 自娩一死胎,性别男,重约 400g。胎盘、胎膜娩出完整,未见明显缺损。子宫收缩好。产后予米索前列醇 400μg 口服,缩宫素 10U 肌注并缩宫素 10U 静滴(加入 NS 中)。产时阴道出血大约 30ml,检查软产道无裂伤,无特殊情况,注意宫缩及阴道流血情况。产后予抗炎、促进子宫复旧等对症治疗。

引产后予右侧大量胸腔积液穿刺置管引流,利奈唑胺、哌拉西林钠他唑巴坦钠及亚胺培南西司他丁钠抗感染,白蛋白及胶体扩容,营养支持治疗。

2017-11-21 予清宫术。

2017-11-21 复查胸膜及胸腔积液彩超:左侧胸腔积液。左侧胸腔探及液性暗区,较宽处约 4.7cm,内透声欠佳,可见脑下叶在其内飘动。右侧胸腔未见明显液性暗区。胸膜未见明显异常增厚。彩色多普勒血流检查未见明显异常。

2017-11-28 拔除右侧胸腔引流管,停用亚胺培南西司他丁钠,改阿奇霉素口服序贯治疗。2017-11-29 出院。

**【诊疗体会】**

孕妇一旦感染李斯特菌极易发生自然流产、死产或早产。绝大多数孕妇感染李斯特菌可无任何症状,或仅仅是发热(平均 38.9℃)、流感样、消化道反应等症状。当一定数量的细菌经消化道进入人体,可突破肠黏膜后在血液中繁殖并产生具有溶血作用的外毒素,再通过血液进入胎盘,从而进入胎儿血液循环导致宫内感染。早产患者胎盘组织可呈非特异炎症改变,对于病情较重者,胎盘炎性改变显著,甚至可有严重的急性绒毛膜炎、胎儿血管炎和脐带炎等。妇女在妊娠期各阶段均可感染李斯特菌,但在已报道病例中以妊娠晚期多见。

目前,欧美国家推荐首选抗生素为青霉素、氨苄西林或阿莫西林,可联合氨基糖苷类抗生素,使用 7~14 天,依据病情可延长至 3 周。头孢类抗生素因为不能紧密结合青霉素结合蛋白 3(PBP3)而无法对细菌发挥杀伤作用,故而李斯特菌对其天然耐药。对青霉素过敏的患者可选用万古霉素/替考拉宁。

(李央)

## 第二节　妊娠期大肠杆菌感染

**【病历资料】**

患者女,27 岁,因"腰痛 2 天,发热 1 天"入院。2 天前无明显诱因下出现左侧腹痛,自诉局部压痛,肾区叩击痛阳性,无尿频、尿急、尿痛,畏寒,体温未测,至当地医院急诊。盐酸利托君抑制宫缩。1 天前,患者发热,住院治疗,体温 39.1℃,晚上血压下降(具体不详),转 ICU 治疗。CRP 298.5mg/L,降钙素原 1.85ng/ml,尿常规提示白细胞(＋＋＋),尿培养提示大肠埃希菌,血培养提示大肠埃希菌。患者孕 24$^+$ 周。2015-05-24 入院。

腰痛,隐痛为主,不剧可忍,VAS 评分 2 分。无放射痛,左侧肾区叩击痛弱阳性。

体格检查　体温 36.7℃,脉搏 82 次/min,呼吸 17 次/min,血压 103/53mmHg。神志清,精神软。双肺呼吸音清,未闻及啰音。心率 82 次/min,律齐。腹膨隆,腹软,宫高脐平,未及明显宫缩,胎心 147 次/min。双下肢无水肿。神经系统检查阴性。

辅助检查　2015-05-22 查血常规:白细胞计数 24.2×10$^9$/L。B 超示:胎位 ROA,胎心 177~187 次/min,双顶径 5.9cm,股骨长 4.1cm,羊水 3cm,脐动脉 S/D 2.5。宫颈管长 3.0cm,内口闭。可及频发宫缩。肝胆脾胰、双肾＋输尿管 B 超提示未见异常。

【入院诊断】
1. 感染性休克(泌尿系感染),败血症;
2. 妊娠(24$^+$ 周),先兆流产。

【诊疗过程】
予亚胺培南西司他丁钠 0.5g(静滴,Q6H)抗感染及补液等对症治疗,并予吸氧。治疗后恢复可。2015-05-29,患者出院,门诊继续抗感染治疗 1 周。

【诊疗体会】
急性泌尿系感染是一种常见的妊娠期并发症,若不及时治疗或治疗不彻底,会致使胎儿流产、早产或引起神经管发育障碍等。急性泌尿系感染主要由妊娠期以下几种生理变化所引起:①妊娠期雌激素、孕激素分泌大量增加,雌激素使肾盂、肾、输尿管及膀胱肌层肥厚,孕激素则使其扩张、蠕动减弱。②妊娠期增大的子宫压迫盆腔内输尿管而形成不同程度的机械性梗阻,因子宫右旋,右侧输尿管扩张扭曲更明显。③妊娠中期以后增大的子宫和胎头将膀胱向上推移,易导致排尿不畅和尿潴留。④妊娠期尿液中葡萄糖、氨基酸等营养物质含量增加,有利于细菌生长。由于上述改变,再加上女性尿道短,尿道口近肛门,故细菌易沿尿道上行而感染。产时、产后导尿也是引起感染的原因之一。

妊娠合并急性肾盂肾炎的致病菌主要是非特殊性细菌,以大肠埃希菌多见,其次是葡萄球菌、肺炎克雷伯菌和粪链球菌,极少是绿脓杆菌,偶见真菌。目前对妊娠合并急性肾盂肾炎患者,多选用第三代头孢菌素来进行抗菌治疗。因为第三代头孢菌素对多种 β-内酰胺酶稳定,对革兰氏阳性菌和阴性菌均有显著的抗菌活性。与第一、二代头孢菌素相比,其抗菌谱更广,抗菌活性更强;与第四代头孢菌素相比,其对革兰氏阴性菌的作用更好些,且有些品种对绿脓杆菌或脆弱拟杆菌亦有很好的抗菌作用。故对妊娠合并急性肾盂肾炎,采取敏感有效的头孢菌素治疗,患者是可以痊愈的,但要注意疗程足够,并在痊愈后注意预防,避免复发或迁延成慢性。

(李央)

## 第三节　金黄色葡萄球菌感染

【病历资料】

患者女,21岁,1-0-0-1,因"平产后3天,全身瘀点,发现凝血功能异常1天"入院。2016-11-11,患者于当地医院顺产一活婴。产后血性恶露,量中。进食后有腹泻,无其他明显不适,未予以特殊处理。2016-11-14,医生查房见腹部瘀点,询问有无食物药物过敏史(无)。血常规示:血小板计数减少(化验单未见)。转至上级医院。查血常规:血小板计数 $23×10^9$/L,血色素110g/L。血凝功能检查:纤维蛋白降解物450.25mg/L。血气检查:乳酸6.6mmol/L。急诊送往浙大一院,转运途中血压约70/40mmHg。急诊血糖测定:血糖1.5mmol/L。患者神志清,精神软,四肢湿冷,腹部皮肤散在出血点,体温38.4℃。2016-11-15入院。

体格检查　神志清,精神软,四肢湿冷,体温38.4℃。外阴已婚已产式,阴道畅,宫颈尚光,宫底脐平,宫体质硬;血性恶露,淡红色,量少;双侧附件区未及包块、压痛。腹部皮肤散在出血点,腹稍膨隆、软,有轻压痛,无反跳痛。双下肢动脉波动减弱,无明显水肿。

辅助检查　2016-11-15血气分析＋全血乳酸测定:实际碱剩余－16.4mmol/L,血液pH 7.19,全血乳酸6.7mmol/L。查血常规:白细胞计数 $8.3×10^9$/L,中性粒细胞计数 $8.0×10^9$/L,中性粒细胞比例95.6%,红细胞计数 $2.80×10^{12}$/L,血红蛋白92g/L,血小板计数 $25×10^9$/L。凝血功能常规检查＋D-二聚体测定:国际标准化比值1.98,纤维蛋白原1.72g/L,凝血酶原时间22.0s,活化部分凝血活酶时间78.7s,凝血酶时间23.3s,D-二聚体＞88000μg/L。心肌酶谱常规检查＋Cr、BUN、UA测定＋钾钠氯钙镁磷测定＋超敏C反应蛋白测定:谷草转氨酶163U/L,肌酐332μmol/L,尿素18.6mmol/L,钾4.24mmol/L,总钙1.38mmol/L,乳酸脱氢酶1249U/L,肌酸激酶326U/L,肌酸激酶同工酶58U/L,羟丁酸脱氢酶938U/L,超敏C反应蛋白295.30mg/L。血清肌钙蛋白I测定:肌钙蛋白I 0.594pg/ml。

【入院诊断】

1. 休克;

2. 多器官功能不全;

3. 产后播散性血管内凝血(羊水栓塞? 妊娠期急性脂肪肝?)。

【诊疗过程】

予抗感染、抑酸、抗凝、止血、解痉、维持电解质平衡、纠正贫血、维持心率和循环稳定等治疗。后镇静下气管插管,呼吸机辅助通气。

2016-11-18多学科团队会诊意见:患者平产3天后出现发热、休克,合并肝肾功能不全、急性肺损伤、血小板减少等多脏器功能异常。首先考虑脓毒血症(金黄色葡萄球菌可能性大),依据专科检查,高度怀疑宫腔感染且播散至腹腔,以致腹膜炎,警惕子宫穿孔;腹水量大,引流大量褐色液;血小板消耗性减少首先考虑。根据各位专家意见,加强宫腔感染、腹腔感染控制,尤其是革兰氏阳性菌的控制,CRRT维持循环及内环境稳定,注意容量控制,维持电解质平衡,注意生化指标、炎症指标变化,定期复查胸腔积液、腹水及影像学检查。

2016-11-19查血常规:白细胞计数$18.0\times10^9$/L,中性粒细胞比例87.0%,红细胞计数$2.71\times10^{12}$/L,血红蛋白82g/L,血小板计数$7\times10^9$/L。一般细菌培养及鉴定(阴道分泌物):白念珠菌。胸腹水常规检查:李凡他试验(+-),有核细胞12000/μl,中性粒细胞比例35%,淋巴细胞比例65%。患者炎症指标下降,根据培养结果,加用米卡芬净钠150mg(静滴,QD)抗真菌,继续予亚胺培南西司他丁钠0.5g(Q6H)及达托霉素330mg(QD)抗感染,后加用伏立康唑200mg(鼻饲,Q12H)。

2016-12-07,因考虑感染症状严重,影像学检查提示宫腔积脓可能性大,行诊断性刮宫术。静脉麻醉后,患者取膀胱截石位。消毒外阴阴道后,经置窥器见宫颈重度糜烂样改变,阴道穹窿部有少量褐色分泌物;消毒宫颈阴道,用探针探及宫底深14cm,使8号扩宫棒顺利通过宫颈,未见脓液流出。下腹部超声:可见子宫外形增大如孕14周大小;子宫壁回声均匀,未见异常回声;宫腔线显示不清;宫腔内回声不均,可及一混合回声团,大小约6cm×4cm,边界尚清。超声引导下以卵圆钳刮宫腔,取出坏死组织,约60g,未见脓液流出。取出的宫腔内容物送常规病理检查,提示:①血凝块中破碎子宫内膜内见急、慢性炎症细胞浸润伴坏死;②子宫内膜呈增生期改变。术中静脉滴注缩宫素10U,子宫收缩可。术中出血约50ml,血压平稳,输液500ml。术后送SICU继续治疗。术后继续予抗生素控制感染,缩宫素促进子宫收缩。

2016-12-21,因感染进一步严重,宫腔内异常回声,在全麻下行开腹子宫全切术+肠粘连分离术。术中,盆腔内未见明显游离液体。部分肠管及大网膜与子宫前壁致密粘连。松解粘连,见子宫前位,右侧阔韧带处增厚、粘连严重。离断右侧阔韧带,可见少许黄色脓性坏死组织。左侧无殊,双侧附件未见明显异常。遂行子宫全切术。取下子宫,标本剖检示子宫前壁肌层菲薄,见7cm×4cm×5cm坏死组织。予送常规病理检查:子宫肌壁间见凝固性坏死及大量炎症细胞浸润伴脓肿形成,宫颈黏膜慢性炎症,肌壁间及血管内见多灶含铁血黄素沉积。手术经过顺利,术中麻醉满意,血压尚平稳。术中出血约20ml。术中入量2000ml,其中输注血浆280ml,输红细胞4.5U。术中留置尿管(通畅),尿量约250ml且色清。术毕送ICU。术后予以抗感染及营养支持治疗等对症处理。

在疾病的进展中,患者的双足出现坏疽。入院时,四肢湿冷,双下肢动脉搏动减弱,无明显水肿,双足对称性回流障碍(图10-1);产后8天,双下肢大片瘀斑,指端灰黑,双侧足背动脉搏动可触及,双下肢湿性坏疽(图10-2);产后2个月,双足部分组织缺血坏死,左下肢末端脚趾发黑(图10-3)。分三次行慢性溃疡修复术,截除坏死的2—4趾远端。

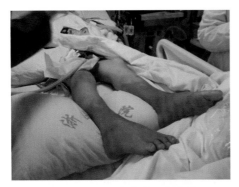

图 10-1  双足对称性回流障碍

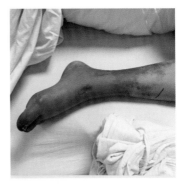

图 10-2  双足循环进一步恶化

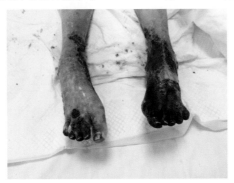

图 10-3  双足部分组织缺血坏死

**【诊疗体会】**

本例患者年龄较小,只是一个简单的平产,经历一次刮宫术,但在产后 3 天出现发热、休克,合并肝肾功能不全、急性肺损伤、血小板下降等多脏器功能异常。首先考虑脓毒血症,依据专科检查,高度怀疑宫腔感染且播散至腹腔,以致腹膜炎,警惕子宫穿孔;腹水量大,引流大量褐色液;血小板消耗性减少首先考虑。根据多学科团队讨论意见,经过加强宫腔感染、腹腔感染控制,尤其是革兰氏阳性菌(本例首先考虑金黄色葡萄球菌)感染的控制,CRRT 维持循环及内环境稳定,加强容量控制,维持电解质平衡,炎症得到控制,最终切除原发病灶(子宫)后病情缓解。经过多学科团队长达 5 个月的努力,患者的多脏器功能恢复,双足得以保留。

产后严重的子宫内膜炎导致子宫内膜形成坏死肉样组织时,临床上容易误诊为胎盘残留或者子宫翻,在积极抗生素治疗无效时,应考虑清除宫腔内坏死组织,辅以抗感染治疗,必要时须果断行子宫切除术。

孕产妇免疫力低下,产科任何操作都应该严格遵照无菌操作的原则。

(李央,卢安卫)

## 第四节　产褥期隐球菌性脑膜炎

**【病历资料】**

患者女,32 岁,因"反复头痛 1 个多月,加重 1 周,剖宫产后 3 天"入院。患者 1 个多月前无明显诱因下出现头痛,伴有咳嗽,恶心、呕吐,遂至当地医院就诊。在完善相关检查后,于 2017-04-21 行全麻下子宫下段剖宫产手术。术后予以补液、护胃、化痰、促进子宫收缩、抗感染等对症治疗,疗效较差。2017-04-22 头颅 MRI 提示:左侧半卵圆中心、双侧基底节及小脑半球静脉性脑梗可能。2017-04-22 腰穿脑脊液提示:新型隐球菌感染。2017-04-24 入院。

体格检查　神志清,精神软。双侧瞳孔等大、等圆,对光反射稍迟钝。颈稍强直,双侧呼吸音粗,未闻及明显干湿性啰音。心律齐,未闻及明显病理性杂音。腹部切口敷料干洁,未见明显出血渗液。双下肢无水肿,双侧病理征未引出。

实验室检查　2017-04-24 血气分析＋全血乳酸测定:乳酸 0.9mmol/L,血液 pH 7.66,$PCO_2$ 14mmHg。新型隐球菌涂片检查＋脑脊液检查:脑脊液隐球菌感染。脑脊液糖、氯、蛋白测定:氯 116mmol/L,葡萄糖 0.6mmol/L,蛋白 1.105g/L。钾钠氯测定:钾 3.68mmol/L,钠 133mmol/L。血气分析＋全血乳酸测定:全血乳酸 1.9mmol/L,血液 pH 7.52,$PCO_2$ 25.2mmHg,$PO_2$ 143.0mmHg。查血常规:白细胞计数 7.1×$10^9$/L,中性粒细胞比例 87.5%,淋巴细胞比例 9.2%,单核细胞比例 3.3%,嗜酸性粒细胞比例 0%,血红蛋白 79g/L,血细胞比容 25.5%,血小板计数 247×$10^9$/L。Cr、BUN、UA 测定:肌酐 38$\mu$mol/L,尿素 2.5mmol/L。查肝功能＋胆碱酯酶(Che)、TBA、甘氨酰脯氨酸二肽氨基肽酶(GPDA):总蛋白 54.6g/L,白蛋白 32.7g/L,球蛋白 21.9g/L,胆碱酯酶 4427U/L,总胆红素 16$\mu$mol/L,直接胆红素 4$\mu$mol/L,间接胆红素 12$\mu$mol/L,谷氨酰转酞酶 34U/L。隐球菌荚膜抗原检测:隐球菌荚膜抗原阳性。

影像学检查　2017-04-23 头颅 CT 平扫:未见明显异常征象。

**【入院诊断】**

1.隐球菌性脑膜炎;

2.颅内静脉窦血栓形成。

**【诊疗过程】**

2017-04-25 脑脊液检查＋新型隐球菌涂片检查:潘氏试验阳性,脑脊液隐球菌阳性。脑脊液糖、氯、蛋白测定:氯 121mmol/L,葡萄糖 1.4mmol/L。调整两性霉素 B 剂量至 10mg,继续抗真菌及抗凝补液等治疗。

2017-05-03 脑脊液糖、氯、蛋白测定:蛋白 1.183g/L。2017-05-04 脑脊液培养及鉴定:新型隐球酵母。予沃立康唑 0.125$\mu$g/ml,5-氟胞嘧啶 4$\mu$g/ml,两性霉素 0.5$\mu$g/ml,氟康唑 2$\mu$g/ml,伊曲康唑 0.125$\mu$g/ml。

2017-05-11 患者诉头痛好转。查血常规:中性粒细胞比例 79.2%,淋巴细胞比例

16.0%,中性粒细胞计数 $7.6×10^9/L$,血红蛋白 84g/L,血细胞比容 29.5%,平均红细胞体积 77.6fl,平均血红蛋白含量 22.1pg,平均血红蛋白浓度 285g/L,红细胞分布宽度 18.6%。凝血功能常规检查+D-二聚体测定:纤维蛋白原 1.39g/L,活化部分凝血活酶时间 21.6s,凝血酶原时间 10.7s,D-二聚体 460μg/L。肝肾脂糖电解质测定+血清胱抑素 C 测定:总蛋白 57.8g/L,白蛋白 38.6g/L,球蛋白 19.2g/L,谷丙转氨酶 54U/L,谷草转氨酶 27U/L,甘油三酯 6.83mmol/L,高密度脂蛋白-C 0.70mmol/L,极低密度脂蛋白-C 2.46mmol/L,总钙 2.00mmol/L,空腹血糖 3.11mmol/L。超敏 C 反应蛋白测定:超敏 C 反应蛋白 1.14mg/L。考虑患者病情明显好转,停用两性霉素 B,予氟康唑 600mg(口服,QD),地塞米松减量至 2mg(口服,QD),甘露醇减量至 125ml(静滴,Q12H),左乙拉西坦 500mg(口服,QD)预防癫痫发作,继续其他对症支持治疗。

2017-05-15 出院。

**【诊疗体会】**

新型隐球菌性脑膜炎和(或)脑炎发病隐匿,病程缓慢,临床表现主要为亚急性或慢性进展性头痛、呕吐、发热、颅内高压、脑膜刺激征等。脑脊液实验室检查表现为蛋白增高、葡萄糖及氯化物降低,脑脊液外观微混,细胞数增多,以淋巴细胞为主。影像学检查头颅 CT 改变缺乏特异性,25%～50%的隐球菌性脑膜炎患者 CT 显示正常。CT 异常者可见脑室扩大、弥漫性脑水肿、脑膜强化及脑实质低密度灶等,少数显示小梗死灶或出血灶。头颅 CT 改变与临床病程的不同阶段有关,病程越长,CT 异常的可能性越大。脑脊液病原学检查发现隐球菌,是诊断隐球菌性脑膜炎的金标准。

妊娠期或产褥期妇女免疫力低下,此时期感染隐球菌需引起高度重视,若处理不及时,会危及孕妇及胎儿安全。妊娠期间,新型隐球菌性脑膜炎部分临床症状容易与妊娠高血压、结核性脑膜炎、化脓性脑膜炎等引起的症状混淆,需引起临床医师的重视,谨慎诊断(以免误诊),及时治疗以改善预后。对已诊断为新型隐球菌性脑膜炎的患者,应行肺部影像学动态观察,如有阳性症状,及时行病原学检查,积极预防肺部感染。

(李雨箫,李央)

## 第五节　妊娠合并流行性出血热

**【病历资料】**

患者女,26 岁,因"发热伴乏力、尿黄 3 天"入院。平素月经规律,周期 35 天,经期 5 天。末次月经时间为 2015-11-12。患者 3 天前劳累后出现发热,最高温度为 39℃,伴乏力、肌肉酸痛,无鼻塞、流涕,无咳嗽、咳痰,无胸闷、气促,无恶心、呕吐,无尿频、尿急、尿痛等,就诊于当地医院。查血常规:白细胞计数 $7.1×10^9/L$,中性粒细胞比例 90.1%,血小板计数 $46×10^9/L$。血生化检查:谷丙转氨酶 206U/L,谷草转氨酶 311U/L,直接胆红素 15.0μmol/L,钠 130.8mmol/L,氯 97.2mmol/L,超敏 C 反应蛋白 84.2mg/L，尿蛋白（＋－），红细胞计数 22/μL。2016-02-19 入院。

患者仍发热，伴头晕，乏力，小便黄。

**体格检查**　神志清，精神软。皮肤、巩膜黄染，颈软，全身浅表淋巴结未及明显肿大。两肺呼吸音清，未闻及干湿性啰音。心律齐，未闻及病理性杂音。腹平软，未及压痛、反跳痛。肝脾未触及。双肾无叩击痛。双下肢无明显水肿，克氏征、布氏征阴性。

**【入院诊断】**

1.发热原因待查；

2.肝功能异常；

3.妊娠相关情况（孕 15$^{+5}$ 周）。

**【诊疗过程】**

预防性保胎治疗，孕酮 20mg（肌注，QD）加维生素 E 0.1g（口服）。

2016-02-22 丙种球蛋白支持治疗，其他对症治疗。

2016-02-23 查血常规：白细胞计数 11.7×10$^9$/L。查肝功能＋Che、TBA、GPDA＋肾功能＋电解质：总蛋白 63.5g/L，白蛋白 27.9g/L，球蛋白 35.6g/L，白球蛋白比例 0.8，谷丙转氨酶 364U/L，谷草转氨酶 431U/L，肌酐 243μmol/L，尿素 23.1mmol/L，尿酸 1019μmol/L，钾 3.29mmol/L，钠 134mmol/L。查 pANCA＋cANCA：pANCA 阴性，cANCA 阴性。查抗核抗体系列＋Rib＋His＋CEMP＋MUCL＋ENA：阴性。补体 C3 测定：补体 C3 45.0mg/dl。超敏 C 反应蛋白测定：超敏 C 反应蛋白 33.20mg/L。2016-02-24 流行性出血热 IgM 阳性。

因患者要求终止妊娠，2016-03-10 行乳酸依沙吖啶引产。2016-03-11 娩一死胎。2016-03-14 行清宫术。

2016-03-16 出院。康复后于 2018-05-06 足月分娩，母子安康。

**【诊疗体会】**

目前，流行性出血热的主要病理变化尚未完全阐明，许多学者认为其与全身小血管和毛细血管网广泛性破坏有关，病毒进入人体后随血液到达全身各处，通过位于血小板、内皮细胞和巨噬细胞表面的 β3 整合素介导，进入血管内皮细胞内，以及骨髓、肝、脾、肺、肾和淋巴结等组织，经过增殖后引起病毒血症。病毒进入组织或者细胞后，一方面直接破坏感染细胞功能和结构；另一方面诱发人体免疫应答和各类细胞因子的释放，导致组织损伤。流行性出血热由于汉坦病毒的泛噬性，能引起多器官的损伤。在妊娠期，母体的血流动力学发生改变，凝血因子合成增加，胎盘合成的促血栓形成物质增加，与流行性出血热的病理变化相互影响，更容易发生 DIC 等严重并发症。因此，妊娠可加重流行性出血热病情，尤其加重患者血液、肝、肾功能损害，发病后往往病情较重，预后较差，对母体及胎儿有严重影响。

汉坦病毒除对母体造成损伤以外，还可以通过胎盘进入胎儿体内，感染胎儿，对胎儿造成影响。病毒感染后母体产生的毒素、免疫复合物及各种活性物质，如儿茶酚胺、5-羟色胺、组胺、血管内皮素、心房利钠尿多肽（心钠素）等，可以通过胎盘进入胎儿体内,使胎儿脏器发生损害,造成血管扩张、充血、水肿、坏死,甚至发生微循环障碍导致DIC,影响胎盘血供,造成胎儿血液循环障碍。感染汉坦病毒对胎儿的影响表现为:妊娠早期可以导致流产;妊娠中晚期可以导致早产、死胎及难产,发生胎儿畸形的风险也升高。

(李央)

# 第十一章 妊娠合并恶性肿瘤

## 第一节 妊娠合并宫颈癌

【病历资料】

患者女,31岁,1-0-0-1,因"停经20⁺⁶周,间断性阴道出血5个月,发现宫颈病变4天"入院。患者5个月前(2020年4月)妊娠早期开始出现阴道间断出血,褐色,量少许,伴阴道分泌物少许异味。至当地医院就诊,检查发现孕酮水平低。孕酮肌注10天,阴道出血仍淋漓不尽。1个月前,阴道分泌物异味较前加重。2020-10-08至当地医院检查发现宫颈菜花状,宫颈重度糜烂。2020-10-10宫颈活检示:中－低分化鳞癌。病理切片示:(宫颈活检)鳞状上皮癌。遂转诊至浙大一院。2020-10-11入院。

妇科检查 外阴已婚已产式,阴道畅,宫颈增大,前唇1点钟方向可见一大小约4cm的菜花样赘生物,有接触性出血,阴道前穹窿及左侧宫旁略变浅、缩短,未及明显增厚。子宫增大如孕5月,未及压痛,双侧附件区未及。三合诊:宫旁未及明显增厚。

【入院诊断】

1.妊娠相关情况(孕2产1孕20⁺⁶周);

2.宫颈恶性肿瘤(中－低分化鳞癌,Ⅰb2)。

【诊疗过程】

患者及其家属坚决要求放弃胎儿,故择期行妊娠期宫颈癌根治术(腹式广泛全子宫切除＋盆腔淋巴结清扫)＋双侧输卵管切除术＋肠粘连分解术＋左侧卵巢囊肿剥除术＋双侧卵巢悬吊术。术中见宫体增大如孕5月,广泛迂曲静脉丛分布,可触及宫内胎儿,宫颈前唇见4.5cm×4cm外生型菜花状病灶(图11-1)。术后病理:宫颈中分化鳞状细胞癌,大小4.5cm×2.5cm,浸润深度≤5mm,宽度>1cm,小于1/2肌层,可见脉管癌栓,阴道壁切缘、左右宫旁组织均未见癌累及,胎盘组织未见癌累及,双侧输卵管未见癌累及。病理送检:左盆腔淋巴结16枚、右盆腔淋巴结12枚,均未见癌转移。

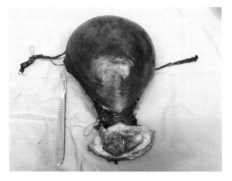

图11-1 宫体及宫颈

术后行顺铂60mg化疗4次,继之后装放疗4次、外照放疗25次,随之白紫杉醇＋卡铂化疗3次。

监测发现鳞状细胞相关抗原水平轻度上升;正电子发射计算机断层显像(PET)提示,术区阴道残端及周围不规则软组织密度条片影,界不清;氟代脱氧葡萄糖(FDG)代谢不均匀增高:考虑局部肿瘤复发可能。病灶与双侧输尿管下段粘连,分界不清,其上段尿路扩张、积水;盆腔、下腹部腹腔和腹膜多发结节,部分紧贴局部结肠肠壁;FDG代谢增高:考虑多发转移灶。后腹膜腹主动脉旁、肠系膜间隙、双侧腹股沟区多发小淋巴结,未见FDG代谢增高;右侧盆壁囊性灶,不伴FDG代谢增高:考虑术后肿瘤复发。予吉西他滨＋顺铂＋贝伐珠单抗方案化疗,继续监测中。

**【诊疗体会】**

本例患者妊娠早期有阴道流血,误诊为先兆流产,耽误了诊断和治疗。因此,对于妊娠早期有阴道流血患者,建议在患者知情同意下行妇科检查。

宫颈癌是妊娠期妇女第三大常见恶性肿瘤,仅次于恶性黑色素瘤和乳腺癌。对妊娠合并宫颈癌的处理,应在治疗患者肿瘤本身及维护母儿健康之间取得平衡。对于20周以上、Ⅰb期以上的患者,可采用新辅助化疗2～3个疗程后促胎肺成熟治疗,择期剖宫产后行手术治疗或(和)放化疗。但患者拒绝继续妊娠,故行广泛子宫全切术,手术视野清晰,出血少。

患者术后肿瘤复发,与妊娠高水平的雌孕激素促进肿瘤细胞的生物活性有关。

(李央)

# 第二节　妊娠合并胸壁平滑肌肉瘤

**【病历资料】**

患者女性,28岁,1-0-3-1,3次人工流产史。2011年行子宫下段剖宫产术。2017年8月行左侧胸壁肿块切除术,术后病理示胸壁平滑肌肉瘤(报告未见),术后未予补充治疗及定期随访。否认其他疾病史。平素月经规律,经期7天,周期30天,量中,色红,无痛经。末次月经时间为2018-09-25。妊娠期定期产检无殊。2019-01-13,因胸闷、气急1天至当地医院就诊,胸部CT检查示双侧纵隔占位性病变。2019-01-20,因停经16$^{+5}$周,胸闷气急1周于浙大一院普胸外科住院。

患者咳嗽、咳痰、胸闷、气急,双侧胸痛,无咳泡沫痰,无咯血,无发热,无恶心、呕吐,无声音嘶哑,无腹痛,无阴道出血、流液等。

**体格检查**　神志清,精神可。体温38℃,脉搏130次/min,呼吸25次/min,血压115/69mmHg,氧饱和度96%～99%。气管居中,双肺呼吸音粗,未闻及干湿性啰音;心律齐,未闻及明显病理性杂音;腹软,无压痛,肠鸣音存在;双肾区无叩痛;双下肢未见水肿;神经系统检查阴性。

**辅助检查**　2019-01-21肿瘤标志物检测:糖抗原125 88.8U/ml,甲胎蛋白52.1ng/ml,铁蛋白382.6ng/L。2020-01-23胎儿生长测量:宫内孕,单活胎;双顶径3.7cm;股骨长2.1cm;母体宫腔粘连带考虑。2020-02-01 PET/CT示:左侧胸壁平滑肌肉瘤术后;

左侧胸腔内紧贴胸膜大块软组织影,病灶中心密度降低伴 FDG 代谢降低,病灶边缘 FDG 代谢增高;右侧胸腔后胸膜下块状软组织密度影伴 FDG 代谢增高,考虑恶性病变(肿瘤复发及转移可能);纵隔内及双肺门、双侧锁骨区多枚淋巴结影伴 FDG 代谢增高,考虑淋巴结转移灶。

**【入院诊断】**

1.纵隔肿瘤(双侧,左侧胸壁平滑肌肉瘤术后);

2.妊娠相关情况(孕 5 产 1 孕 16$^{+5}$ 周);

3.子宫瘢痕。

**【诊疗过程】**

入院后予止咳、止痛等对症治疗,评估手术指征,多学科团队会诊。

2020-01-23 MDT 结果:①患者平滑肌肉瘤术后,左肺巨大肿块占据左侧胸腔,右肺可见团片状病灶,均考虑转移,预后差,无手术指征;②病灶血供不够丰富,介入栓塞治疗对改善患者的呼吸情况无明显帮助,不建议介入治疗;③终止妊娠后,可考虑全身治疗、靶向治疗、免疫治疗等。

转入产科引产,2020-01-27 行乳酸依沙吖啶羊膜腔内注射引产术。2019-01-30 自娩一男性死胎及胎盘组织。2019-01-30 行清宫术,术程顺利。

引产后转入内科保守对症治疗,胸闷、气急等症状持续加重,病情进展。2019-02-18 行胸部肿瘤动脉造影术+栓塞化疗术对症治疗,效果一般。之后,全身情况进一步恶化,依患者心愿出院回家、当地医院治疗。

产后 2 个月,患者因肿瘤死亡。

**【诊疗体会】**

平滑肌肉瘤是一种可以发生在全身任何部位的高度侵袭性肉瘤,主要来源于子宫、胃肠道等处,较少见于软组织处。胸壁平滑肌肉瘤在成人中少见,但为最常见的软组织肉瘤,约占 7%。平滑肌肉瘤起源于具有平滑肌分化能力的间充质细胞。该病恶性程度高,病程发展快,术后易复发,应尽量争取早期明确诊断,确保初次手术切除干净,以降低复发率、转移率。

该患者切除肿瘤后,没有追踪病理报告,没有随访。肿瘤切除术后 1 年,因妊娠后胸闷、气急就诊,此时已发生双侧胸腔病灶及多发淋巴结转移(肿瘤晚期),已失去手术及最佳治疗时机。

(杜强兴,李央)

### 第三节　妊娠合并乳腺癌

**【病历资料】**

患者女,29 岁,0-0-0-0,因"停经 33$^{+6}$ 周,发现左乳癌 1 周"入院。平素月经规律,周期 28～30 天,经期 3～5 天,经量中,色红,无痛经。末次月经时间为 2019-10-13,经量及性状同前。停经 50$^+$ 天,自测尿 HCG 阳性,遂至当地医院行 B 超检查,结果显示:宫内早孕,芽长约 1.7cm。停经以来,无明显恶心、呕吐等早孕反应。停经 12$^+$ 周,建围产期保健卡,唐氏筛查、OGTT 正常。停经 5$^+$ 月,自觉胎动,持续至今无异常。2020-03-26(停经 23$^{+4}$ 周),当地医院产检示:TSH 4.58mU/ml,予左甲状腺钠片 50μg(口服,QD)至停经 28 周。其他产检未见明显异常,血压、胎位、胎心均正常。停经 28$^+$ 周,患者于左乳内下象限触及一肿块,直径约 3cm,质较硬,无明显胸闷、气急,无发热、畏寒,乳房无明显分泌物,遂至当地医院就诊。乳腺彩超示:双侧乳腺增生,左乳低回声结节[乳腺影像报告和数据系统(BI-RADS)3 类],导管内乳头状瘤,建议定期复查。停经 31$^{+6}$ 周,复查乳腺彩超,结果显示:双侧乳腺增生,左乳低回声结节(BI-RADS 4a 类),右乳低回声结节(BI-RADS 3 类),双侧腋窝探及多发淋巴结,建议至上级医院就诊。遂至浙大一院行乳腺肿物穿刺术,术后病理示:(左侧乳腺)浸润性低分化癌,建议入院终止妊娠后治疗。2020-06-06 入院。

患者无阴道流血、流液,无明显腹痛、腹胀,无胸闷、气急,无畏寒、发热,无明显双下肢水肿,无皮肤瘙痒等不适。

**体格检查**　体温 37℃,脉搏 64 次/min,呼吸 20 次/min,血压 111/75mmHg。神志清,心肺无殊。左乳内下象限可触及一直径约 3cm 的肿块(图 11-2),腹软,无明显压痛,腹部膨隆如孕周;双下肢无明显水肿;腓肠肌无深压痛。胎心 135 次/min,NST 反应型。

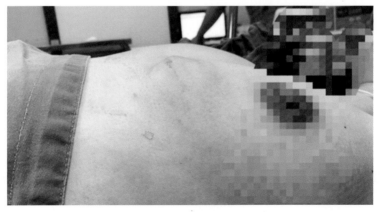

图 11-2　左侧乳腺肿块

**实验室检查**　2020-03-26 查 TSH:4.58mU/ml。

影像学检查　2020-05-27 左侧乳腺穿刺术后病理:浸润性低分化癌伴间质淋巴细胞浸润,C-erbB-2(一),Ki-67(70%＋),雌激素受体(ER)(一),孕激素受体(PR)(一),雄激素受体(AR)(40%＋＋),CK5/6(部分＋),上皮钙黏素(E-cadherin)(＋),GATA-3(＋),CK(pan)(＋),P63(个别＋)。2020-06-05 胎儿生长测量:宫内孕,单活胎;超声估测孕龄 34 周,胎儿体重 2221g±324g,建议复查。胎位 ROA,胎心 144 次/min,胎动可及,BPD 8.7cm,HC 30.7cm,AC 29.6cm,FL 6.3cm,HL 5.6cm。胎盘前壁 GrⅡ级。羊水指数 11.7cm。脐动脉 S/D 2.15, PI 0.71。大脑中动脉 PS 43cm/s,S/D 4.1,PI 1.43。母体双附件区未见明显异常包块回声。

【入院诊断】

1.妊娠相关情况(孕 1 产 0 孕 $33^{+6}$ 周,头位待产);

2.乳腺癌(左侧)。

【诊疗过程】

入院后予地塞米松促胎肺成熟。

2020-06-09 行剖宫产术以终止妊娠。在硬膜外麻醉下行子宫下段剖宫产术。术中见子宫下段形成欠佳,破膜,见羊水Ⅰ度混浊,量约 800ml。以 LOA 位托抬头娩出一活男婴:脐带长 60cm,无绕颈、绕体,Apgar 评分 8—10—10 分/1—5—10min,气促呻吟,体红肢紫(扣 1 分),心率小于 100 次/min(扣 1 分),经皮氧饱和度 72%。儿科医师护台,立即予清理呼吸道。正压通气吸氧后新生儿好转。出生体重 2500g,身长 47cm。胎盘位于子宫前壁,胎盘、胎膜自行剥离完整。因胎盘娩出后宫腔出血偏多,予宫腔填塞纱布,缝合子宫前取出。双侧卵巢无殊;右侧输卵管无殊;左侧输卵管可见 1.0cm 大小系膜囊肿,予电凝蒂部后摘除并送常规病理检查。术中静推卡贝缩宫素 100μg、静滴缩宫素 10U,子宫收缩良好。术程顺利。术中出血约 300ml,术中输液 1000ml,术后安返病房。新生儿予母婴早接触后,因早产送儿科住院治疗。

术后抗生素抗感染、缩宫素促进子宫收缩、溴隐亭回奶等对症处理。2020-06-14 出院。

后至乳腺外科,根据乳腺穿刺结果(低分化癌),行规律化疗。

【诊疗体会】

乳腺癌是女性最常见的恶性肿瘤之一。因为生育年龄段妇女一般乳腺癌发病率较低,所以在疾病的预防方面非常容易被忽视,患者大多在妊娠及哺乳期自觉乳房肿物后就诊,而此时发现的乳腺癌多为晚期。因此,建议育龄期女性最好在孕前进行相关筛查,以尽早发现、确诊乳腺癌。治疗策略:妊娠期间仍禁忌放疗。化疗应与非妊娠患者相同。

在妊娠早期,特别是在器官发生期间(第 4～12 周)进行化疗,胎儿的致畸风险最高。风险的增加与药物联合治疗有关。理想情况下,应在妊娠早期后给药。一些研究证实了 5-氟尿嘧啶、多柔比星及环磷酰胺治疗方案的安全性。

手术是妊娠期乳腺癌的最终治疗方法。手术可在妊娠的任何时期进行,对胎儿的风险较小。乳房手术主要包括：根治性改良乳房切除术和保乳手术，以及腋窝淋巴结或前哨淋巴结活检。在妊娠早期和中期通常建议进行根治性改良乳房手术。保乳可以在妊娠任何时期进行，特别是在 12 周后。然而，在妊娠前 3 个月手术，流产风险增加。因此如果可能，应该将选择性手术推迟到妊娠中期或晚期，可在妊娠晚期进行肿块切除术，并延迟放疗到产后期。

对于本例患者，考虑化疗对胎儿的潜在风险，结合孕周与患者及其家属意愿，予终止妊娠后化疗，再评估手术时机。

（李俊旭，李央）

# 第二篇

## 妊娠并发症

# 第十二章　妊娠期并发心血管疾病

## 第一节　子痫并发颅内出血

**【病历资料】**

患者女,23 岁,因"停经 25$^{+1}$周,胸闷 30 小时,恶心、呕吐伴视物模糊 13 小时,抽搐 1 次"入院。既往月经规律,经期 5～7 天,周期 28 天,经量中,无痛经。末次月经时间为 2018-01-17。自述当地医院产检无明显异常(产检报告未见),30 小时前无明显诱因下感胸闷,无头晕、头痛,无视物模糊,无恶心、呕吐等不适,至当地医院就诊。2018-07-10 肝胆胰脾超声提示:餐后胆囊。未进一步诊治,2018-07-11 14:00 左右进食后恶心、呕吐(呕吐物为胃内容物,量不多),伴头晕、视物模糊,神志清,无腹痛、腹胀,无畏寒、发热,未至医院就诊;19:00 左右开始无明显诱因下抽搐 1 次,眼上翻,牙关紧闭,持续约 2min,诉知晓抽搐时情况,无大小便失禁,无畏寒、发热等不适。当地医院检查。血常规检查:WBC 17.2×10$^9$/L,中性粒细胞比例 89.3%,血小板计数 54×10$^9$/L,CRP 24.2mg/L。肝功能检查:谷草转氨酶 359U/L,谷丙转氨酶 170U/L,总二氧化碳 13.5mmol/L。D-二聚体 26.9mg/L。胎儿超声示:宫内孕,单活胎,双顶径 6.3cm,羊水指数 8.1cm。头颅 CT 示:左侧枕顶叶及右侧基底节区可见片状低密度灶(图12-1)。硫酸镁 30ml＋NS 500ml 静滴治疗后转至浙大一院。患者入睡状态,呼之可应,血压偏高,约 160/100mmHg。急诊予血常规、凝血功能、肝肾功能、全血乳酸、血气分析、淀粉酶、血酮体、床旁超声等检查(报告未出)。2018-07-12 入院。

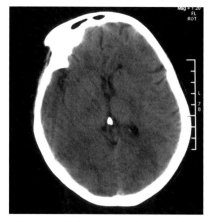

图 12-1　CT 提示大脑后部脑白质病变

患者入睡状态,呼之可应,血压偏高,约 160/100mmHg,无大小便失禁,无头痛,无畏寒、发热等不适。

**体格检查**　体温 37.6℃,脉搏 115 次/min,呼吸 24 次/min,血压 134/99mmHg。神志模糊,心律齐。腹部增大如孕周,可及宫缩。Babinski 征:右侧可疑,左侧无反应。

**实验室检查**　2018-07-12 血气分析＋全血乳酸测定:全血乳酸 2.8mmol/L,PCO$_2$ 34.0mmHg,PO$_2$ 189.0mmHg,碳酸氢根浓度 20.1mmol/L,标准碱剩余－4.0mmol/L,标准碳酸氢盐 21.4mmol/L。查血常规:白细胞计数 18.8×10$^9$/L,中性粒细胞比例

$82.5\%$,淋巴细胞比例 $8.9\%$,血小板计数 $32\times10^9/L$。脑钠肽(前体)定量测定:脑钠肽(前体)1021pg/ml。

影像学检查　2018-07-12 头颅 CT 平扫(图12-2):右侧基底节区见类圆形高密度影,周围见片状低密度影;双侧侧脑室、第三脑室、中脑导水管及四脑室内见片状高密度影。右侧外囊区及两侧顶枕叶白质区可见片状稍低密度灶,边界欠清。右侧侧脑室较左侧稍宽,其他脑室、脑池未见扩大,脑沟无明显加深。中线结构稍左偏。结论:右侧基底节区脑出血,破入脑室系统。右侧外囊区及两侧顶枕叶白质区低密度灶。超声心动图(彩超),后腹膜(彩超),肝胆脾胰(彩超)检查:室间隔正常值临界厚,二尖瓣轻度反流,心动过速,肝脏实质回声增粗。心功能参数:IVSd 11mm,LVDd

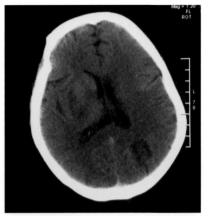

图12-2　CT 提示右侧基底节区脑出血,右侧外囊区及两侧顶枕叶白质区低密度灶

44mm,FS $46\%$,HR 120 次/min,LVPWd 10mm,LVDs 54mm,LVEF $78\%$。各房室大小正常范围,升主动脉不宽,主波明显,重搏波清晰,主动脉瓣清晰,启闭无殊;二尖瓣纤细,前叶双峰,后叶逆向运动。室壁不厚,室间隔与左室后壁逆向运动。肺动脉主干内径 20mm。静息状态下,各切面未见室壁节段性运动异常。脉冲多普勒检查:收缩期经肺动脉瓣峰值流速 0.8m/s;收缩期经主动脉瓣峰值流速 1.3m/s;舒张期二尖瓣口血流 E/A>1。彩色多普勒检查:二尖瓣见少量血液反流信号。

**【入院诊断】**

1. 颅内出血;

2. 子痫前期;

3. 多脏器功能损伤;

4. HELLP 综合征;

5. 妊娠相关情况(孕 2 产 0 孕 $25^{+2}$ 周)。

**【诊疗过程】**

入院后予镇静治疗,维持 Richmond 躁动-镇静评分(RASS)$-2\sim0$ 分;予头孢呋辛钠(1.5g,Q12H)预防感染、抑酸、护胃、维持电解质平衡、维持心率和循环稳定、营养支持等治疗。

因已有子痫,考虑继续待产风险大,且家属要求放弃胎儿,经多学科团队讨论后于2018-07-12 行剖宫产术以终止妊娠。气管插管全身麻醉成功后,沿下腹纵行切口逐层进腹,见子宫下段形成尚可。取子宫下端横切口,切口见羊膜囊,破膜,见羊水Ⅱ度,量约 500ml。托胎头娩出一死胎:男,出生体重 600g。胎盘附着子宫后壁,胎盘、胎膜自娩完整,无胎盘、胎膜粘连。见胎盘剥离面渗血偏多,以纱条 1 块填塞,子宫关闭前取出。术中探查见双侧卵巢及输卵管外观无殊。术中子宫壁注射缩宫素 10U,静脉滴注缩宫素 10U,子宫收缩佳。术中患者生命体征平稳。产科手术结束后,脑外科继续行双侧脑室钻孔伴脑室引流术。术中,先行左侧侧脑室额角穿刺,植入脑室型颅内压监护探头,测得颅内压 16mmHg;再行右侧侧脑室额角穿刺,植入脑室外引流管。手术过程顺利,术后患者带管进 SICU。

术后予头孢哌酮钠舒巴坦钠及万古霉素预防感染、抑酸、护胃、维持电解质平衡、维持心率和循环稳定、纠正贫血、降颅压、营养支持等治疗。

2018-07-20 脑脊液检查:潘氏试验＋＋,红细胞计数 2500/μl,白细胞计数 200/μl,中性粒细胞比例 88%,淋巴细胞比例 12%。超敏 C 反应蛋白测定:超敏 C 反应蛋白 5.61mg/L。脑脊液糖、氯、蛋白测定:葡萄糖 0.8mmol/L,蛋白 2.379g/L。生化筛查常规检查:白球蛋白比例 1.4,尿酸 117μmol/L,甘油三酯 2.15mmol/L。凝血功能常规检查＋D-二聚体:活化部分凝血活酶时间 21.2s,D-二聚体 3144μg/L。血常规检查:白细胞计数 $14.9×10^9$/L,中性粒细胞比例 75.7%,淋巴细胞比例 16.4%,血红蛋白 105g/L,血小板计数 $447×10^9$/L。

2018-07-27 脑脊液检查:潘氏试验阴性,红细胞计数 45/μl,有核细胞计数 39/μl,中性粒细胞比例 8%,淋巴细胞比例 92%。脑脊液糖、氯、蛋白测定:葡萄糖 1.8mmol/L,蛋白 0.860g/L。患者恢复可,出院。

**【诊疗体会】**

妊娠期高血压会引起许多器官病变,其中脑血管病变占了患者死亡原因的 40%。与高血压脑病相似,子痫的脑血管病变是因血压急剧升高,脑循环发生障碍,患者出现严重头痛、意识障碍、抽搐等症状的一种临床综合征。该病发病快,易误诊,病理改变主要包括脑水肿、脑血管破裂或脑栓塞。子痫引发的神经系统症状常常被解释为高血压脑病的一种。患者的平均动脉压增高和伴随的血小板减少症可能是发病的关键因素。妊娠期高血压疾病引发脑出血的风险主要出现在分娩后,高龄孕妇、非美人种、原发性高血压、凝血功能紊乱、烟草滥用都是妊娠相关脑出血的独立危险因素。

妊娠、产褥期脑出血患者的治疗与急性脑血管病患者的治疗基本相同,早期手术解除占位效应可避免脑细胞的凋亡发生。对于妊娠期胎儿的处理,我们认为,及时终止妊娠应该是最佳的选择。终止妊娠应首选剖宫产,尽量避免阴道分娩。对于妊娠晚期或分娩过程中发生的出血,尤其是需要手术治疗的脑出血,应该和脑外科通力协作,可以在使用甘露醇减低颅内压的情况下,先行剖宫产术,待婴儿取出后立即行开颅手术。这是因为剖宫产取出婴儿时间较短,可尽量避免开颅手术对胎儿带来的不利影响。若妊娠中期发生出血,由于出血可能持续加重,危及产妇生命,应积极同家属协商,尽早终止妊娠,以阻止危害的继续加重。

(贾燕鸿,李央)

## 第二节  子痫前期并发肝脏出血

**【病历资料】**

患者女,32 岁,0-0-0-0,因"停经 33$^{+5}$ 周,上腹痛伴呕吐 1 天"入院。平素月经规律,经期 7 天,周期 28 天,无痛经。末次月经时间为 2018-10-04,性状如前。停经 30$^+$天,自测尿 HCG 阳性。停经 13 周,建围产期保健卡。2019-01-08 当地医院 B 超示:顶臀长 7.2cm,可及心搏。2019-04-22 当地医院 B 超示:中央型前置胎盘。唐氏筛查正常,OGTT 5.13—9.76—8.58mmol/L。1 个月前因血压升高至当地医院住院就诊,血压最高达 150/110mmHg,降压治疗后好转出院。口服拉贝洛尔 100mg(TID)降血压,维持血压在(120~140)/(80~100)mmHg。昨日晨起自觉下腹痛伴呕吐(呕吐物为胃内容物),呕吐后腹痛稍好转,无发热、畏寒,无视物模糊、无皮肤瘙痒,无双下肢水肿,无阴道流血、流液等,肛门排气、排便正常,遂至当地医院就诊。急诊 B 超:肝回声细密;左肝区探及 13.4cm×9.4cm 不均质低回声团块,边界尚清;腹腔少量积液;单活胎,完全性前置胎盘,胎盘后方液性暗带。淀粉酶 141U/L。予泮托拉唑及铝碳酸镁护胃、山莨菪碱解痉治疗后无明显好转。2019-05-28 入院。

患者自觉剑突下疼痛伴恶心,自觉胎动如常,无发热、畏寒,无头晕、黑矇,无视物模糊,无胸闷、气急,无异常阴道流血、流液等不适。

**体格检查**  体温 36.5℃,脉搏 106 次/min,呼吸 22 次/min,血压 136/101mmHg。髂前上棘间径 23cm,髂嵴间径 26cm,骶耻外径 19cm,坐骨结节间径 9cm。胎位 LOA,胎心 100 次/min,胎儿重量估计 2000g。

**实验室检查**  2019-05-28 查血常规:白细胞计数 15.9×10$^9$/L,中性粒细胞比例 85.8%,血红蛋白 111g/L。超敏 C 反应蛋白测定:超敏 C 反应蛋白 16.12mg/L。

**【入院诊断】**

1. 腹痛待查;
2. 重度子痫前期 HELLP 综合征(?)、肝血肿(?);
3. 妊娠相关情况(孕 1 产 0 孕 33$^{+5}$ 周,头位先兆早产);
4. 完全性前置胎盘不伴出血;
5. 妊娠糖尿病;
6. 肥胖症。

**【诊疗过程】**

终止妊娠:考虑继续待产可能出现胎儿宫内窘迫、胎死宫内可能,由急诊室直接送至手术室,行剖宫产术以终止妊娠。

气管插管全身麻醉后,行下腹部纵切口(长约 12cm),逐层进腹,见腹腔盆腔内陈旧性不凝血(量约 2000ml),子宫下段形成可。破膜见羊水清,量约 300ml。以 LOA 位娩出一活婴:男,早产儿貌,出生体重 1580g,身长 41cm,脐带长约 50cm,无脐带绕颈、绕体,断脐后台下处理(儿科护台),Apgar 评分 2—5—8 分/1—5—10min。胎盘附于子宫后壁、宫颈及前壁,完全覆盖宫颈内口。胎盘、胎膜自娩完整。术中子宫壁肌注缩宫素 10U,静滴缩宫素 20U,子宫下段收缩佳。术中出血约 300ml。术中探查见左侧输卵管伞端黏附于子宫左侧壁,表面可见散在白色内异症病灶,右输卵管及双侧卵巢无殊。右下腹留置盆腔引流管 1 根。术中血压平稳,输晶体液 1000ml,悬浮红细胞 3.5U,血浆 1110ml。尿量 100ml,色清。新生儿为早产儿,转儿科治疗。手术过程顺利,关腹后肝胆外科医师上台会诊,行剖腹探查术。

在全麻下行左外叶切除术＋右肝部分切除术。术中探查见:腹腔大量积血;肝脏质地偏软,脂肪肝表现,左肝外叶可见大小约 25cm×15cm 巨大血肿,右肝 4b 段胆囊旁可见 5cm×4cm 血肿。结合患者病史及相关检查,术中诊断:肝破裂出血(图 12-3)。遂行左外叶切除手术＋右肝部分切除术后,左肝外叶送常规病理检查。左肝断面放置 1 根腹腔引流管。手术过程顺利,术后送 SICU。

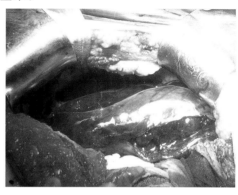

图 12-3　左肝表面破裂

术后予头孢哌酮钠舒巴坦钠 2g(静滴,Q12H)预防感染、抑酸护胃、控制血压、维持电解质平衡、维持心率和循环稳定、抗凝、营养支持等治疗。

2019-07-05 出院。术后随访肝功能正常。

【诊疗体会】

肝血肿和(或)破裂是极为罕见的妊娠并发症,对母婴危害极大,围生期病死率 7.7％～60％。肝血肿和(或)破裂多发生于肿瘤、肝硬化、血管瘤甚至脂肪浸润等肝脏病患者,但多见于妊娠合并高血压患者,尤其是子痫前期。子痫并有溶血肝功能异常血小板减少(HELLP)综合征者肝血肿和(或)破裂的发病率高达 1.8％。肝血肿和(或)破裂个别也可发生于正常孕妇。

过去普遍观点认为,应在保守治疗时密切监护患者的血流动力学和凝血状况,用超声及 CT 等对肝脏损伤状况进行评价,积极治疗主病子痫前期及 HELLP 综合征。应用血液及血液制品进行支持治疗,尽量避免直接或间接肝脏手术操作,产后仍用影像学随访。此后,不少学者认识到对这类患者区别对待、保守治疗的重要性,仅少数不能保守治疗的患者需行肝脏手术(包括肝移植),这提高了患者的存活率。

肝血肿和(或)破裂多发生在妊娠 37 周前,少数发生于产后,极个别发生于妊娠中期,此时增大的子宫影响肝区术野的暴露。尤其是存活胎儿接近足月者,应先行剖宫产术以抢救胎儿,也有利于肝脏探查及手术操作。探查时,需查清肝血肿及破口的数目、部位、大小,有无活动性出血等。

(李雨箫,李央)

## 第三节　高血压并发肺栓塞

**【病历资料】**

患者女,46 岁,0-1-0-1,因"停经 36$^{+6}$ 周,血压控制不佳 1$^+$ 月"入院。平素月经规律,周期 30 天,经期 5 天,经量中,色红,无痛经。末次月经时间为 2019-06-07,经量及性状同前。停经 2$^+$ 月,血 HCG 阳性。2019-08-18 B 超示:宫内早孕,顶臀长 4.6cm。孕 12 周,因"血压升高、检查发现左侧颈动脉内中膜不均增厚"住院治疗。超声示胎盘低置,建议患者终止妊娠。患者拒绝,要求继续妊娠,院外监测血压,规律口服硝苯地平(30mg,QD)、富马酸比索洛尔(5mg,QD),血压控制可。1 个月前无明显诱因下出现血压增高,心内科门诊就诊。血压最高至 157/90mmHg,尿蛋白阴性,予加用螺内酯(20mg,QD)、氢氯噻嗪(12.5mg,QD),口服降压治疗。血压控制仍不理想。2020-02-20 入院。

患者无头痛、头晕,无胸闷、乏力,无畏寒、发热,无阴道流血、流液等不适。

**体格检查**　体温 36.8℃,脉搏 90 次/min,呼吸 20 次/min,血压 158/96mmHg。心肺无殊;腹软,膨隆如孕周,未及宫缩;宫高 34cm,腹围 110cm;胎位 LOA,胎心 140 次/min;阴道无流血流液;双下肢不肿;双侧腓肠肌无深压痛。

**辅助检查**　2020-02-04 胎儿生长测量:宫内孕,单活胎,34$^{+6}$ 周,超声估测孕龄 33$^{+3}$ 周,估测胎儿体重 2216g±324g,胎儿胆囊外形饱满;母体子宫多发肌瘤,建议复查。胎位左枕前,胎心 148 次/min,胎动可及,双顶径 8.4cm,头围 30.5cm,腹围 30.0cm,股骨长 6.3cm,肱骨长 5.7cm。胎盘前壁 GrⅡ$^+$ 级,胎盘厚度 3.1cm。羊水指数 11.1cm。脐动脉 S/D 2.28,PI 0.84,RI 0.56。母体子宫肌层内探及多枚低回声团,最大者位于右侧壁,大小约为 6.1cm×4.5cm×6.5cm。

**【入院诊断】**

1.妊娠相关情况(孕 2 产 1 孕 36$^{+6}$ 周,头位待产);

2.高血压合并妊娠;

3.子宫多发肌瘤;

4.高龄经产妇妊娠监督;

5.胎儿生长发育迟缓。

**【诊疗过程】**

终止妊娠:2020-02-21 可及不规律宫缩,血压较高,继续妊娠可能出现心脑血管风险,危及母胎生命,故行剖宫产以终止妊娠。

气管插管全身麻醉下,行腹壁纵切口,逐层进腹,见子宫下段形成可。术中以 LOA 位剖娩出一活婴:女,发育可,脐带长 60cm,无脐带绕颈、绕体,断脐后台下处理(儿科护台),Apgar 评分 9—10—10 分/1—5—10min,出生体重 2400g,身长 48cm。羊水清,量 400ml。因新生儿低出生体重,予鼻导管吸氧下转新生儿科。探查见胎盘位于子宫前壁。胎盘、胎膜自娩完整。胎盘娩出后出血偏多,予纱布填塞宫腔,缝合子宫前取出。子宫体明显增大,表面凹凸不平,可见多枚肌瘤样凸起。较大的凸起位于子宫右后壁,大小约 6cm×7cm,质中,台下剖检见红色样变性。另子宫左侧壁、宫底见 2 枚肌瘤样凸起,质硬,直径约 2～3cm。将子宫肌瘤剔除后送冰冻病理检查,提示子宫平滑肌瘤。术中出血约 300ml,放置盆腔引流管一根。术中血压平稳,输液1000ml,尿量 200ml 且色清。手术过程顺利,术中无并发症,术后安返病房。

术后抗感染、缩宫素促进子宫收缩及补液对症处理。

2020-02-22 18:00 护士巡视病房时,患者指尖氧饱和度 89%,血压 100/62mmHg,诉头晕、胸闷不适,无胸痛,神志清,精神软,腹软、膨隆,切口周围轻压痛,引流袋内少量淡血性液。立刻予鼻导管吸氧(3L/min),继续心电监护,同时急查血常规、凝血功能＋D-二聚体、肾功能、电解质、心肌酶谱、肌钙蛋白、BNP 等指标,床旁心电图示心动过速,急请 ICU、呼吸内科会诊。之后氧饱和度 91%,改面罩吸氧(10L/min),氧饱和度波动于 94%～95%,血压 108/71mmHg。予皮下注射依诺肝素钠 4000U。肺动脉CTA 检查提示:两侧肺动脉主干及分支栓塞(图 12-4)。附见两侧胸腔积液。遂转ICU 进一步治疗。

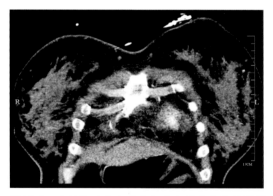

图 12-4 两侧肺动脉主干及分支内明显充盈缺损影

2020-02-25 行肺动脉造影术＋肺动脉碎栓、溶栓术。局麻成功后,患者取平卧位。消毒铺巾,穿刺右股静脉,置入 6F 鞘。肝素化后,导管导丝超选进入肺动脉。肺动脉造影显示双肺动脉栓塞,左侧主干完全闭塞,右侧分支严重栓塞。导管搅动碎栓后推注尿激酶 30 万 U。造影显示肺动脉情况改善。患者安返病房,术后恢复可,继续抗凝等治疗。

2020-03-09 出院。

【诊疗体会】

肺动脉栓塞(pulmonary embolism,PE;简称肺栓塞)是指静脉系统中的异常物质(如血栓)经过右心进入肺动脉或其分支,造成肺动脉部分甚至全部闭塞,引起的一系列呼吸循环系统疾病。在发达国家,肺栓塞是孕产妇死亡的重要原因。近年来,随着高龄孕妇的增加,肺栓塞也严重影响着孕产妇的健康。

妊娠及产褥期合并肺栓塞患者的临床表现与其他病因导致的肺栓塞患者表现相似,其表现与栓子的大小及其阻塞肺动脉的程度相关。患者可有呼吸困难、胸痛、心悸、咯血及晕厥等症状。体格检查可发现患者发绀、肺部啰音、胸腔积液征、心动过速、P2亢进、DVT(如下肢肿大、胀痛)等表现。值得关注的是,正常妊娠状态下即可出现呼吸困难及下肢水肿等表现,增加了肺栓塞诊断的难度。因此,妊娠及产褥期妇女出现呼吸困难伴发胸痛、心悸、晕厥、发绀等症状时,应考虑急性肺栓塞的可能。

《2019 ESC妊娠期心血管疾病管理指南》指出:对存在静脉血栓栓塞症(括肺栓塞和DVT及盆腔静脉的血栓栓塞)高危风险的孕妇行低分子肝素预防性抗凝。故对于可疑合并肺栓塞的妊娠患者,应在完善检查的同时予以抗凝治疗。本例患者高龄、慢性高血压病史,产前曾经使用利尿剂控制血压,有术后尽早使用低分子肝素的指征,应及早使用低分子肝素抗凝。

本例患者发病后早期发现,面罩吸氧(10L/min)后氧饱和度波动于94%～95%,血压108/71mmHg。因逢周末,血管外科医生紧缺,考虑到患者剖宫产手术同时行3枚子宫肌瘤剔除术,创面大,紧急溶栓治疗易引起子宫出血,故择期于栓塞后3天行溶栓术。手术经过顺利,术后低分子肝素4100U(Q12H)治疗6个月。

对于晕厥、休克患者溶栓治疗的选择,有文献报道,溶栓治疗可能增加孕产妇大出血、胎盘早剥及胎死宫内的风险,所以必须正确处理产科出血与血栓并发症之间的平衡关系,并根据患者的病情、孕周和胎儿情况酌情处理。

(李央)

## 第四节　HELLP综合征

**【病历资料】**

患者女,24岁,因"孕30$^{+5}$周,全身水肿5天"入院。平素月经规律,经期5～7天,周期30天,量中,无痛经。末次月经时间为2019-02-08,经量及性状同前。2019-03-28停经48天,超声检查示宫内早孕,芽长0.6cm,核对孕周准确。妊娠早期无明显妊娠反应,因下腹不适有孕酮保胎史,后无异常。NT 1.9mm。停经8$^+$周建孕产妇保健卡。不定期产检,排畸超声未见异常,唐氏筛查、OGTT、NIPT等检查无明显异常。停经4个月余,自觉胎动,持续至今无异常。妊娠期未做其他检查。1个月前,血常规等检查未见明显异常。5天前,患者无明显诱因下出现眼睑及双下肢肿胀,逐渐蔓延至全身,以四肢为重,伴头晕,偶有咳嗽伴胸闷,尿色加深伴尿痛,尿量减少,无恶心、呕吐,无视物模糊,无四肢抽搐,无胸痛、心悸,无阴道流血、流液等不适,前往当地医院就诊。监测血压最高为140/90mmHg,尿蛋白(+)。查血常规:血红蛋白56g/L,血小板计数68×10$^9$/L,白蛋白26.8g/L。肝肾功能等未见明显异常。2019-09-04入院。

患者自觉头晕,偶有咳嗽伴胸闷,尿色加深伴尿痛,尿量减少。

**体格检查**　体温36.5℃,脉搏104次/min,呼吸20次/min,血压144/77mmHg。

面色苍白,腹部可见陈旧手术瘢痕,周身肿胀明显。

**实验室检查**　2019-09-04 凝血功能常规检查+D-二聚体测定:D-二聚体 2248μg/L。查血常规:红细胞计数 1.60×10$^{12}$/L,血红蛋白 56g/L,血细胞比容 15.0%,血小板计数 78×10$^9$/L。脑钠肽(前体)定量测定:脑钠肽(前体)406pg/ml。Cr、BUN、UA 测定+钾钠氯钙镁磷测定:镁 1.55mmol/L,无机磷 1.49mmol/L。

**影像学检查**　2019-09-04 胎儿生长测量:宫内孕,单活胎。超声估测孕龄 30$^{+6}$周,胎儿体重 1737g±254g。胎位 LOA,胎心 151 次/min,胎动可及,BPD 7.7cm,HC 28.3cm,AC 28.0cm,FL 5.8cm,HL 5.1cm。胎盘后壁 Gr I 级,厚度3.0cm。羊水指数 10.2cm。脐动脉 S/D 2.1,PI 0.8。大脑中动脉(MCA)收缩期最大血流速度(PSV)44cm/s(小于 1.29MOM),PI 2.2。肝胆脾胰(彩超)+泌尿系(彩超)+超声心动图检查:肝脾、双肾、输尿管、膀胱未见明显异常,二尖瓣、三尖瓣轻度反流,心动过速,右侧胸腔积液。LVEF:61%。

**【入院诊断】**

1.重度子痫前期(孕 3 产 1 孕 30$^{+4}$周,待产);

2.HELLP 综合征(?);

3.贫血并发于妊娠、分娩和产褥期(重度);

4.妊娠合并血小板减少;

5.妊娠合并子宫瘢痕。

**【诊疗过程】**

用药:予硫酸镁 7.5g(微泵维持)解痉降压、输红细胞补充血容量、促胎肺成熟等对症治疗。

2019-09-05 查血常规:血红蛋白 53g/L,血细胞比容 19.0%,血小板计数 53×10$^9$/L,血小板压积 0.057%。予输悬浮红细胞 1.5U。

2019-09-06 血管性血友病因子裂解酶 ADAMTS13 活性正常。

终止妊娠:2019-09-06 患者孕 31 周,因 NST 可疑、重度子痫前期、HELLP 综合征,于促胎肺成熟治疗一个疗程后行剖宫产术。

气管插管全身麻醉下,行腹壁纵切口,梭形切除原手术瘢痕,切开皮下组织,逐层进腹,见子宫下段形成佳。术中以 LOA 位剖娩出一活婴:男,早产儿貌,脐带长60cm,无脐带绕颈、绕体,断脐后台下处理,Apgar 评分 4—9—9 分/1—5—10min,出生体重 1880g,身长 41cm。羊水清,量 300ml。胎盘位于子宫后壁,脐带插入点位于胎盘中央,胎盘、胎膜人工剥离完整。术中静推卡贝缩宫素 100μg,静滴缩宫素 10U,子宫下段收缩佳。术中出血约 300ml。双侧卵巢及输卵管外观无殊。术中血压平稳,输1500ml,尿 600ml 且色清。手术过程顺利,术中无并发症,术后转重症监护室。

术后抗感染、缩宫素促进子宫收缩、盐酸乌拉地尔 100mg(微泵推注)降压、补液、纠正贫血、抗凝等对症治疗。

2019-09-17 出院。

**【诊疗体会】**

HELLP 综合征是妊娠期严重的并发症,常可引起多种严重的合并症,如胎盘早剥、弥散性血管内凝血(DIC)、急性肾功能衰竭、肺水肿和肝被膜下出血等,也常引起胎儿生长受限和早产及其相关并发症,严重影响母儿预后,是导致孕产妇及围生儿死亡的重要原因之一。

多数研究认为,由于 HELLP 综合征主要因妊娠所致,且病情呈进行性发展,所以只有终止妊娠才可彻底去除疾病诱因,最终改善母婴的预后。妊娠≥34 周确诊后,应立刻终止妊娠;而对于妊娠<34 周的病例,对期待治疗的选择与终止妊娠的时机仍有争议。有研究认为,早发型重度子痫前期一旦并发 HELLP 综合征,患者宫内环境较差,即使延长孕周也难明显降低围生儿的病死率,故治疗时不应过于考虑早产因素,确诊后宜在 48 小时内终止妊娠。部分研究认为,妊娠<34 周且母儿情况均稳定时,可予保守方法进行期待治疗,但期间需密切观察母儿情况及实验室指标,积极治疗妊娠期高血压,早期应用激素控制病情发展趋势,适当延长孕龄。

近期有研究发现,对于妊娠<34 周的病例,未发现在诊断后立即终止妊娠与延长至 48 小时后再终止妊娠母胎结局方面的区别,但因很少选择延长至 48 小时以上,所以此结论尚缺乏强有力的证据支持。

本例患者因为全身水肿严重,重度贫血,经二次输注红细胞后血色素依然下降,且 NST 可疑,遂行剖宫产以终止妊娠,母胎预后良好。

(李央)

# 第五节　围产期心肌病

**【病历资料】**

患者女,24 岁,0-0-0-0,因"停经 37$^{+5}$ 周,胸闷气急 2 个月,加重 3 天"入院。停经 8$^+$ 周,建围产期保健卡。定期产前检查,血压、胎位、胎心均正常,唐氏筛查、OGTT 正常,其他未见明显异常。停经 5$^+$ 月,自觉胎动,持续至今无异常。停经 7 个月,自觉胸闷,偶感气急,休息后可缓解,夜间尚能平卧,无呼吸困难,无心慌、心悸。近 3 天,无明显诱因下出现恶心、呕吐,每天 2~3 次,自觉胸闷、气急较前加重,夜间不能平卧,伴有咳嗽,无咳痰,无头痛、头晕等不适。今天 14:00 无明显诱因下出现阴道流液,色清,量湿内裤,遂至当地医院就诊。超声心动图示:左房增大,左室偏大,左室整体收缩功能减退,二尖瓣轻中度反流,三尖瓣轻度反流,心动过速,EF 34%。2018-09-19 急诊转至浙大一院,拟"孕 1 产 0 孕 37$^{+5}$ 周,头位临产,心力衰竭,胎膜早破"收治入院。

**体格检查**　体温 36.5℃,脉搏 139 次/min,呼吸 19 次/min,血压 101/65mmHg。神志清,精神可;心率 139 次/min,未及明显杂音;腹隆,如孕月大小;双下肢不肿。胎心 134 次/min,触及规律宫缩,间隔 2~3min,持续 20~30s。

**阴道检查**　宫颈容受 100%,开 1cm,质软,羊水清,先露头,−2cm。

**实验室检查**　2018-09-19 脑钠肽（前体）定量测定：脑钠肽（前体）＞9000pg/ml。

**【入院诊断】**

1.妊娠相关情况（孕 1 产 0 孕 37$^{+5}$ 周，头位临产）；

2.心力衰竭（围生期心肌病？）；

3.心动过速；

4.胎膜早破。

**【诊疗过程】**

入院后紧急麻醉科、心内科会诊，静脉麻醉下行急诊子宫下段剖宫产术。术中见子宫下段形成可。以 LOP 位娩出一男婴；Apgar 评分 10—10—10 分/1—5—10min，出生体重 2900g，身长 50cm。羊水Ⅲ度浑浊，量约 600ml。胎盘位于子宫后壁，胎盘、胎膜自娩完整。探查见双侧输卵管及卵巢外观无殊，阔韧带无静脉曲张。术中出血300ml，输液 1000ml，尿量 10ml 且色清。术后转 ICU。

术后，患者气管插管状态，血气分析提示代酸、高钾血症，同时伴有无尿，遂肾内科会诊后行 CRRT。予呼吸机辅助支持、强心、脱水、哌拉西林钠他唑巴坦钠（4.5g，Q8H）抗感染、护胃及对症支持治疗。

2018-09-20 超声心动图示：左心室稍增大，左、右室壁运动弥漫性减弱，左室收缩功能减低［EF 25％，有效每搏输出量（SV）22ml，心排血量（CO）2.64L/min］，右室收缩功能减低［三尖瓣环收缩期位移（TAPSE）14mm］，二尖瓣、三尖瓣反流（轻度），心包积液（少量），心动过速（120 次/min）。MDT 讨论：考虑围生期心肌病，加强脱水以减轻心脏负荷。

2018-09-25 复查超声心动图：左、右室壁运动弥漫性减弱，左室收缩功能减低（EF 46％），二尖瓣、三尖瓣轻度反流，心动过速。同时评估患者病情。神志清，氧合明显好转，升压药剂量较前减少，遂拔除气管插管。考虑患者存在自主尿量，停用 CRRT，以呋塞米微泵注入替代，并停用升压药物。患者无胸闷、气急等不适主诉。

2018-09-27 超声心动图示：左心房增大，左、右室壁运动弥漫性减弱，左室收缩功能减低（EF 34％，有效 SV 28ml，CO 3.36L/min），右室收缩功能减低（TAPSE 15.4mm），二尖瓣反流（轻—中度），三尖瓣反流（轻度），下腔静脉增宽，心动过速（120 次/min）。转心血管科进一步治疗。

予呋塞米、螺内酯利尿，地高辛减慢心室率，低分子肝素钙抗凝，复方甘草酸苷护肝，头孢哌酮钠舒巴坦钠（2.0g，Q8H）抗感染等治疗。

术后 20 天，患者一般情况较前好转，家属要求出院。告知患者及其家属病情状况（目前考虑围产期心肌病），建议继续住院治疗，出院后可能出现病情反复、心功能不全加重、恶性心律失常、水电解质紊乱等情况。患者及家属考虑后仍要求出院。

2018-10-12，因胸闷气急较前加重，夜间不能平卧，伴有咳嗽，咳少许白色痰，双下肢水肿，无头晕、头痛，至医院就诊。

2018-10-14 胸膜及胸腔积液（彩超），超声心动图（彩超）检查：左心增大，左、右室壁运动弥漫性减弱,左室收缩功能减低,二尖瓣反流(中度),三尖瓣反流(轻度),肺动脉压增高(37mmHg),心包积液,双侧胸腔积液。

2018-10-16 查血常规:白细胞计数 $6.4×10^9/L$,中性粒细胞比例 55.2%,单核细胞比例 11.9%,血红蛋白 84g/L,平均红细胞体积 95.8fl,平均血红蛋白含量 29.3pg,红细胞分布宽度 17.4%,血小板计数 $290×10^9/L$。血清肌钙蛋白 I 测定:肌钙蛋白 I 0.054ng/mL。钾钠氯测定+心肌酶谱常规检查:钠 135mmol/L,乳酸脱氢酶 397U/L,肌酸激酶 205U/L,羟丁酸脱氢酶 357U/L。

2018-10-17,患者因"胸闷气急 3 个月(加重 5 天),产后 28 天"第二次住院。体温 37.6℃,脉搏 110 次/min,血压 92/55mmHg,呼吸 20 次/min。神志清,精神尚可。浅表淋巴结未及肿大;两肺呼吸音清,未闻及明显干湿性啰音;心律齐,心尖区可闻及收缩期杂音;下腹部可见一长约 5cm 的新鲜手术瘢痕,腹软,全腹无明显压痛、反跳痛;肝脾肋下未及,移动性浊音阴性;神经系统查体阴性。考虑患者围产期心肌病,心力衰竭。予吸氧、利尿、强心、抗感染、华法林抗凝。

2018-10-18 生殖激素常规检查:睾酮 23.1ng/dl,雌二醇 29.4pg/ml,卵泡刺激素 9.3mU/mL,黄体生成素 0.81mU/mL,催乳素 30.8ng/mL,孕酮 0.36ng/mL。查 $TT_3$、$TT_4$、TSH、$FT_3$、$FT_4$、甲状腺过氧化物酶抗体(TPOAb):总甲状腺素 86.90nmol/L,$TT_3$ 0.84nmol/L,TSH 2.535mU/L,游离甲状腺素 21.39pmol/L,$FT_3$ 3.58pmol/L,TPOAb<28.0U/mL。凝血功能常规检查+D-二聚体测定:国际标准化比值 1.39,纤维蛋白原 2.65g/L,活化部分凝血活酶时间 37.3s,凝血酶时间 16.9s,凝血酶原时间 15.2s,D-二聚体 $3459μg/L$。脑钠肽(前体)测定:脑钠肽(前体)2886pg/mL。血清肌钙蛋白 I 测定(定量):高敏肌钙蛋白 0.038ng/mL。查血常规:白细胞计数 $7.6×10^9/L$,中性粒细胞比例 64.1%,淋巴细胞比例 25.4%,单核细胞比例 7.7%,嗜酸性粒细胞比例 2.5%,嗜碱性粒细胞比例 0.3%,中性粒细胞计数 $4.9×10^9/L$,淋巴细胞计数 $1.92×10^9/L$,单核细胞计数 $0.58×10^9/L$,嗜酸性粒细胞计数 $0.19×10^9/L$,嗜碱性粒细胞计数 $0.02×10^9/L$,红细胞计数 $2.96×10^{12}/L$,血红蛋白 85g/L,血细胞比容 28.6%,平均红细胞体积 96.5fl,平均血红蛋白含量 28.7pg,平均血红蛋白浓度 297g/L,红细胞分布宽度 16.5%,血小板计数 $270×10^9/L$,血小板压积 0.246%,平均血小板体积 9.1fl。

加用辅酶 $Q_{10}$ 营养心肌,改头孢呋辛酯抗感染,托拉塞米利尿。

患者情况趋于稳定,2017-11-01 出院。

2017-12-14 因"胸闷气急 5 月余,再发并加重 2 天"再次入院。自觉乏力、恶心,无胸痛,血压 82/52mmHg,心率 120 次/min,双下肺少量湿性啰音。心脏彩色多普勒超声检查(图 12-5):全心增大,左、右室壁运动弥漫性减弱,左室收缩功能减低(EF 18%,LVdp/dt 484mmHg/s),右室收缩功能稍减低(TAPSE 7mm),左室舒张功能减低(限制性充盈),二尖瓣、三尖瓣关闭不全(轻-中度),心包积液(少量),下腔静脉增宽。考虑患者围产期心肌病可能,心肌炎不除外。患者心脏功能极度衰竭,BNP>

9000pg/ml,同时存在尿量偏少及心源性休克,病情危重,需适当强心利尿,加强呼吸循环支持。

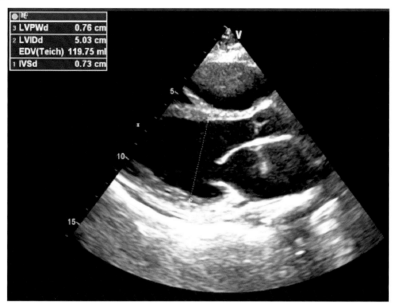

图 12-5　心脏彩色多普勒超声成像

2017-12-15 再发胸闷气急,头晕不适,尿量少,难以维持卧位。予临时静推呋塞米 20mg。患者病情未见改善,胸闷、气促进一步加重,全身盗汗,四肢皮温下降,血压难以测出。予多巴胺 200mg＋NS 40ml(6ml/h 微泵维持),立即联系上级医师及 ICU。患者胸闷气促明显,血氧饱和度开始下降。予氧袋吸氧(＞10L/min)、去甲肾上腺素 10mg＋5％GS 50ml(10ml/h 微泵维持)。ICU 医师到场后,即与患者母亲商谈转 ICU 事宜。

在医师与患者母亲谈话时,患者突然意识丧失,心跳、呼吸骤停。立即予心肺复苏(CPR),呼吸皮囊辅助呼吸。麻醉科医师到场后,立即予气管插管,连接呼吸皮囊鼓肺,继续 CPR,肾上腺素静推并静泵维持。急诊血气分析提示 pH 6.88,予碳酸氢钠静滴,持续 CPR。患者 03:27 血压仍测不出,无自主呼吸心跳,床边心电图提示无自主心律,宣告临床死亡。

【诊疗体会】

围产期心肌病(peripartum cardiomyopathy,PPCM)是指既往无心脏病病史,于妊娠晚期至产后 6 个月之间首次发生的、以累及心肌为主的扩张型心肌病,以心功能下降、心脏扩大为主要特征,常伴有心律失常和附壁血栓形成。所有临床表现提示,围产期心肌病的患者均应行超声心动图检查,以便明确诊断、除外血栓和指导预后。围产期心肌病的确诊依赖超声心动图发现的左心室收缩功能不全和扩张。当 LVEF 显著降低时,有必要尽快排除左心室血栓。若 LVEF＜35％,恶性心律失常发生率高,容易出现猝死。

在确立 PPCM 诊断后，如果 6 个月内 LVEF 恢复至不低于 50%，为早期恢复；在第 6 个月 LVEF 仍小于 50% 或确诊后死亡的，则为病情迁延。本例患者病情持续恶化，最终在产后 3 个月死亡。

本例患者 EF 18%，应充分告知患者及家属猝死风险，同时宜充分与患者家属沟通，讨论是否做好心脏移植准备。家属对疾病应要有充分的认识。当患者 EF 进行性下降时，应转 ICU 治疗，一旦发生猝死，可以紧急 ECMO 植入，为心脏移植起好"桥梁"作用。

对于本病例，最遗憾的是，患者本人和围产保健医生都没有识别到早期的心力衰竭症状。在孕 7 月时，患者已经出现胸闷，偶感气急，夜间尚能平卧，这些心力衰竭的早期症状，但都未被产检医生重视。

本例患者分娩当天 EF 34%。按照中华医学会妇产科学分会产科学组制定的《妊娠合并心脏病的诊治专家共识(2016)》，左心射血分数 30%~39% 属于 Ⅳ 级风险，产妇心血管事件发生率为 19%~27%，建议在妊娠 32~34 周终止妊娠。如出现严重心脏并发症或心功能下降，则应及时终止妊娠。若能在孕 7 月正确识别，早期终止妊娠，应该能改善预后。

（李央）

# 第十三章　妊娠期特有肝病

## 第一节　妊娠期急性脂肪肝

**【病历资料】**

患者女，29 岁，0-0-0-0，因"停经 $37^{+2}$ 周，纳差、恶心、呕吐伴双下肢水肿 5 天"入院。平素月经规律，周期 30 天，经期 6～7 天，经量中，色红，无痛经。末次月经时间为 2017-01-22，经量及性状同前。停经 $1^+$ 月，自测尿 HCG 阳性，遂就诊于当地医院，B 超示：宫内早孕，活胎。停经以来无明显恶心、呕吐等早孕反应。停经 $13^{+1}$ 周，建围产期保健卡，唐氏筛查、OGTT 正常，其他检查未见明显异常，血压、胎位、胎心均正常。停经 5 个月自觉胎动，持续至今无异常。停经以来无发热、头痛，无胸闷、气急，无视物模糊，无皮肤瘙痒，无双下肢水肿，无阴道流血、流液等。5 天前无明显诱因出现纳差、恶心、呕吐伴双下肢水肿，患者未在意。2 天前出现口唇出血不止，就诊于当地医院。肝功能检查：ALT 150.7U/L，AST 134.1U/L，总胆汁酸 $105.9\mu mol/L$。肝胆胰脾彩超提示：肝内回声细密，双肾积水。面色黄，巩膜黄染；全腹压痛，轻微反跳痛；腹部可触及规律宫缩，间隔 2～3min，持续 30s；无阴道流血、流液，无畏寒、发热等不适。2018-10-10 入院。

患者症状同前，规律宫缩，间隔 2～3min，持续 30s，无阴道流血、流液，无畏寒、发热等不适。

**体格检查**　体温 37.2℃，脉搏 114 次/min，呼吸 20 次/min，血压 119/68mmHg。面色黄，巩膜黄染；全腹压痛，轻微反跳痛。髂前上棘间径 24cm，髂嵴间径 26cm，骶耻外径 19cm，坐骨结节间径 9cm。宫高 34cm，腹围 91cm。先露头，已衔接。单胎，胎位 ROP，胎心 105 次/min（偶有降低至 80 次/min），胎儿重量估计 3300g。宫缩规律，间歇 2～3min，持续 30s。阴道检查：宫颈未容受，宫口未开。

**影像学检查**　2018-10-10 产科彩超示：胎位头位，双顶径 92mm，股骨长 71mm，胎心可见，胎动有；胎盘左后壁 I 级；羊水最大暗区 54mm，羊水指数 11cm；脐动脉 S/D 2.94。

**【入院诊断】**

1.妊娠相关情况（孕 1 产 0 孕 $37^{+2}$ 周，头位临产）；

2.妊娠期急性脂肪肝；

3.胎儿宫内窘迫；

4.双肾积水。

**【诊疗过程】**

终止妊娠:2018-10-10 考虑患者急性脂肪肝,胎儿窘迫,做好术前准备(备血、带纤维蛋白原 2g),立即送手术室行剖宫产以终止妊娠。

入室后立即消毒铺巾,全麻下行子宫下段剖宫产术。手术开始 2min 内,以 ROP 位娩出一活婴:男,重度窒息,无脐带绕颈、绕体,发育可,无畸形,断脐后交新生儿科医生台下抢救,Apgar 评分 2—4—6 分/1—5—10min,予球囊面罩给氧,气管插管后送儿科监护。出生体重 3310g。羊水粪染,Ⅲ度浑浊,量约 200ml。胎盘位于后壁,胎盘、胎膜自娩完整,胎盘黄染,送术后病理。探查见子宫前壁黄染,双侧输卵管及卵巢外观无殊,阔韧带无静脉曲张。术中宫体肌层注射缩宫素 10U、卡前列素氨丁三醇 250μg,静滴缩宫素 10U,子宫收缩良好。术中出血约 200ml。术中血压平稳,输液 1100ml,尿液 200ml 且色清。手术过程顺利,术后送往外科监护室。

2018-10-11(术后第 1 天),患者神志清,遵嘱指令动作,气管插管下氧饱和 100%,两肺呼吸音清,未闻及明显干湿性啰音。肝功能检查:总蛋白 46.8g/L,白蛋白 26.6g/L,白球蛋白比例 1.3,谷丙转氨酶 90U/L,谷草转氨酶 78U/L,碱性磷酸酶 327U/L,胆碱酯酶 2401U/L,总胆汁酸 57μmol/L,总胆红素 115μmol/L,直接胆红素 94μmol/L,间接胆红素 21μmol/L,谷氨酰转酞酶 55U/L,肌酐 197μmol/L,尿酸 470μmol/L。查血常规:白细胞计数 19.5×10⁹/L,中性粒细胞比例 78.4%,淋巴细胞比例 11.0%,血红蛋白 57g/L,血小板计数 58×10⁹/L。凝血功能常规检查＋D-二聚体测定:国际标准化比值 1.62,纤维蛋白原 1.09g/L,活化部分凝血活酶时间 55.0s,凝血酶时间 23.9s,凝血酶原时间 18.5s,D-二聚体 11538μg/L。予输注血浆、红细胞及血小板,以改善患者血液功能。并予利尿、护肝、降脂、护胃、加强营养、维持电解质平衡、维持心率和循环稳定等治疗。

2018-10-13(术后第 3 天)查血常规:白细胞计数 25.0×10⁹/L,中性粒细胞比例 76.6%,血红蛋白 70g/L,血小板计数 34×10⁹/L。血气分析:pH 7.387,PCO₂ 46mmHg,PO₂ 108mmHg,碳酸氢根浓度 27.6mmol/L,乳酸 1.6mmol/L。凝血功能常规检查＋D-二聚体测定:国际标准化比值 1.91,活化部分凝血活酶时间 120.8s,凝血酶原时间 21.2s,D-二聚体 33391μg/L。血浆氨测定:血氨 73μmol/L。心肌酶谱常规检查＋钾钠氯钙镁磷测定＋肾功能常规检查＋肝功能检查＋Che、TBA、GPDA 测定:总蛋白 48.6g/L,白蛋白 32.5g/L,球蛋白 16.1g/L,谷丙转氨酶 32U/L,谷草转氨酶 46U/L,总胆汁酸 144μmol/L,总胆红素 341μmol/L,直接胆红素 280μmol/L,间接胆红素 61μmol/L,肾小球滤过率(EPI-cr)27.74ml/min,肌酐 203μmol/L,尿素 11.64mmol/L,钾 4.00mmol/L,钠 147mmol/L,氯 107mmol/L,肌酸激酶同工酶 38U/L。考虑 DIC、肝肾功能衰竭。2018-10-14 和 2018-10-16 人工肝治疗 2 次。

2018-10-15 尿培养提示白念珠菌,增加氟康唑(400mg,QD)抗感染,其他抗感染治疗同前。

2018-10-16 患者皮肤巩膜黄染,双眼向上凝视,意识不清(图 13-1)。双鼻导管吸氧(3L/min),氧饱和度 96%～100%;两肺呼吸音清,未闻及明显干湿性啰音;心率波动在 92～111 次/min。凝血功能常规检查＋D-二聚体测定:国际标准化比值 2.64,纤维蛋白原＜0.5g/L,APTT 对照 31.00s,活化部分凝血活酶时间 86.9s,凝血酶时间 84.7s,凝血酶原时间 29.4s,D-二聚体＞88000μg/L。肾功能常规检查＋肝功能检查＋Che、TBA、GPDA 测定:球蛋白 15.8g/L,谷草转氨酶 72U/L,总胆汁酸 169μmol/L,总胆红素 447μmol/L,直接胆红素 350μmol/L,间接胆红素 97μmol/L,肌酐 211μmol/L,尿素 40.77mmol/L,尿酸 533μmol/L,乳酸脱氢酶 1762U/L,肌酸激酶 175U/L,肌酸激酶同工酶 74U/L,羟丁酸脱氢酶 1023U/L。查血常规:白细胞计数 31.6×10^9/L,中性粒细胞比例 72.3%,红细胞计数 2.26×10^{12}/L,血红蛋白 60g/L,血小板计数 47×10^9/L。血浆氨测定:血氨 217μmol/L。肝功能衰竭,凝血功能差,口唇、上消化道出血,血氨浓度明显升高,考虑合并肝性脑病,意识不清,肾功能不全,DIC 可能,嘱继续予人工肝治疗,继续利尿、护肝、降脂、护胃、加强营养、维持电解质平衡、维持心率和循环稳定等治疗。

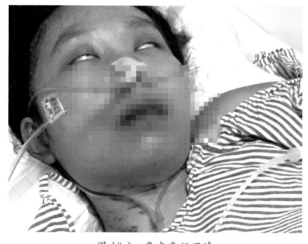

图 13-1　患者意识不清

2018-10-17 出现肝昏迷状态,突发四肢抽搐,予气管插管、呼吸机辅助呼吸。凝血功能紊乱,口唇、上消化道出血,继续予以药物护肝及人工肝治疗,输注红细胞及血浆,CRRT 治疗,其他治疗同前。

2018-10-18 行第 3 次人工肝治疗,下午神志逐渐转清。

2018-10-20(术后 10 天),患者总胆红素较前下降,神志较前好转,但出现发热,体温最高 39.2℃。

2018-10-21 查血常规:白细胞计数 22.7×10^9/L,中性粒细胞比例 95.5%,血红蛋白 66g/L,血小板计数 62×10^9/L。肾功能常规检查＋肝功能检查:总蛋白 54.5g/L,白蛋白 35.9g/L,谷丙转氨酶 51U/L,谷草转氨酶 70U/L,总胆汁酸 106μmol/L,总胆红素 286μmol/L,直接胆红素 207μmol/L,肌酐 68μmol/L。凝血功能常规检查:国际标准化比值 1.48,活化部分凝血活酶时间 47.1s,凝血酶时间 20.0s。血浆氨:33μmol/L。

2018-10-23 降钙素原测定:降钙素原＞100.00ng/ml。血培养药敏提示耐碳青霉烯类肺炎克雷伯菌,预后极差,继续亚胺培南/西司他丁钠抗感染,加用替加环素100mg＋NS 100ml(静脉滴注,Q12H)。

2018-10-25 予以拔除气管插管,继续护肝、护胃、加强营养、维持电解质平衡、维持心率和循环稳定等治疗,继续反复多次输注血浆、红细胞。

2018-10-30(产后 20 天)转产科病房,继续予阿米卡星、亚胺培南/西司他丁钠、替加环素抗感染治疗,多烯磷脂酰胆碱、门冬氨酸鸟氨酸、丁二磺酸腺苷蛋氨酸退黄护肝治疗,氨溴索、咳愈化痰止咳对症治疗。因患者持续低热、凝血功能仍然较差,于2018-11-3(产后 24 天)转肝病科治疗,停用亚胺培南/西司他丁钠、阿米卡星和替加环素,改用利奈唑胺(600mg,口服,BID)。因凝血功能差、反复贫血,多次输注血浆、红细胞。

2018-11-10 CT 平扫:两肺炎症;两侧胸腔积液伴两下肺萎陷,对比 2018-11-04 CT 片,积液明显增多;心影增大,心包积液。患者两肺炎症较前加重,降钙素原32.41ng/ml。痰培养示:肺炎克雷伯菌。予替加环素(50mg,Q12H)抗感染。

2018-11-17 患者右眼充血。眼科会诊提示:结膜充血,角膜透明;前房深浅可,较浑;瞳孔圆(5mm),对光反应迟钝;晶体轻混,前表面见色素沉着;玻璃体混浊;眼底糊,窥不清。局麻下急诊行右眼玻璃体腔注药(亚胺培南/西司他丁钠 2mg)＋细菌真菌培养。继续眼内用药。

2018-11-23(产后 44 天)行右眼微切口玻璃体切割＋白内障超声乳化＋视网膜光凝＋视网膜复位＋硅油填充术。术中见晶体混浊,玻璃体大量脓性分泌物,视网膜表面大量脓性分泌物附着,清洗后见视网膜血管白线状改变,大片视网膜破絮状改变,多发裂孔。术后诊断:①脓毒血症(耐碳青霉稀类肺炎克雷伯菌);②肺炎,胸腔积液;③眼内炎;④妊娠期急性脂肪肝;⑤剖宫产术后,切口愈合不良;⑥肾积水(双侧);⑦急性肾功能损害;⑧右眼并发性白内障。

2018-11-26 房水培养结果:烟曲霉菌阳性。予伏立康唑抗真菌。

2018-12-15(产后 66 天),患者肝功能、凝血功能、血象趋于正常,于局麻下行右眼球摘除术。术中见眼球扩大,眼球水肿增厚,球壁与眶周组织粘连致密,角膜穿孔破裂,玻璃体腔内大量黄脓性液化玻璃体组织。

2018-12-27(产后 78 天)出院。

2019-02-22 在局部麻醉下行右眼活动性义眼植入术。

【诊疗体会】

妊娠期急性脂肪肝(AFLP)是妊娠晚期特有的肝病,多见于初产妇、高龄产妇、双胎产妇。双胎产妇发生急性脂肪肝的概率是正常妊娠的 14 倍。AFLP 病情进展迅速,一旦出现凝血功能障碍出血、多脏器功能衰竭,就无法挽回,故早期诊断、及时终止妊娠和积极支持治疗是改善 AFLP 预后的关键。AFLP 的临床表现多样,临床和生化特征与子痫前期、病毒性肝炎、妊娠期肝内胆汁淤积症、HELLP 综合征重叠,且

AFLP 患者多存在凝血功能障碍,不宜进行肝组织活检,早期诊断困难。故对于无明显诱因突然出现恶心、呕吐、纳差乏力及伴有黄疸患者,应高度重视。

妊娠期急性脂肪肝治疗的首要措施是及时分娩。关于分娩方式,首选剖宫产。因为阴道分娩会加重产妇体能消耗,使原有并发症进一步恶化,导致产后宫缩乏力、DIC、难以控制的大出血。感染是 AFLP 最常见的并发症之一,易使病情迅速恶化,出现肝性脑病、肝肾综合征等严重并发症,大大增加死亡风险。术中即经验性使用对肝肾功能影响小的广谱抗生素预防感染,同时尽早行病原菌培养及药敏试验,根据病原学检查结果选择敏感抗生素,并口服双歧杆菌、乳杆菌等活菌制剂,抑制肠道致病菌过度繁殖,调节肠道菌群,防止肠道细菌及内毒素移位。

本例患者术后并发肝性脑病、肝肾功能衰竭、DIC,随之并发脓毒血症、肺部感染、眼内真菌感染,在呼吸机、CRRT、人工肝等生命支持手段治疗下,经反复多次输注红细胞、血小板、纤维蛋白原、白蛋白,并使用敏感抗生素,使疾病得到治愈。但是由于患者免疫力低下,右眼球真菌感染,为防止交叉性感染,不得不行右眼球摘除术。随着眼科学的发展,右眼义眼植入明显改善了患者的容貌。

对于妊娠并发症,关键在于预防。患者入院时已有症状 5 天,若能极早诊治,可能疗效更佳。

(李央)

## 第二节　妊娠剧吐合并乙肝并发肝衰竭

**【病历资料】**

患者女,30 岁,0-0-3-0,因"IVF-ET 术后,孕 12 周,恶心、呕吐 19 天"入院。术后口服环孢霉素、皮下注射低分子肝素至孕 10 周。患者 19 天前无诱因下出现恶心、呕吐(吐出物为胃内容物),上腹腹胀,当地医院就诊。当时无腹痛、腹泻,无胸闷、气急,无咳嗽、咳痰。予戊酸雌二醇片、丁二磺酸腺苷蛋氨酸、复方甘草酸苷、还原型谷胱甘肽等以护肝、降酶、保胎治疗,症状无好转。今早出现下腹痛并有阴道出血,出血量约 200ml,予间苯三酚(40mg,静滴)止血保胎治疗,出血减少,腹痛好转。2018-08-10 入院。

患者恶心、呕吐(吐出物为胃内容物),上腹腹胀,无上腹痛、腹泻,无胸闷、气急,无咳嗽、咳痰。

**体格检查**　神志清,精神尚可;皮肤巩膜无黄染,全身浅表淋巴结未及肿大;双肺呼吸音粗,未及明显干湿性啰音;心律齐,未及病理性杂音;腹平软,全腹无压痛,无反跳痛。肝脾肋下未及,双下肢无水肿,神经系统查体阴性。

**实验室检查**　2018-08-10 查血常规:白细胞计数 $5.7\times10^{6}$/L,红细胞计数 $3.86\times10^{12}$/L,血红蛋白 116g/L,血小板计数 $123\times10^{9}$/L,中性粒细胞比例 70.1%,淋巴细胞比例 18.1%。乙肝病毒 DNA 监测阳性。生化检查:总蛋白 57.3g/L,白蛋白 31.7g/L,

ALT 676U/L,AST 575U/L,总胆红素 55.5μmol/L,直接胆红素 35.1μmol/L,间接胆红素 20.4μmol/L,总胆汁酸 98μmol/L。凝血功能检查:凝血酶原时间 16.5s,国际标准化比值 1.39,活化部分凝血活酶时间 43.8s,凝血酶时间 16.0s,D-二聚体 0.45mg/L。

**【入院诊断】**

1.慢性乙型病毒性肝炎(急性发作);

2.妊娠剧吐。

**【诊疗过程】**

2018-08-13 查甲乙丙丁戊前 S1 抗原抗体测定:丙肝核心抗原阴性,乙肝表面抗原 9.15U/mL,乙肝表面抗体 225.01mU/ml,乙肝核心抗体 7.69S/CO,乙肝 e 抗原 0.08PEIU/ml,乙肝 e 抗体 0.01S/CO,甲肝 IgM 阴性,乙肝病毒前 S1 抗原阴性。2018-08-14 查抗核抗体系列＋Rib＋His＋CEMP＋MUCL＋ENA＋抗 PM-Scl＋抗 PCNA:抗核抗体阴性,双链 DNA 阴性,可溶性核蛋白抗体阴性,RNP 阴性,Sm 阴性,SSa 阴性,ssa52 阴性,抗 SSB 阴性,抗 Scl-70 阴性,抗 PM-Scl 阴性,抗 Jo-1 阴性,着丝点抗体阴性,抗 PCNA 阴性,核小体抗体阴性,组蛋白阴性,Rib 阴性。考虑目前肝损严重,加上阴道出血,病情较重,流产风险高。多次输血浆治疗,复方甘草酸护肝。

2018-08-23 经阴道彩色多普勒超声检查:宫内双妊娠,其中一枚未见明显心管搏动。

2018-08-20、2018-08-22、2018-08-23 行人工肝治疗。患者神志清,精神一般,肝震颤可疑阳性,皮肤巩膜重度黄染,计算能力下降,考虑肝性脑病,加用门冬氨酸鸟氨酸 20g(静脉用药),改善高血氨状态。病情危重,需行肝移植治疗,患者家属拒绝。

终止妊娠:2018-08-26 考虑继续妊娠风险高,予药物辅助下清宫。2018-08-29 排出孕囊组织,行清宫术。术后预防感染、缩宫素促子宫收缩、止血等对症治疗。

患者术后症状较前无明显变化,于 2018-08-31、2018-09-03 再行人工肝治疗,右侧股静脉留置双腔管,建立体外循环通路。治疗方法为血浆胆红素吸附＋树脂吸附治疗。血流速度 120ml/min,血浆分离速度 27ml/min,总共吸附 3 小时,吸附血浆总量 4.8L。

2018-09-13 患者病情稳定,目前上腹部胀痛不适改善,皮肤巩膜黄染减轻,尿黄改善,胃纳良好,无头晕、头痛,无恶心、呕吐。血酮体定性试验:酮体阴性。凝血功能常规检查＋D-二聚体测定:国际标准化比值 1.11,纤维蛋白原 1.45g/L,APTT 对照 31.0s,活化部分凝血活酶时间 40.3s,凝血酶时间 24.0s,凝血酶原时间 13.3s,D-二聚体 809μg/L。肝肾脂糖电解质测定＋血清胱抑素 C 测定:总蛋白 56.3g/L,白蛋白 33.0g/L,球蛋白 23.3g/L,白球蛋白比例 1.4,谷丙转氨酶 62U/L,谷草转氨酶 47U/L,碱性磷酸酶 188U/L,胆碱酯酶 5244U/L,总胆汁酸 88.6μmol/L,总胆红素 143.7μmol/L,直接胆红素 118.3μmol/L,间接胆红素 25.4μmol/L,腺苷酸脱氨酶22.6U/L,谷氨酰转酞酶 173U/L,肾小球滤过率(EPI-cr)139.70ml/min,肌酐 35μmol/L,尿素 6.30mmol/L,尿酸 227$\mu$mol/L，CysC 1.02mg/L，甘油三酯 1.25mmol/L，空腹血糖 4.58mmol/L，钾 3.23mmol/L，钠 131mmol/L，氯 96mmol/L，总钙 2.10mmol/L，无机磷 0.68mmol/L，甘氨酰脯氨酸二肽氨基肽酶 79U/L，$\alpha$-岩藻糖苷酶 45.2U/L。2018-09-13 查血常规：白细胞计数 5.7$\times$10$^9$/L，中性粒细胞比例 69.6%，淋巴细胞比例 20.9%，血红蛋白 103g/L，血细胞比容 30.7%，平均红细胞体积 101.3fl，平均血红蛋白含量 34.0pg，平均血红蛋白浓度 336g/L，红细胞分布宽度 19.5%，血小板计数 185$\times$10$^9$/L，血小板压积 0.220%，平均血小板体积 11.8fl。患者临床症状改善，黄疸、低蛋白血症改善，病情好转后出院。

**【诊疗体会】**

在我国，引起妊娠期肝衰竭的病因以乙型病毒性肝炎和急性脂肪肝为主。妊娠合并肝衰竭患者就诊时常主诉乏力、纳差，其他症状包括全身皮肤黏膜、巩膜黄染及尿黄，有时伴有恶心、呕吐，转氨酶升高及腹泻等。妊娠期急性肝衰竭患者有时会发热、腹痛、恶心等不适和无黄疸的肝功能障碍。人工肝支持系统为肝细胞的再生、肝功能的恢复及等待肝移植赢得时机，人工肝主要适用于早、中期肝衰竭者。

妊娠早期发现肝衰竭患者，应积极进行内科综合治疗，预防肝衰竭并发症的发生，待病情有所改善后即可施行人工流产术。妊娠中、晚期发现肝衰竭患者在进行内科治疗的同时加强胎儿监护，待病情稍改善即选择恰当时机终止妊娠。

本病例为慢性乙肝患者，因男方因素行体外受精-胚胎移植术，术后使用免疫抑制剂环孢霉素和低分子肝素，以及大剂量的孕激素和小剂量的雌激素安胎。妊娠呕吐加重了患者乙肝病情，但发病初期误诊断为单纯性妊娠剧吐。免疫抑制剂诱使静止状态的乙肝病毒暴发，引起了肝衰竭。对于有慢性乙肝的患者，进行辅助生育和保胎治疗时，临床医生应该密切关注患者的肝功能和乙肝活动状况，必要时尽早抗乙肝病毒治疗。

（张小宇，李央）

## 第三节　产后出血引起的肝肾功能衰竭

**【病历资料】**

患者女，28 岁，因"产后大出血、无尿 10 天，皮肤、巩膜黄染 7 天"入院。患者 10 天前在当地医院因"停经 37$^{+6}$ 周，双胎"行子宫下段剖宫产术。术后出现宫腔出血不止，经输血、补液、宫腔纱条填塞仍无法止血，遂转移至放射科行子宫动脉栓塞术。术中并发盆腔血管破裂，形成盆腔血肿，又将患者转移至手术室行子宫次全切除术。术后患者出现循环不稳定，用微泵推注去甲肾上腺素以维持血压。患者术后无尿，行血液净化治疗，同时予比阿培南联合万古霉素抗感染。经上述处理，患者循环趋稳定，于 5 天前停用血管活性药物，3 天前撤呼吸机并改面罩吸氧，但仍持续无尿。予持续血液净化治疗。当地住院期间，患者出现右上肢前臂肿胀、皮肤发紫，考虑存在桡动脉栓塞，予低分子肝素抗凝治疗。7 天前患者开始出现皮肤巩膜黄染,转氨酶及胆红素进行性升高,同时伴左侧腹部隐痛,发热,无畏寒、寒战,无恶心、呕吐,无腹泻,于 1 天前行血浆置换。考虑患者感染较重,于 1 天前换用替加环素抗感染治疗。因患者病情重,经会诊后 2015-04-17 入院。

患者无尿,皮肤巩膜黄染。

**体格检查** 患者神志清,精神软;鼻导管吸氧 3L/min,经皮氧饱和度 100%;无胸闷感。诉腹部疼痛不适,无恶心、呕吐。体温 38.4℃,脉搏 117 次/min,呼吸 37 次/min,血压 153/84mmHg。急性病容,皮肤、巩膜黄染明显(图 13-2);双侧瞳孔等大等圆,对光反射灵敏;球结膜无水肿;颈软,气管居中,颈静脉无怒张;双肺呼吸音粗,未闻及干湿性啰音;心律齐,各瓣膜区未及病理性杂音;腹软,左中下腹压痛、反跳痛阳性,肝区及双肾区叩痛阴性,肠鸣音 2 次/min;双下肢胫前区凹陷性水肿,双 Babinski 征阴性。右上肢前臂皮肤发紫,可见散在水疱(图 13-3)。

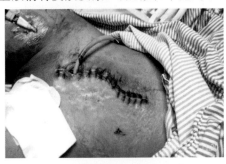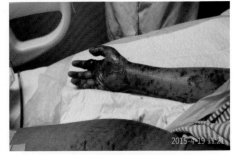

图 13-2 皮肤黄染,引流管处切口愈合不佳    图 13-3 右上肢缺血水肿

**辅助检查** 2015-04-17 查血常规:白细胞计数 $28.78×10^9$/L,红细胞计数 $3.94×10^{12}$/L,血红蛋白 119g/L,血小板计数 $30.4×10^9$/L,C 反应蛋白 181.0mg/L。血气分析:血液 pH 7.381,$PCO_2$ 40.4mmHg,$PO_2$ 25.0mmHg。凝血功能常规检查+D-二聚体测定:国际标准化比值 1.18,纤维蛋白原 4.46g/L,活化部分凝血活酶时间 41.6s,凝血酶时间 13.6s,D-二聚体 13130μg/L。肾功能常规检查+肝功能检查:总蛋白 65.2g/L,白蛋白 35.7g/L,谷丙转氨酶 209U/L,谷草转氨酶 79U/L,总胆红素 706.8μmol/L,直接胆红素482.8μmol/L,间接胆红素 224.0μmol/L,肌酐 63μmol/L,尿素 17.7mmol/L。

**【入院诊断】**

1.腹腔感染?

2.剖宫产术后,产后大出血,失血性休克,多脏器功能衰竭(肝、肾、DIC)。

**【诊疗过程】**

入院后,替加环素联合哌拉西林钠他唑巴坦钠抗感染治疗,低分子肝素钙抗凝,CRRT 支持及营养支持治疗。

2015-04-18 查血气+电解质(三项)+HCT+乳酸+Hb+GS:血液 pH 7.45,$PCO_2$ 36.0mmHg,$PO_2$ 110.0mmHg,血红蛋白总量 9.3g/dl,空腹血糖 5.10mmol/L,

氧饱和度 99.0%,血细胞比容 30.0%,乳酸1.2mmol/L,钾 4.0mmol/L,钠 136mmol/L,离子钙 1.17mmol/L。凝血功能常规检查＋D-二聚体测定:国际标准化比值 1.10,活化部分凝血活酶时间 54.0s,凝血酶时间 20.4s,凝血酶原时间 12.7s,D-二聚体 10197μg/L。

2015-04-24 查血气＋电解质(三项)＋HCT＋乳酸＋Hb＋GS:血液 pH 7.46,实际碱剩余 3.0mmol/L,血红蛋白总量 9.9g/dl。粪便检查＋粪便隐血(OB)试验:隐血(＋)。肝功能检查＋Che、TBA、GPDA 测定＋钾钠氯钙镁磷测定＋肾功能常规检查＋淀粉酶测定(血)＋心肌酶谱常规检查:总蛋白 51.9g/L,白蛋白 34.3g/L,谷丙转氨酶 89U/L,谷草转氨酶 46U/L,胆碱酯酶 3080U/L,总胆汁酸 21μmol/L,总胆红素 106μmol/L,直接胆红素 65μmol/L,间接胆红素 41μmol/L,谷氨酰转酞酶 34U/L,肌酐 86μmol/L,尿素 16.0mmol/L,尿酸 133μmol/L,乳酸脱氢酶 578U/L,羟丁酸脱氢酶 568U/L。查血常规:白细胞计数 13.7×10⁹/L,中性粒细胞比例 90.4%,红细胞计数 3.02×10¹²/L,血红蛋白 91g/L。凝血功能常规检查＋D-二聚体测定:纤维蛋白原 1.15g/L,活化部分凝血活酶时间 56.5s,凝血酶时间 22.2s,D-二聚体 6052μg/L。

2015-04-27 患者肌酐 95μmol/L,病情明显好转。尿量每天约 2000ml,肾功能恢复正常,因停 CRRT 治疗,予拔除透析导管。

2015-04-28 患者神志转清,精神较好,已经口进食,胃口较好,无腹胀,无恶心、呕吐,无腹痛、腹泻,仍有少量咳嗽(咳黄白色痰液),伴低热,无畏寒、寒战。24 小时尿量 2550ml。腹腔引流管引流出暗血性液 5ml。体格检查:体温 37.2℃,心率 95 次/min,呼吸 22 次/min,血压 119/71mmHg;全身皮肤、巩膜略黄染,右上肢前臂可见新生皮肤生长(图 13-4)。腹部 B 超提示右侧腹杂乱回声团,包裹性积液,部分血凝块可能。查血常规:白细胞计数

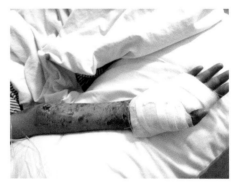

图 13-4　右上肢前臂见新生皮肤生长

16.1×10⁹/L,中性粒细胞比例 92.4%,血红蛋白 73g/L,血细胞比容 21.1%,血小板计数 169×10⁹/L。超敏 C 反应蛋白 53.00mg/L,炎性指标进一步下降,提示治疗有效。肾功能常规检查＋肝功能检查＋Che、TBA、GPDA 测定＋心肌酶谱常规检查:总蛋白 50.2g/L,白蛋白 34.5g/L,谷丙转氨酶 42U/L,谷草转氨酶 28U/L,总胆红素 74μmol/L,直接胆红素 43μmol/L,间接胆红素 31μmol/L,肌酐 121μmol/L,尿素 24.3mmol/L,乳酸脱氢酶 519U/L,肌酸激酶 39U/L,肌酸激酶同工酶 20U/L。胆红素进一步下降。血气分析:血液 pH 7.45,$PCO_2$ 27.0mmHg,$PO_2$ 109.0mmHg,碳酸氢根浓度 18.8mmol/L,实际碱剩余 -4.5mmol/L。考虑病情较前明显好转,病情稳定,予转至当地医院继续治疗,在当地医院治疗后康复。

**【诊疗体会】**

产后出血一直是导致全球孕产妇死亡的首要原因。本例患者双胎,有引起产后出血的高危因素。因严重产后出血和感染,产妇并发多器官功能衰竭(multiple organ failure,MOF)。MOF 是继发于不同疾病的 2 个或 2 个以上器官同时在短时间内先后发生功能衰竭的一种临床综合征,其病死率高达 70%。产科多器官功能衰竭是孕产妇死亡的重要原因。

产科多器官功能衰竭与其他 MOF 治疗方案基本一致,给予积极的支持治疗至关重要。①呼吸系统:保持呼吸道通畅,及时吸痰,必要时行气管插管或气管切开,无自主呼吸者人工呼吸机供氧。②心血管系统:根据中心静脉压指导输血、补液,补足血容量后应注意补液量和速度。③泌尿系统:对肾功能衰竭患者及时行静脉血液透析,可降低病死率。④脑神经系统:子痫及产后出血引起的脑功能障碍患者多有脑水肿,及时甘露醇、呋塞米交替脱水治疗是脑复苏抢救成功的重要因素。⑤凝血系统:输新鲜全血、补充凝血因子。⑥营养支持:对产科 MOF 恢复阶段患者,神志未完全清醒时,应鼻饲营养以防止呼吸道阻塞。

本例患者并发右上肢缺血、水肿,考虑细菌菌落栓形成,予抗感染和低分子肝素抗凝治疗后治愈。

(李雨箫,李央)

# 第十四章　凶险型前置胎盘

**【病历资料】**

患者女,37岁,1-0-1-1,因"停经32周,发现完全性前置胎盘1个月"入院。末次月经时间为2018-12-25。2019-03-05 B超示:头臀高3.6cm。妊娠早期偶有腹痛,程度不剧,外院就诊,检查发现孕酮偏低,报告未见,口服保胎丸治疗后症状好转。停经以来,偶有恶心、呕吐等早孕反应,不剧。2019-03-20产科三维彩超检查:胎盘前置状态,子宫前壁下段局部胎盘植入可能性大。停经以来无不适主诉。1个月前患者自觉偶有下腹胀,不规律,程度不剧,无明显腹痛,无阴道出血、流液等不适,浙大一院门诊就诊。MRI示:完全性胎盘前置,不能排除子宫前壁下段局部胎盘植入。后门诊定期随诊,下腹胀不明显。2019-08-06入院。

患者无发热、寒战,无阴道出血、流液,无腹痛、腹胀,无恶心、呕吐等不适。

**体格检查**　体温36.5℃,脉搏80次/min,呼吸18次/min,血压113/72mmHg。宫高35cm,腹围103cm。胎心142次/min,胎位ROA。未及宫缩,无阴道出血、流液。

**辅助检查**　2019-07-26胎儿生长测量:宫内孕,单活胎,超声估测孕龄$31^{+6}$周,完全性前置胎盘,胎盘植入征象不明显,建议复查。胎位ROA,胎心145次/min,胎动可及,BPD 7.8cm,HC 29.4cm,AC 28.4cm,FL 5.9cm,HL 5.5cm。胎盘前壁Gr Ⅰ级,胎盘完全覆盖宫颈内口。羊水指数14.7cm。脐动脉S/D 3.0,PI 1.1。2019-07-14胎盘MR平扫(1.5T):完全性前置胎盘。不能排除子宫前下壁局部胎盘植入,需结合临床。胎盘位于前壁及下壁,下缘完全覆盖宫颈内口;胎盘信号可,最厚处约29.2mm,未见明显异常信号;胎盘与子宫前壁局部肌层分界不清;子宫前下壁宫壁肌层变薄,内层信号不均匀。

**【入院诊断】**

1. 妊娠相关情况(孕3产1孕32周,头位待产);
2. 完全性前置胎盘不伴出血;
3. 胎盘植入(?);
4. 瘢痕子宫;
5. 甲状腺功能减退。

**【诊疗过程】**

用药:2019-08-18因偶有宫缩继续盐酸利托君(10mg,口服,Q4H)＋硫酸镁抑制宫缩。

2019-08-20复查,产科胎儿生长测量:宫内孕,单活胎;超声估测孕龄$34^{+6}$周,胎儿体重2590g±378g;胎儿脐带绕颈一周;前置胎盘,子宫前壁下段局部胎盘植入,建议复查。胎位 ROA,胎心 138 次/min,胎动可及,BPD 8.7cm,HC 31.0 cm,AC 31.9cm,FL 6.6cm,HL 5.9 cm。胎盘前壁 Gr I 级,胎盘下缘覆盖宫颈内口,子宫前壁下段局部胎盘后间隙消失,子宫肌层明显变薄,部分区域可见膀胱壁分界欠清,范围约 1cm。

终止妊娠:考虑患者为瘢痕子宫,凶险性前置胎盘,胎盘粘连、植入可引起致命性大出血,于 2019-09-03 孕 36 周行剖宫产以终止妊娠。

局麻下行双侧髂总动脉球囊置入术(球囊非扩张状态)。过程顺利,置管后在气管插管全身麻醉下,行二次剖宫产术＋子宫内膜异位症病灶电凝术＋双侧输卵管结扎术＋肠粘连松解术。术中见部分肠管致密肌性粘连于左侧腹壁;子宫下段膨大,表面见数条蚓状血管覆盖(血供丰富),有一大小约 6cm×6cm 紫红色突起,未突破浆膜层,未侵犯膀胱,考虑胎盘植入。膀胱致密粘连于子宫下段,表面光滑,未见异常组织。选择子宫体部上 1/3 横切口,切口下方见胎盘组织边缘。羊水清,量约 600ml。行足牵引娩出一活婴:男,出生体重 3050g,断脐后台下处理,Apgar 评分 5—9—10 分/1—5—10min。儿科护台,予球囊面罩加压给氧、气管插管等抢救,经过顺利,抢救成功,后转入 NICU。胎盘人工剥离后,见子宫下段出血增多,予扩张双侧髂总动脉球囊,子宫出血迅速减少。胎盘剥离后见子宫下段薄弱区(6cm×6cm),仅可见浆膜层,无子宫肌层,予局部间断缝合闭合此缺口。缝合宫腔内胎盘附着处出血点,止血满意后,开放双侧髂总动脉,见出血量较前明显减少。予宫腔填塞纱布条 2 块以压迫止血,拟术后 24小时左右自阴道取出。予宫体肌层注射卡前列素氨丁三醇 250μg、静推卡贝缩宫素 100μg、静滴缩宫素 10U,子宫收缩好,未见明显活动性出血。见双侧输卵管、卵巢无殊,予双侧输卵管抽芯包埋法结扎。子宫表面见水疱状内异症病灶,予电凝术。术中放置 1 根盆腔引流管,输入晶体液 2500ml、悬浮红细胞 1.5U、5％白蛋白 200ml、纤维蛋白原 1g、凝血酶原复合物 600U。术中出血约 1000ml,尿量 300ml。术后生命体征平稳,送 ICU 进一步监护。

术后予抗感染,缩宫素 10U(微泵维持)、米索前列醇 400μg(直肠给药)促宫缩,补液,纠正贫血,维持水电解质平衡等治疗。

2019-09-17 出院。

**【诊疗体会】**

对凶险性前置胎盘,临床运用较多的辅助检查手段是超声检查。通过超声检查,常可明确胎盘的位置及前置胎盘类型。因凶险性前置胎盘常伴胎盘植入,其诊断焦点为前置胎盘伴胎盘植入的产前预测及诊断。但超声检查亦有局限性,对于肥胖者,或当胎盘不是附着在子宫前壁的较低位置,而是位于宫底部或子宫后壁,超声检查的假阴性率会增高。对于此类情况,可选 MRI 检查。MRI 检查的组织分辨率高,对血流敏感,能够清楚观察到胎盘的情况。MRI 检查还可清楚地显示子宫与胎盘的关系。对疑诊凶险性前置胎盘,建议术前行 MRI 检查,确定手术方式及预后判断。

对位于子宫前壁的前置胎盘,常规子宫下段横切口容易穿透胎盘而引起出血,胎儿也会有失血风险引起的严重窒息,故采用子宫体部胎盘边缘上方切口,避开胎盘、娩出胎儿,以避免胎儿发生严重窒息。

对本例患者,采用双侧髂总动脉球囊预置,胎盘剥离后见子宫下段出血增多,予充盈球囊,快速控制出血并保证视野清楚。对于子宫前壁薄弱的瘢痕创面,采用 0 号可吸收线间断缝合薄弱浆膜层,可达到确切的止血效果。为保证有效止血,将 2 块手术室常用的显影细纱布(显影条对合套住)填塞于子宫下段。术后予缩宫素 10U＋NS 48ml(微泵 4ml/h)。术后 1 天(一般上午或者中午)取出纱布条,取纱布条前微泵输注缩宫素(10ml/h)。

(管芳,李央)

# 第十五章 胎母输血综合征

**【病历资料】**

患者女,32岁,1-0-0-1,2014年因"妊娠期肝内胆汁淤积症"剖宫产分娩一女婴,否认其他疾病史。平素月经规律,周期35天,经期5天,量中,色红,无痛经。末次月经时间为2019-04-22。停经40天,自测尿HCG阳性。2019-06-14 B超示:宫内早孕,胚芽0.8cm。停经以来有轻微恶心、呕吐等早孕反应,孕4月自行缓解。停经11$^+$周,建围产期保健卡,唐氏筛查、NT、排畸超声、OGTT无异常,定期产检,血压、胎位、胎心均正常。停经5$^+$月,自觉胎动,持续至今无异常。停经以来无发热、头痛,无胸闷、气急,无视物模糊,无明显下肢水肿,无皮肤瘙痒等不适。

2019-12-23,孕35周,因胎动减少1天产检。B超示:胎儿大脑中动脉流速增快,胎儿大脑中动脉收缩期流速117.53cm/s(2.31MOM),S/D 7.5,PI 1.87。提示胎儿贫血。急诊入院。

**体格检查** 体温37.1℃,脉搏108次/min,呼吸18次/min,血压127/88mmHg,身高163cm,体重70kg。心肺无殊。腹软,未及宫缩,宫高33cm,腹围94cm。头先露,未衔接,胎位LOA,胎心160次/min。双下肢不肿。行胎心监测,胎心基线160～165次/min,伴有减速。

**实验室检查** 201-12-23甲胎蛋白7724.3ng/ml(抽备血时同时取样,术后当天晚上报告)。

**影像学检查** 2019-12-23胎儿生长测量:宫内孕,单活胎;超声估测孕龄34$^{+1}$周,胎儿体重2412g±352g;胎儿大脑中动脉流速增快,提示胎儿贫血,建议复查。胎位左枕前,胎心163次/min,胎动可及。双顶径8.7cm,头围30.7cm,腹围30.0cm,股骨长6.8cm,肱骨长5.6cm;胎盘后壁GrⅡ$^-$级,胎盘厚度3.2cm;羊水指数10.96cm;脐动脉S/D 2.33,PI 0.82,RI 0.57。胎儿大脑中动脉收缩期流速117.53cm/s(2.31MOM),S/D 7.5,PI 1.87。

**【入院诊断】**

1. 胎儿宫内窘迫(胎母输血综合征可能);
2. 孕2产1孕35周,头位待产;
3. 妊娠合并子宫瘢痕。

**【诊疗过程】**

入院后予吸氧,完善检查,因胎儿窘迫急诊行剖宫产术以终止妊娠。

术前备红细胞悬液2U。

术中娩出一女婴:早产儿貌,皮肤苍白,脐带长45cm,无脐带绕颈、绕体,Apgar评分 8—9—10 分/1—5—10min，出生体重 2270g，身长 45cm。羊水清，量约 600ml。新生儿转儿科治疗。胎盘位于子宫后壁，不能自娩，用手完整剥离胎盘、胎膜。术中见子宫表面散在白色内异症病灶，予电凝。术中探查见双侧卵巢及双侧输卵管无殊。术中静推卡贝缩宫素 100$\mu$g，静滴缩宫素 10U，出血约 200ml。

术后予抗感染、缩宫素促进子宫收缩及补液治疗。

新生儿血常规：红细胞计数 1.48×10$^{12}$/L，血红蛋白 60g/L，血细胞比容 18.2%，网织红细胞比例 14.3%。血气分析：全血乳酸 2.8mmol/L，pH 7.26，PCO$_2$ 47.4mmHg，PO$_2$ 30.2mmHg，碳酸氢根浓度 20.7mmol/L，标准碱剩余－5.1mol/L。考虑重度贫血（图 15-1），呼吸性酸中毒，低氧血症，予机械通气、输血纠正贫血及支持治疗。

新生儿脐血 AFP＞80000ng/ml，胎盘病理示晚期胎盘组织。

术后第 5 天产妇复查，甲胎蛋白 3009.6ng/ml。

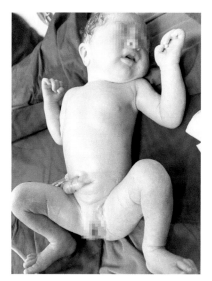

图 15-1　新生儿重度贫血

【诊疗体会】

胎母输血综合征通常指由于胎盘屏障破坏，胎儿血细胞进入到母体血液循环中，从而引发的一系列胎儿及母体的临床症状。该病缺乏典型临床表现，根据胎儿失血量及失血速度不同，胎儿可出现失代偿症状，如胎动减少、心律失常、胎儿水肿、胎儿生长受限，严重的甚至危及胎儿生命，导致死胎、死产。因其临床表现不具特异性，临床上对该疾病的诊断较为困难。

治疗原则主要包括：胎母输血综合征治疗主要取决于发病孕周及胎儿失血量，根据病情严重程度制定个体化治疗方案，一经确诊需立即治疗。治疗方法包括胎儿宫内输血及适时终止妊娠。若孕周小于 32 周，可 B 超引导下行胎儿脐血穿刺，宫内输血以纠正胎儿贫血。胎儿血红蛋白＜30g/L 是宫内输血指征，输血量应根据胎儿血细胞比容、胎儿体重和孕龄具体决定，同时用类固醇来促进肺成熟，改善胎儿预后。如病情较重或孕周大于 34 周，胎儿的失血量超过胎儿血容量的 20%，或胎儿大脑中动脉收缩期峰值流速（MCA-PSV）＞1.5MOM，建议立即终止妊娠，同时做好新生儿抢救准备工作。一旦孕妇出现胎动减少、胎心监护异常，应积极筛查寻找病因，警惕胎母输血的发生。对于疑似胎母输血综合征的新生儿出生后应积极寻找贫血原因，排除其他明确病因后方可诊断。产科医生应加强对胎母输血综合征的研究及认识，尽量早诊断早治疗，减少围产儿不良妊娠结局。

目前，已知胎母输血综合征可由产科操作或产科合并症引起，如羊膜腔穿刺术、绒毛膜穿刺术，以及胎盘早剥、前置胎盘、前置血管、绒毛膜癌、绒毛膜血管瘤等。

本例孕妇是医务人员，对胎儿情况比较关注，发现胎动减少即回单位产科检查。超声提示胎儿大脑中动脉血流加速，故因胎儿窘迫行急诊剖宫产术以终止妊娠。术中见胎儿重度贫血，追踪术前 AFP 异常升高，故及时确诊。

（林琳，李央）

# 第十六章　子宫动脉破裂引发晚期产后出血

**【病历资料】**

患者女,31岁,1-0-0-1,因"剖宫产术后26天,阴道流血增多6天"入院。平素月经规律,经期7天,周期28天。末次月经时间为2020-12-25,行经同前。2020-09-10患者因"孕36$^{+6}$周臀位,早产临产"于当地医院子宫下段剖宫产一活女婴。术中出血400ml,手术过程顺利。术后予头孢呋辛静滴预防感染。2020-09-16出院。居家期间阴道出血量中,日用2~3片卫生巾,全渗透。2020-10-01患者阴道出血量增多,出血量约300ml,遂于当地医院就诊,B超示:产后子宫(80mm×59mm×53mm),宫腔内见直径8mm的稀疏光点。入院后阴道出血较前减少,予缩宫素促子宫收缩,头孢哌酮钠舒巴坦钠(2g,Q12H)抗感染治疗,2020-10-05复查B超,结果显示:子宫下段前峡部见22mm×33mm×22mm囊性暗区,假性动脉瘤考虑。2020-10-06 5:50左右一段时间阴道流血偏多,约160ml。2020-10-06入院。

患者阴道少量出血,无头晕、乏力,无腹痛、腹胀,无胸闷、气促,无畏寒、发热等不适。

**体格检查**　体温37.6℃,脉搏80次/min,呼吸20次/min,血压122/68mmHg。神志清,精神可;心肺无殊;腹软,脐下偏右侧轻压痛;阴道流血量中,色红,无异味;内诊未查。

**实验室检查**　2020-10-06查血常规:白细胞计数$9.8×10^9$/L,中性粒细胞比例79.8%,红细胞计数$3.16×10^{12}$/L,血红蛋白96g/L,血小板计数$421×10^9$/L。

**影像学检查**　2020-10-02 MRI示:瘢痕子宫,切口瘢痕内见一类圆形异常信号灶,边缘清,大小约21mm×14mm×15mm,与左侧肌层血管联系紧密。2020-10-06其他血管彩色多普勒超声检查:宫腔内探及条状高回声,血凝块考虑;子宫前下段液性暗区伴混杂血流信号,动静脉瘘可能;需结合临床。急诊超声(经腹部探查)示:子宫前位,三径约8.5cm×4.5cm×6.7cm,宫腔线清,单层内膜厚0.3cm。宫腔内探及条状高回声,范围约3.6cm×0.6cm。宫区回声欠均匀,子宫前下段探及液性暗区,范围约2.2cm×2.1cm,其内可见异常杂乱血流信号,流速约66cm/s,RI 0.63。

**【入院诊断】**

1.子宫动静脉瘘(子宫切口);

2.假性动脉瘤(子宫切口);

3.阴道出血(晚期产后出血);

4.产褥感染;

5.剖宫产后子宫切口愈合不良。

**【诊疗过程】**

B超提示子宫动静脉瘘(子宫切口)，假性动脉瘤，有急诊行子宫动脉造影术＋栓塞术适应证。2020-10-06入院后立即于局麻下行选择性子宫动脉造影术＋栓塞术。利多卡因局麻后，采用Seldinger技术，经右侧股动脉穿刺，引入5F动脉鞘，插入4C2导管。将导管置入左侧髂内动脉。DSA检查显示，左侧子宫动脉迂曲增粗，左侧子宫动脉主干相当于子宫峡部处局部血管破裂，对比剂喷射，局部一椭圆形囊袋状结构显示，假性动脉瘤形成，造影时破裂入宫腔内(图16-1)。使用1.98F微导管超选择左侧子宫动脉破裂处远端内，使用2mm×2cm微弹簧栓3套(共6个)行动脉跨越性栓塞，经导管注入1/5瓶150μm聚乙烯醇(PVA)栓塞颗粒，造影复查可见左侧子宫动脉主干闭塞，未见明显对比剂外溢，假性动脉瘤内对比剂停留。超选右侧髂动脉及右侧子宫动脉造影，见右侧子宫动脉增粗，并与左侧子宫动脉分支沟通供血左侧子宫动脉，但未见对比剂外溢。再次超选左侧髂动脉造影，未见明显对比剂外溢。术中患者曾经出现血压下降，最低73/47mmHg，给予加压输液，另增加输液通路，血压恢复至103/60mmHg。结束手术，子宫动脉破裂出血约200ml。手术经过顺利，术中无不良反应。术毕撤出导管，拔鞘管，局部创口闭合器闭合。术后患者安返病房。

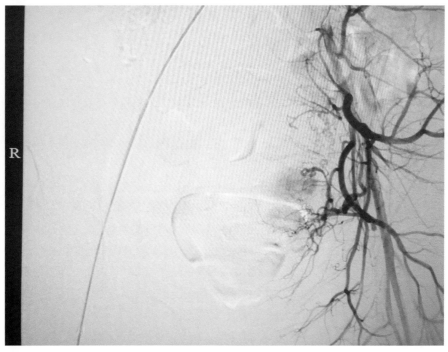

图16-1　DSA影像

术后患者生命体征平稳，阴道出血明显减少，栓塞效果较为明显，但不能完全排除。予纠正贫血、缩宫素微泵维持治疗。

2020-10-10复查B超：子宫略大，子宫前峡部暗区，剖宫产术后改变。膀胱充盈佳，经腹壁盆腔扫查可见子宫前位，约6.8cm×6.2cm×4.6cm，宫腔线清，双层内膜厚

0.4cm。宫区回声均匀,未见明显占位灶。子宫前峡部探及液性暗区,范围约2.8cm×1.6cm,内透声差。彩色血流显像未见明显异常。双侧卵巢大小正常,内可见数个卵泡回声。盆腔内未见明显游离液性暗区。

2020-10-15复查髂动脉CTA,未见明显异常征象。左侧子宫动脉栓塞术后;子宫左侧见金属高密度影。腹主动脉下段,两侧髂总、髂内及髂外动脉显示清晰,未见明显增宽、狭窄,未见明显内膜瓣片显示,管腔内未见明显充盈缺损灶。予出院。

出院诊断:①失血性休克;②假性动脉瘤(子宫切口);③产褥感染;④剖宫产后子宫切口愈合不良;⑤动静脉血管瘤;⑥子宫憩室;⑦产后即刻医疗照顾和检查。

**【诊疗体会】**

晚期产后出血(late postpartum hemorrhage,LPH)指分娩24小时后及产褥期发生的子宫大量出血。剖宫产术后晚期产后出血占产后出血总数的1%～4.4%,可以是阴道大量出血或腹腔大量出血,一般发生于术后2～6周,多见于术后10～19天内。LPH常见病因主要为胎盘胎膜残留、蜕膜残留、宫缩乏力和子宫复旧不全、生殖道下段损伤、剖宫产切口裂开/手术损伤、绒毛膜癌、出血性疾病等。本例患者晚期剖宫产术后出血原因考虑为剖宫产切口感染、愈合不良,导致子宫动脉破裂形成切口周围子宫动脉瘘、假性子宫动脉瘤。

治疗原则:患者一经诊治,立即联系超声、影像检查;基础治疗包括抗休克、抗感染、纠正贫血、维持基本生命体征;急诊联系子宫动脉栓塞术(UAE);如出血得不到及时纠正,做好切除子宫的准备。

近年来,剖宫产率逐年升高,术后并发症随之升高,给产妇及家庭带来多方面压力。为尽量减少剖宫产术后出血等并发症,术中需动作轻柔,止血彻底,探查仔细;术后抗感染彻底。本病例患者子宫动脉栓塞术后2个月随访,阴道无再次出血。

(郭丹丹,李央)

# 第十七章　子宫腹壁瘘

**【病历资料】**

患者女,41岁,1-1-2-2,因"剖宫产术后 27 天,反复发热 22 天"入院。2019-05-22 因"停经 $35^{+2}$ 周,胎膜早破"于当地医院行子宫下段剖宫产术。术中出血 2600ml,输注悬浮红细胞 8U、冰冻血浆 580ml、冷沉淀 20U。术后给予头孢哌酮舒巴坦钠(2.0g,BID)抗感染治疗。术后第 2 天出现明显腹痛、腹胀,未排气。腹部平片示肠腔扩张,可见液平,考虑肠梗阻。胃肠减压后,腹胀、腹痛症状无明显缓解并伴发热症状,遂转入当地综合征医院。予亚胺培南西司他丁钠＋利奈唑胺抗感染,胃肠减压,生长抑素抑制胃液分泌,奥美拉唑护胃,补液及输血治疗。患者仍有反复发热,体温最高 38.5℃,为求进一步诊治,2019-06-18 入院。

**入院体征**　体温 37℃,脉搏 100 次/min,呼吸 18 次/min,血压 108/55mmHg。心肺无殊,外阴已婚已产式,阴道少量褐色分泌物,内诊未行。

**辅助检查**　2019-06-18 超敏 C 反应蛋白测定:超敏 C 反应蛋白 63.82mg/L。查血常规:白细胞计数 $10.2\times10^9$/L,中性粒细胞比例 83.8%,淋巴细胞比例 8.4%,中性粒细胞计数 $8.6\times10^9$/L,红细胞计数 $3.21\times10^{12}$/L,血红蛋白 98g/L,血细胞比容 30.8%,平均血红蛋白浓度 318g/L,红细胞分布宽度 15.3%。

**【入院诊断】**

1. 感染性休克;

2. 脓毒血症;

3. 子宫积脓;

4. 盆腔蜂窝组织炎;

5. 肠梗阻(肠麻痹);

6. 剖宫产后伤口感染;

7. 切口愈合不良;

8. 腹壁窦道;

9. 子宫腺肌病;

10. 肺炎;

11. 贫血并发于妊娠、分娩和产褥期;

12. 肾结石;

13. 胆囊炎;

14. 盆腔积液;

15. 瘢痕子宫。

**【诊疗过程】**

入院后完善相关化验检查。腹部增强 CT 示：①剖宫产术后，产后子宫，宫腔内积气、积液，右下腹瘘管形成，内侧段似与子宫壁相通；②盆腔少量积液，盆底包裹性积液。③肝多发小囊肿，胆囊炎、胆囊结石考虑，左肾结石。2019-06-22 胸部 CT 平扫：两肺散在炎症。多学科团队会诊后予亚胺培南西司他丁钠(1g，Q6H)联合左氧氟沙星(0.2g，BID)抗感染、氟康唑(0.4g，QD)抗真菌、补液、护胃、回奶、对症支持治疗。

2019-06-27 行超声引导下经皮穿刺抽液术，未抽出液体。2019-07-08 行宫颈扩张引流术，引流出黄色淡血性脓液，予宫腔负压引流、抗感染、抗真菌、对症支持治疗；右侧腹壁瘘口予银离子纱条填塞，引流少量脓性渗出液，周围无红肿。

2019-07-16、2019-07-17、2019-07-19 分别行宫腔冲洗＋更换引流管，引流淡血性脓性冲洗液 60ml、50ml、40ml。

入院后予宫腔负压引流、抗感染、抗真菌、对症支持治疗。

为促进子宫内膜生长，2019-06-24 在剖宫产术后 33 天予戊酸雌二醇 2mg(QD，口服 28 天)(患者未哺乳)，第 18 天加地屈孕酮 10mg(BID，口服 10 天)，停药第 3 天阴道血性分泌物增多，考虑撤药性出血。于阴道出血第 5 天予口服屈螺酮炔雌醇片(每天 1 片)止血。因服药后恶心、呕吐等胃肠道反应明显，予停屈螺酮炔雌醇，改用戊酸雌二醇 2mg(口服)，阴道血性分泌物好转。第 18 天加用地屈孕酮，口服至第 28 天，共 3 个疗程。

后患者一般情况改善，切口窦道消失，于 2019-07-31 出院。出院后，继续口服氟康唑(400mg，QD)。

患者从 2019-07-12 开始口服氟康唑，因深部组织感染，疗程共持续 6 周。

**【诊疗体会】**

多次子宫或其他腹部手术、术后粘连、放置引流物、剖宫产术后切口感染裂开或浸润性的子宫内膜异位症等外科或产科因素均可导致子宫腹壁瘘的发生。剖宫产术后，子宫腹壁瘘的发生多与感染、切口选择或缝合不当等导致的切口愈合不良有关，患者全身状况也不容忽视。

尚未形成完整的瘘管时，此病常不易诊断，需要仔细检查或造影。术后发热，腹部切口红肿、化脓、不愈合，腹痛，阴道流脓等典型症状可协助诊断。亦有晚期才出现腹部切口症状者，有些患者合并腹壁切口子宫内膜异位症，除瘘的表现外，还有切口瘢痕处痛性结节、经期流血，可经病理证明。

本例患者为高龄经产妇，妊娠合并严重的子宫腺肌病，且为横位难产、夜间急诊入院，手术难度大，操作时间长，易并发感染、肠梗阻等并发症。加之病程长，医患关系紧张。经过全身抗感染(抗细菌＋抗真菌)、局部宫腔冲洗引流、右侧腹壁瘘口银离子纱条填塞引流，患者的并发症得到治愈，也使患者避免了子宫切除，缓解了医患矛盾。

(李央)

# 第三篇

# 妊娠合并罕见疾病

# 第十八章　妊娠合并肝糖原累积症

**【病历资料】**

患者女,32 岁,因"停经 31$^{+5}$ 周,要求入院待产"入院。患者平素月经规律,经期 6～7 天,周期 35 天,经量中,伴痛经,可忍。LMP 时间为 2018-09-23。2018-10-10 患者于外院移植冻胚 2 枚。11 月,B 超示:宫内 1 枚孕囊,内见 2 枚卵黄囊,胚芽不明显。12 月,B 超示:宫内双活胎,双羊膜囊、单绒毛膜、胎盘 1 个。受孕以来有明显恶心、呕吐等早孕反应。2018-12-20 建围产期保健卡,定期产前检查,NT、NIPT 未见明显异常。停经 5$^{+}$ 月自觉胎动,持续至今无异常。1 个月前患者曾因中上腹阵发性隐痛于浙大一院住院治疗。考虑胃肠炎,予硫酸镁抑制宫缩。出院后无腹痛、腹胀,无阴道流血、流液。发现糖原贮积症Ⅰa 型 29 年(经基因检测诊断),非诺贝特 160mg(QD)降脂、低分子肝素钙抗凝等对症治疗,控制可,饮食上低盐低脂饮食,辅以玉米淀粉。2017 年 11 月肝腺瘤手术。2019-05-03 入院待产。

患者无腹痛、腹胀,无发热、畏寒,无异常阴道出血,无胎动异常等不适。

**体格检查**　体温 36.8℃,脉搏 80 次/min,呼吸 20 次/min,血压 135/76mmHg。宫高 33cm,腹围 100cm,阴道检查未做。

**实验室检查**　2019-05-03 凝血功能常规检查:纤维蛋白原 5.10g/L。肝肾脂糖电解质测定:总蛋白 59.8g/L,白蛋白 27.3g/L,白球蛋白比例 0.8,间接胆红素 1.5$\mu$mol/L,肌酐 48$\mu$mol/L,尿素 9.30mmol/L,尿酸 602$\mu$mol/L,甘油三酯 17.9mmol/L,总胆固醇 10.45mmol/L,高密度脂蛋白-C 0.61mmol/L,低密度脂蛋白-C 0.60mmol/L,极低密度脂蛋白-C 9.24mmol/L,钠 134mmol/L,甘氨酰脯氨酸二肽氨基肽酶 19U/L。查血常规:红细胞计数 2.74×10$^{12}$/L,血红蛋白 90g/L。

2019-05-11 24 小时尿蛋白定量:尿量 3.00L,尿蛋白 1.000g/L,24 小时尿蛋白 3.0g。超敏 C 反应蛋白测定:超敏 C 反应蛋白 47.54mg/L。查血常规:中性粒细胞比例 84.5%,淋巴细胞比例 9.7%,血红蛋白 80g/L。肝肾脂糖电解质测定:尿酸 469$\mu$mol/L,甘油三酯 20.70mmol/L,总胆固醇 8.18mmol/L,总钙 1.94mmol/L。

**影像学检查**　2019-02-26 常规心电图+心电向量图检查:①窦性心律;②T 波改变。2019-04-23 胎儿生长测量:宫内孕,双活胎。A 胎超声估测孕龄 31$^{+0}$ 周,左枕前,双顶径 7.7cm,头围 28.5cm,腹围 27.5cm,股骨长 5.7cm,肱骨长 5.2cm;羊水最大深度 4.9cm;脐动脉 S/D 2.60,PI 0.98。B 胎超声估测孕龄 29$^{+2}$ 周,右骶前,双顶径 7.2cm,头围 26.2cm,腹围 25.8cm,股骨长 5.4cm,肱骨长 4.9cm;羊水最大深度 4.8cm;脐动脉 S/D 2.73,PI 1.03。

2019-05-06 超声心动图示:左房饱满,二尖瓣、三尖瓣轻度反流。肝脏超声示:肝外形饱满，表面光滑，肝实质回声增粗、增强，分布欠均匀，血管网清晰；左肝内探及一低回声灶，大小约 2.1cm×1.4cm，腺瘤可能；右肝内探及一范围约 3.9cm×2.6cm 的液性暗区，术后改变考虑（图 18-1 和图 18-2）。CT 示：右肝局限性凹陷，呈类圆形液性密度影，术后改变，术区局限性积液（图 18-3）；两肾囊性灶，多发性小结石（图 18-4）。

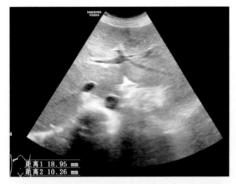
图 18-1　左肝内低回声灶

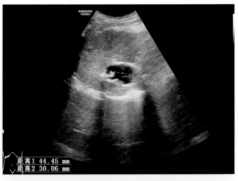
图 18-2　右肝内液性暗区

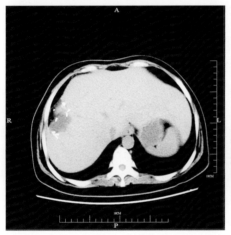
图 18-3　右肝局限性凹陷，术后改变

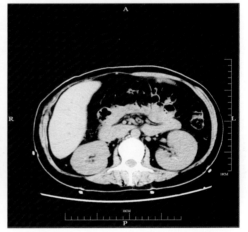
图 18-4　两肾囊性灶，多发性小结石

2018-02-13 单基因遗传病基因检测报告：在受检者中检出 $G6PC$ 基因的 2 个已知致病突变 c.648G＞T（p.Leu216Leu；$Het$）和 c.674T＞C（p.Leu225Pro；$Het$）。$G6PC$ 基因相关的糖原贮积症Ⅰa型为常染色体隐性遗传。

【入院诊断】

1. 肝糖原贮积症（Ⅰa型）、高脂血症、高尿酸血症；

2. 妊娠相关情况（孕 1 产 0 孕 31$^{+5}$ 周，待产）；

3. 试管婴儿妊娠状态；

4. 双胎妊娠（单绒毛膜、双羊膜囊）。

【诊疗过程】

用药：予非诺贝特降胆固醇，那屈肝素钙抗凝，补充白蛋白及对症治疗。

终止妊娠：2019-05-10（孕 32$^{+5}$ 周），超声提示双胎 A 和 B 差距较大，胎儿双胎输血综合征不能排除,拟行剖宫产以终止妊娠。

麻醉达成后,行腹壁纵切口 12cm,逐层进腹,见子宫下段形成可。术中以横位娩出一活婴 A:男,早产儿貌,脐带长 60cm,无脐带绕颈、绕体,断脐后台下处理,Apgar评分 8—9—10 分/1—5—10min,出生体重 2020g。羊水清,量约 600ml。以横位娩出一活婴 B:男,早产儿貌,脐带长 60cm,无脐带绕颈、绕体,断脐后台下处理,Apgar 评分 10—10—10 分/1—5—10min,出生体重 1360g。羊水清,量约 500ml。新生儿科护台。胎盘、胎膜自娩完整。术中静推卡贝缩宫素 100μg,静滴缩宫素 10U,子宫下段收缩佳。术中出血约 200ml。探查见双侧卵巢及输卵管无殊。术中血压平稳,输液2600ml,尿量 600ml 且色清。新生儿因早产儿转新生儿科治疗。手术过程顺利,术中无并发症,术后安返病房。

术后抗感染、缩宫素促进子宫收缩、抗凝、补液对症处理。患者因高脂血症要求回奶,予维生素 B$_6$ 及芒硝外敷回奶。

2019-05-17 肝肾脂糖电解质测定:肌酐 36μmol/L,尿素 9.47mmol/L,甘油三酯38.27mmol/L,总胆固醇 11.72mmol/L,甘氨酰脯氨酸二肽氨基肽酶 18U/L。患者因血脂高行血透治疗。2019-05-24 出院。

**【诊疗体会】**

糖原贮积症Ⅰ型、Ⅱ型均是常染色体隐性遗传病。糖原贮积症Ⅰa型是由 G6PC基因突变使肝脏葡萄糖-6-磷酸酶缺乏所致。典型表现为婴幼儿期起病的肝大、生长发育落后、空腹低血糖、高脂血症、高尿酸血症和高乳酸血症等。

糖原贮积症Ⅰa型致病基因 G6PC 位于 17q21,含 5 个外显子,基因突变导致糖原降解或异生过程不能释放葡萄糖,使 6-磷酸葡萄糖堆积,通过糖酵解途径产生过多乳酸,通过磷酸戊糖途径致血尿酸升高,同时生成大量乙酰辅酶 A,致血脂升高。至今已报道的 G6PC 基因突变达 116 种,中国人最常见突变是 c.648G＞T(56.3％～57％)和c.248G＞A(12.1％～14％)。本例患者检出 G6PC 基因的 2 个已知致病突变 c.648G＞T(p.Leu216Leu;Het)和 c.674T＞C(p.Leu225Pro;Het)。

本例患者临床表现典型,有高尿酸血症和高脂血症。腹部超声/CT 提示:肝脏体积增大、弥漫性病变,或有脂肪肝样改变;可见单发或多发性肝腺瘤,为形态规则的低回声或中高回声,可伴有钙化灶;肾脏体积增大,可伴弥漫性病变、回声增强、皮髓质分界不清和肾或输尿管结石。超声心动图检查结果异常:左房增大,二尖瓣、三尖瓣关闭不全。

针对患者的高脂血症、高尿酸血症,妊娠期予低分子肝素抗凝治疗,非诺贝特降胆固醇,产后予血脂分离术,继续抗凝治疗至产后 6 周,使患者平稳度过围产期。

(李央)

# 第十九章 妊娠合并垂体炎

## 【病历资料】

患者女,28 岁,因"停经 38$^{+1}$周,左眼视力急剧下降 7 周"入院。患者 7 周前无诱因下左眼视力急剧下降,曾至外院就诊,未行相关检查及治疗。今日来我院产检,入院待产。

**体格检查** 体温 37.2℃,脉搏 82 次/min,呼吸 20 次/min,血压 98/62mmHg。神志清楚,心肺无异常;腹软,无压痛,肝脾触诊不满意;双下肢不肿。宫高 30cm,腹围 91cm。胎位 LOA,胎心 145 次/min。无宫缩,阴道未检查,骨盆各径线正常。眼科检查:右眼视力(VOD)0.25,左眼视力(VOS)0.08,双眼结膜无充血,角膜透明,前房清,瞳孔无殊,晶体透明,眼底未见异常。

**实验室检查** 2015-04-17 查 TT$_3$、TT$_4$、TSH、FT$_3$、FT$_4$:总甲状腺素 110.80nmol/L,总三碘甲状腺原氨酸 1.83nmol/L,第三代促甲状腺素 1.223mU/L,游离甲状腺素 9.70pmol/L,游离三碘甲状腺原氨酸 2.80pmol/L。

**影像学检查** 2015-04-15 MRI 检查:鞍区可见一类圆形异常信号影,边界清,水平截面约 19mm×16mm,上下径约 21mm,内部信号欠均匀,T$_1$WI 呈等信号,T$_2$WI 上呈稍高信号;病灶大部位于鞍上池内,推挤视交叉移位,鞍底受压下陷。其余脑实质内未见明显异常信号区。脑室和脑池系统形态、大小及位置未见异常改变。脑沟未见明显增宽。中线结构居中。结论:鞍区占位,首先考虑垂体大腺瘤,建议进一步检查。

201-04-21 CT 平扫:垂体区见类圆形软组织影,大小约 15mm×19mm,其余颅内脑实质密度未见明显异常改变。各脑室、脑池未见扩大,脑沟无明显加深。中线结构居中。结论:垂体区结节,请结合其他检查。

## 【入院诊断】

1. 妊娠相关情况(孕 1 产 0 孕 38$^{+1}$周,LOA 位待产);
2. 视力低下,单眼;
3. 甲状腺功能减退症。

## 【诊疗过程】

神经内科会诊结果:患者近 2 月出现左侧视力下降,以视野缺损为主,伴有头痛,无恶心、呕吐和四肢活动障碍。眼底未发现视盘水肿。意见:视力下降首先考虑颅内病变引起;因无视盘水肿依据,可尝试阴道试产。生产后尽快完善头颅 MRI。

入院后自然临产,平产一男婴:发育好,无窒息,体重 2800g,新生儿评分 10-10 分/1-5min。胎盘、胎膜自娩完整。产后没有乳汁分泌。

MRI 示:鞍区可见一团块状异常信号影,边界清,大小约 2.4cm×1.7cm×

2.0cm,内部信号尚均匀,T$_1$WI 呈等信号,T$_2$WI 呈稍高信号,强化明显均匀;病灶大部位于鞍上池内,推挤视交叉移位,鞍底受压下陷,两侧海绵窦及颈内动脉部分包绕。其余脑实质内未见明显异常信号区。脑室、脑池系统形态、大小及位置未见异常改变。脑沟未见明显增宽。中线结构居中。考虑垂体大腺瘤,行经口腔垂体瘤切除术。

　　产后 9 天,行经口腔垂体瘤切除术。术中见蝶窦顶壁受肿瘤压迫性侵犯,已部分缺损。予小心咬除顶壁骨质,即见肿瘤组织。肿瘤质韧,鱼肉色,血供不丰富,术中切除困难。取少许肿瘤组织送术中冰冻切片检查,结果提示:少量上皮细胞增生,较多炎性细胞。留取少量肿瘤标本送病理检查。创面彻底止血,止血纱布填塞。

　　术后患者仍有视物模糊,左眼颞侧偏盲。无头晕、头痛,无畏寒、发热等不适。体格检查结果基本同前。2015-05-04 生化检查:总蛋白 59.1g/L,白蛋白 34.4g/L,空腹血糖 3.19mmol/L。血常规、CRP 未见明显异常。建议:患者经蝶垂体瘤切除术后,未见脑脊液鼻漏表现,嘱 1 个月后复查,择期行开颅手术。

　　满 1 个月后,患者复查。送检灰白碎组织一堆,总体积 0.4cm×0.3cm×0.1cm,全取制片。病理切片镜检(图 19-1)示:数小片破碎组织,见出血及大量炎细胞浸润,其旁见挤压明显的细胞团,有的细胞呈小圆形,胞浆少,为垂体腺组织。结论:(鞍区)垂体腺体增生伴大量淋巴细胞浸润。2015-05-19 患者就诊于内分泌科。考虑垂体炎,予甲泼尼龙 120mg(静脉滴注,QD)治疗。2 天后视野恢复正常,甲泼尼龙用药剂量递减。后检查发现全垂体功能低下,用药改为左甲状腺素钠片(62.5mg,QD)＋氢化可的松(30mg,QD)。

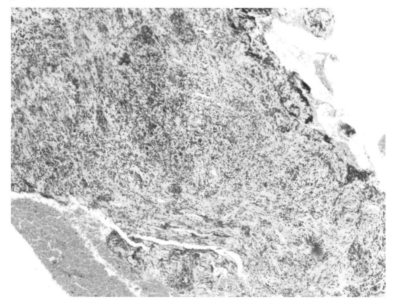

图 19-1　组织病理切片镜检结果

　　2015-09-30(产后 4 个月),患者突然阴道大量出血。超声提示内膜 10mm。考虑功能失调性出血,予诊断性刮宫术。病理检查提示子宫内膜增生。以孕激素调整周期

（月经第 13 天开始，每天 10mg，连用 15 天）。

2015-12-09 催乳素（PRL）0.79mU/L，促卵泡激素（FSH）2.23U/L，促黄体素（LH）1.17U/L，孕酮 0.10nmol/L。

2016-02-27 PRL 1.5mU/L，FSH 7.3U/L，LH 4.4U/L，孕酮＜0.67nmol/L。

2018-02-03 PRL 5.6mU/L，FSH 4.5U/L，LH 10.6U/L，孕酮 1.43nmol/L。

4 年后（2018-08-02），血液检查提示 PRL 6.2mU/L，FSH 4.2U/L，LH 2.6U/L，孕酮 94.99nmol/L。考虑自然受孕，因长期使用激素，肾上腺应急能力差，阴道分娩风险大，于 2019-05-08 孕 39 周剖宫产分娩一男婴。新生儿出生体重 3kg，评分好。产后没有乳汁。

**【诊疗体会】**

自身免疫性垂体炎（autoimmune hypophysitis，AH）是一类自身免疫介导，侵犯下丘脑、垂体及其邻近器官的罕见炎症疾病。临床分为原发性和继发性 AH。原发性 AH 按其组织学特点被分为：淋巴细胞性垂体炎（lymphocytic hypophysitis，LYH）、肉芽肿性垂体炎（granulomatous hypophysitis，GHy）、黄瘤病性垂体炎（xanthomatous hypophysitis，XaHy）、坏死性垂体炎、IgG4 相关垂体炎（IgG4 related hypophysitis），其中 LYH 为最常见的类型。LYH 特征性病理表现是大量淋巴细胞和浆细胞浸润，根据受累位置和程度的不同，垂体功能受到不同程度的破坏。继发性 AH 可继发于 SLE、朗格汉斯细胞组织细胞增生症（LCH）等许多系统性疾病和一些药物的不良反应。AH 患者临床上表现为腺垂体功能减低、中枢性尿崩症，甚至下丘脑功能障碍。糖皮质激素等免疫抑制能够有效治疗大多数患者。

AH 的病因尚不明确。原发性自身免疫垂体炎被认为是下丘脑垂体器官特异性的自身免疫疾病。其中淋巴细胞性垂体炎常发生于围产期女性，推测与妊娠期垂体血供增多、腺细胞增生及妊娠期自身免疫状态的改变相关。

对于围产期妇女的视力下降，应考虑自身免疫性垂体炎的可能。

本例患者发病后，行垂体活检，后又出现全垂体功能低下，予肾上腺皮质激素、甲状腺素替代治疗。同时，促性腺激素和催乳素的水平低下。之后，患者分泌促性腺激素的细胞功能逐渐恢复，出现了自发排卵，因此生育了二胎。但催乳素水平依然低下，故没有乳汁分泌。

（张会芳，李央）

# 第二十章　妊娠合并肌营养不良

## 【病历资料】

患者女,33岁,因"停经 $28^{+1}$ 周,劳累后胸闷、心悸1月"入院。平素月经规律,周期33天,经期6~7天,偶有痛经,可忍受,经量中,鲜红。末次月经时间为2019-01-06,行经如常。停经6周后,自测尿HCG阳性。停经11周后,B超提示宫内孕。妊娠早期因孕酮值低,采用孕酮保胎,无明显恶心、呕吐等早孕反应。停经 $11^{+}$ 周,建围产期保健卡,定期产前检查,NT、无创产前DNA检测无明显异常。停经后无阴道出血,无腹痛、腹胀。患者自诉1个月前在家人搀扶下步行半小时后出现胸闷,伴心悸,休息时胸闷略好转,夜间不能平卧,取半卧位时胸闷好转。因此住院治疗,情况较前有所好转,2019-07-22入院。患者8岁时出现双下肢无力,病情渐进展,神经内科会诊考虑肢带型肌营养不良2D型,基因检测后确诊,无特殊治疗。

患者胸闷、心悸,性状同前,无腹痛,无恶心、呕吐,无寒战、发热。

**体格检查**　体温36.8℃,脉搏86次/min,呼吸20次/min,血压102/78mmHg。全身浅表淋巴结未触及肿大,甲状腺未及肿大,双肺呼吸音清,心律齐,无病理性杂音。腹隆如孕周,未及宫缩,腹部无压痛和反跳痛,无肌紧张。胎动如常,胎心146次/min。无阴道流血、流液。双手握力可,近端上肢肌力下降,伸膝力4级,屈髋力2~3级。

**实验室检查**　2019-07-21胆酸测定:甘胆酸0.62mg/L。肝肾脂糖电解质测定:白蛋白34.7g/L。凝血功能常规检查＋D-二聚体测定:D-二聚体 $1187\mu g/L$ 。查血常规:白细胞计数 $5.7\times10^9/L$ ,中性粒细胞比例68.8%,血红蛋白100g/L,血小板计数 $267\times10^9/L$ 。

**影像学检查**　2019-07-18胎儿生长测量:宫内孕,单活胎;超声估测孕龄 $28^{+4}$ 周;母体子宫多发肌瘤,建议复查。胎位左骶前,胎心156次/min,胎动可及,BPD 7.01cm,HC 26.6cm,AC 24.7cm,FL 5.3cm,HL 5.0cm。胎盘左侧壁GrⅠ级。胎盘厚度3.7cm。羊水指数15.9cm。脐动脉S/D 2.4,PI 1.0,RI 0.58。

## 【入院诊断】

1.肢带型肌营养不良症;

2.妊娠相关情况(孕1产0孕 $28^{+1}$ 周,头位待产);

3.糖尿病合并妊娠;

4.子宫平滑肌瘤。

## 【诊疗过程】

用药:控制血糖(胰岛素注射)、抗凝、抑制宫缩治疗。

2019-08-10患者感下腹痛伴便意感。触及不规则宫缩,质地偏弱。消毒后内诊:

宫颈容受50%,未开,先露高浮,胎膜未破,无见红。后宫缩明显,伴下腹痛。

终止妊娠:2019-08-11(孕30$^{+5}$周),患者有不规律宫缩,如继续待产,可能出现胎儿窘迫、胎心消失风险。结合患者家属意愿,拟行剖宫产以终止妊娠。

硬膜外麻醉下,行腹壁纵切口,逐层进腹,见子宫下段形成欠佳。术中以LOT位剖娩出一活婴:女,发育可,脐带长60cm,无脐带绕颈、绕体,断脐后台下处理,Apgar评分8—8—10分/1—5—10min,出生体重1830g,身长41cm。羊水清,量800ml。因早产儿、低出生体重,哭声弱、气促,予气管插管后转新生儿科。探查见胎盘位于子宫后壁,胎盘、胎膜有少许粘连于子宫后壁,予血管钳完整钳夹。子宫体明显增大,表面凹凸不平,见多枚肌瘤样凸起(较大的位于子宫左后壁,大小约12cm×8cm),凸向浆膜外,质中,脂肪样变性;子宫左侧壁、后壁、右侧壁见6枚肌瘤样凸起,质硬,直径约2.0~3.5cm。予剔除子宫肌瘤后送常规病理检查。术中见子宫表面白色子宫内膜异位症病灶,予电凝。术中探查见双侧卵巢及输卵管无殊。术中静推卡贝缩宫素100$\mu$g,静滴缩宫素10U,子宫下段收缩佳。术中出血约350ml。术中血压平稳,输液1500ml,尿量300ml且色清。手术过程顺利,术中无并发症,术后安返病房。

术后抗感染、缩宫素促进子宫收缩、补液及对症处理。

2019-08-16出院。

【诊疗体会】

进行性肌营养不良(progressive muscular dystrophy)是一组以骨骼肌进行性无力萎缩为主要临床表现的异质性基因缺陷性疾病,可伴有中枢神经系统、心脏、骨骼、呼吸及胃肠道受累。不同类型起病时间、进展速度、受累范围、严重程度差异很大。遗传方式分为X连锁隐性遗传、常染色体显性遗传、常染色体隐性遗传等。

SGCA基因突变已知是肢带型肌营养不良2D型的致病原因。肢带型肌营养不良2D型属于常染色体隐性遗传疾病,表现为渐进性的肌力下降,起病时间和进展速度在不同患者中差异较大。

本例患者于2015年接受了针对神经肌肉遗传疾病的二代测序(NGS)检测。经检测,在受检者SGCA基因上发现存在一处剪切位点纯合突变c.983＋4A＞T。对受检者和父母进行了验证,发现受检者父母均为该突变杂合携带者。患者父母具有血缘关系,受检者奶奶的父亲和外婆的父亲是亲兄弟。该检测结果证明受检者的SGCA可能来源于同一个SGCA等位基因,该结果符合近亲婚配所致罕见隐性遗传病的一般规律。

进行性肌营养不良合并晚期妊娠者比较少见,妊娠对该病的影响尚无有效的实验数据支持。该患者同时存在脊柱畸形、均小骨盆、贫血、亚临床甲状腺功能减退、双肾积水、脂肪肝、胆囊炎等众多合并症,妊娠期保健需严防呼吸、循环衰竭及肝肾功能损害等,提早住院待产,防止妊娠不良结局的发生。

本例患者有肌营养不良20多年病史,妊娠期多家医院建议其终止妊娠,但患者生育要求强烈,于妊娠13$^{+3}$周来浙大一院就诊。患者合并多发性子宫肌瘤,引产风险也较大,故严密观察下继续妊娠。患者虽然孕后肌力较孕前变化不明显,但考虑妊娠可诱使原发病加重,且患者行动艰难,故提早住院观察。肌营养不良患者终止妊娠的时机尚待研究。由于本例患者孕 $30^{+5}$ 周已出现不可抑制宫缩,且患者本人及家属也要求终止妊娠,故提前终止妊娠。目前母女安好。

(吴红展,李央)

第四篇

妊娠与器官移植术

# 第二十一章　器官移植后妊娠

## 第一节　肝移植术后妊娠

【病历资料】

患者女,31 岁,因"肝移植术后 5 年多,肝功能异常 10 天"入院。2011-11-14 因肝豆状核变性(Wilson 病)行背驮式肝移植术。术后病理:①肝结节性肝硬化(符合代谢障碍性肝病);②慢性胆囊炎。术后予他克莫司＋吗替麦考酚酯(霉酚酸酯)抗排斥治疗,恢复后顺利出院。出院后定期复查。10 天前患者于当地医院检查肝功能,结果显示:谷丙转氨酶 292U/L,谷草转氨酶 242U/L。为求诊治,至浙大一院就诊。予异甘草酸镁护肝治疗。2017-02-11 复查:谷丙转氨酶 88.4U/L,谷草转氨酶 103.0U/L,总胆汁酸 58.5μmol/L。2017-02-13(孕 27 周)入院。

患者无发热、畏寒,无恶心、呕吐,无腹痛、腹胀,无肤黄、眼黄等不适。

体格检查　神志清,精神可,皮肤巩膜无明显黄染,两肺呼吸音清,心律齐,无异常心音。腹部微隆,上腹见陈旧手术瘢痕,愈合可。全腹无压痛及反跳痛,肝脾触诊未及明显肿大,双下肢无水肿,神经系统检查阴性。

【入院诊断】

1.肝移植状态;

2.肝功能异常;

3.妊娠(孕 27 周)。

【诊疗过程】

用药:予腺苷蛋氨酸 1g(BID,静滴),护肝治疗。2017-02-11 他克莫司血药浓度测定(5.2ng/ml),调整他克莫司剂量。但胆汁酸依然持续上升(图 21-1)。

终止妊娠:2017-03-06(孕 30 周)因肝功能损害,总胆汁酸到达 206μmol/L,且宫缩不可抑制,行剖宫产以终止妊娠。

气管插管全身麻醉下,行腹壁纵切口,逐层进腹,见子宫下段形成可。术中以 LOA 位娩出一活婴:女,早产儿貌,脐带长 60cm,无脐带绕颈、绕体,断脐后台下处理,Apgar 评分 8—9—9 分/1—5—10min,出生体重 1370g,身长 38cm。羊水绿色,Ⅲ度浑浊,量约 600ml。新生儿科医生护台。胎盘位于子宫前壁,胎盘、胎膜自娩完整。术中宫体肌层注射缩宫素 10U,静滴缩宫素 20U,子宫下段收缩尚可。术中出血约 300ml。术中探查见双侧卵巢及输卵管外观无殊。术中血压平稳,输液 2250ml,尿量 200ml 且色清。新生儿转儿科。

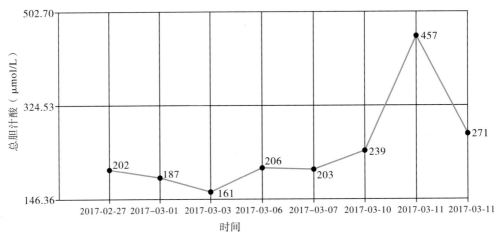

图 21-1　血清总胆汁酸水平

术后抗生素预防感染、缩宫素促进子宫收缩、护肝、护胃、维持电解质平衡、维持心率和循环稳定、营养支持等治疗。术后 4 天,患者转肝胆外科进一步治疗。术后 5 天,总胆汁酸达到 $457\mu mol/L$。

2017-04-20 行内镜下逆行胆道造影术＋鼻胆管引流术。术后予哌拉西林他唑巴坦预防感染,以及护肝利胆处理。

2017-05-08 病情好转出院。

【诊疗体会】

肝移植术后患者适宜妊娠的指征:①怀孕前 1 年没有出现排斥反应;②移植器官功能正常而且稳定;③没有可以影响胎儿生长发育的急性感染;④免疫抑制维持在稳定的剂量。

有关报道显示,平均年龄(26.8±3.4)岁患者的肝移植排斥发病率差异很大(0～20％),而没有妊娠人群肝移植后排斥率为 2％～3％。自愿暂停免疫抑制剂的患者排斥反应率更高。类固醇药物能使免疫系统可逆并重建免疫状态的平衡。研究显示,孕期免疫抑制剂的血浆浓度相对稳定。其他研究也发现,妊娠期肝移植患者需要大量的他克莫司,且他克莫司的需求量与血细胞比容成反比。对肝移植术后的妊娠患者,应严密监测免疫抑制剂的血浆水平,维持怀孕的生理变化和正常的移植功能,避免因免疫抑制剂的血浆浓度过低或过高而破坏妊娠期的生理变化。服用环孢霉素或他克莫司的患者,需要频繁监测肾功能和药物的水平,特别是在妊娠期间肝细胞色素 P450可能被抑制,从而导致血浆中他克莫司水平增加(有时达 60％),必须显著降低剂量以防止药物毒性。

本例患者肝功能变化主要表现为血清总胆汁酸和胆红素的明显升高(图 21-2),而这两者都能导致胎儿宫内窘迫,因此,胎儿监护非常重要。

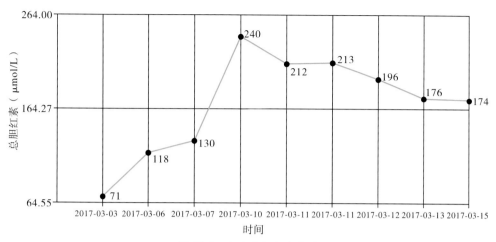

图 21-2 血清总胆红素水平

（杨茜琪，李央）

## 第二节 肾移植术后妊娠

**【病历资料】**

患者女，32 岁，因"停经 25$^{+4}$ 周，发现尿蛋白 17 周，血压升高 9 周"入院。平素月经规律。末次月经时间为 2019-11-07。停经 30 多天，尿 HCG 阳性。2019-21-11 B 超示：宫内早孕，活胎，胎囊 1.0cm×0.8cm×0.7cm，据此核对末次月经准确。停经以来无明显恶心、呕吐等早孕反应。妊娠早期因阴道出血，地屈孕酮＋孕酮保胎治疗至 13 周。停经 8$^+$ 周，建围产期保健卡，定期产检，NT、唐氏筛查、排畸超声均未见明显异常。停经 17 周自觉胎动，持续至今无异常。孕 8 周发现尿蛋白阳性（报告未见），后外院随诊：孕 11 周，24 小时尿蛋白 0.216g；孕 17 周，24 小时尿蛋白 0.294g/L；孕 21 周，24 小时尿蛋白 0.216g/L。孕 16 周，血压升高，口服苯磺酸氨氯地平 5mg（QD），后因血压控制欠佳，加用拉贝洛尔 50mg（QD）。2020-05-04 血压最高为 170/100mmHg，尿常规检查发现尿蛋白 3.0g/L（＋＋＋）。5 年前行肾移植手术，术后口服他克莫司（早 2.5mg，晚 3mg）、硫唑嘌呤（100mg，QD）、泼尼松（10mg，QD）。2020-05-04 入院。

患者无头晕、头痛，无视物模糊，无腹痛，无胸闷、气促，无阴道出血、流液。

**体格检查** 体温 37.3℃，心率 88 次/min，呼吸 20 次/min，血压 158/85mmHg。心肺无殊。腹隆，子宫增大如孕周，宫高 32cm，腹围 93cm，胎动可及，未及宫缩，胎心 142 次/min；下腹部见陈旧手术瘢痕，无压痛反跳痛，无肌紧张。阴道无流血、流液，双下肢不肿，双侧腓肠肌无深压痛。

**实验室检查** 2020-05-04 凝血功能常规检查＋D-二聚体测定：D-二聚体 2276μg/L。查血常规：血红蛋白 92g/L。查尿常规＋比重：尿蛋白 3.0g/L（＋＋＋）。

**影像学检查** 2019-07-30 其他血管彩色多普勒超声检查，移植肾（彩超）检查：移植肾血流灌注佳。

**【入院诊断】**

1.妊娠相关情况(孕 1 产 0 孕 25$^{+4}$ 周);

2.高血压合并妊娠,重度子痫前期;

3.贫血并发于妊娠、分娩和产褥期;

4.肾移植术后。

**【诊疗过程】**

用药:他克莫司[2.5mg,10 点 1 次(QD10)+3mg,22 点 1 次(QD22)]口服、硫唑嘌呤(100mg,QD)口服,泼尼松(15mg,QD)口服,拉贝洛尔(50mg,Q12H)+苯磺酸氨氯地平(5mg,Q12H)口服,硫酸镁 7.5g 微泵静推。

2020-05-11 血清他克莫司(C$_0$)药物浓度测定:他克莫司(C$_0$)5.0ng/ml。凝血功能常规检查+D-二聚体测定:D-二聚体 7243μg/L。胎儿生长测量:宫内孕,单活胎,超声估测孕龄 25$^{+6}$ 周,胎儿体重 787g±115g,脐动脉 S/D 3.8～4.0,建议复查。胎位 LOA,胎心 136 次/min,胎动可及,BPD 6.7cm,HC 22.5cm,AC 21.1cm,FL 4.4cm,HL 4.3cm。胎盘前壁 GrⅠ级,厚度 2.8cm。羊水指数 15.3cm。脐动脉 S/D 3.8～4.0,PI 1.37。大脑中动脉收缩期流速 19.3cm/s,S/D 3.3,PI 1.22(MOM:0.56)。因 D-二聚体含量较高,予依诺肝素钠 4000U(皮下注射,QD)。肾内科会诊建议:改泼尼松(30mg,QD)、他克莫司(1.5mg,BID,控制血药浓度 3～5ng/ml),加用羟氯喹(0.2g,BID)。

终止妊娠:2020-05-19(孕 27$^{+5}$ 周)Cr 测定浓度 194μmol/L,较前进一步升高,继续待产风险较高,考虑剖宫产以终止妊娠。

硬膜外麻醉达成后患者取平卧位。常规消毒铺巾,暴露手术野。腹部切口选择下腹正中切口,长约 14cm。进腹见大量腹水,色清,量约 1000ml。见子宫下段形成可。破膜见羊水Ⅰ度,量约 600ml。术中以 LOA 位娩出一活婴:女,脐带长 60cm、绕颈 1 周、无绕体,Apgar 评分 5—8—9 分/1—5—10min,断脐后交新生儿科医生抢救,出生体重 980g,身长 36cm。胎盘位于子宫前壁,胎盘自娩完整,胎膜小部分粘连,予以钳刮。术中静推卡贝缩宫素 100μg,静滴缩宫素 10U,子宫收缩好。术中出血约 300ml。术中探查见子宫前壁数个白色内膜异位症病灶,予电灼。双侧输卵管、卵巢无殊。术中血压平稳,输液 600ml,尿量 100ml 且色清。新生儿经抢救转新生儿科,治愈后出院。

术后预防感染,缩宫素静滴促宫缩,降压,维生素 B$_6$ 回奶及补液等对症支持治疗。2020-05-27 出院。

**【诊疗体会】**

肾移植后随着肾功能的恢复,育龄女性受者月经和排卵功能逐渐恢复,较易受孕,但面临最大的争议问题:免疫抑制剂是否对胎儿有影响。美国移植界妇女健康委员会认为有关女性生育条件如下:①受者在过去的 1 年无排斥反应;②移植肾功能稳定(血清肌酐<1.5mg/L,肾小球滤过率未定),无蛋白尿或者微量蛋白尿;③无可能影响胎儿的急性感染;④保持稳定的免疫抑制剂用量(泼尼松 5～10mg/d,硫唑嘌呤 50mg/d,环孢素每天剂量在 3mg/kg 以下);如正在使用霉酚酸(MPA)而要求妊娠者,必须停用 MPA 至少 6 周后,才可以妊娠。

据文献报道,移植肾位于髂窝内,并不阻碍产道。因此移植肾不会造成产道梗阻,若无产科原因,可自然分娩。终止妊娠指征:①产科原因,如重度妊高征、胎儿宫内窘迫、胎膜早破、胎儿畸形及胎死宫内;②发生排斥反应,肾功能严重损害并逐渐加重,危及移植肾存活;③持续有蛋白尿或蛋白尿进行性加重;④合并泌尿生殖系统严重疾病等。

但是由于中国女性骨盆并不宽大,位于髂窝的移植肾往往凸起,将增大的子宫往对侧推移,即严重影响产道轴方向(图21-3),以及先露下降;妊娠后肌酐水平会增高,患者及其家属往往要求孕 34 周后提前终止妊娠;由于肌酐水平的增高,长期使用肾上腺皮质激素等,患者妊娠糖尿病发病率增加,容易引起胎儿窘迫,所以剖宫产率很高。

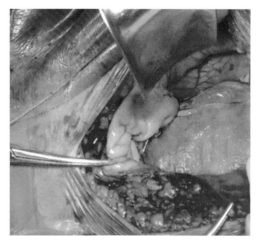

图 21-3　产道轴向受移植肾影响

浙大一院已经累计为 90 多例肾移植术后妊娠患者进行围产保健,大多数患者病情平稳。本例患者肾功能减退比较严重,在孕 25$^+$周并发重度子痫前期,伴肌酐进行性升高,经及时剖宫产终止妊娠,母胎平安。

(李央,黄洪峰)

## 第三节　造血干细胞移植术后妊娠

**【病历资料】**

患者女,25 岁,0-0-0-0,因"停经 31$^{+5}$周,造血干细胞移植术后伴血压升高 9 年"入院。患者平素月经规律,周期 28 天,经期 6 天,经量中,色红,无痛经。末次月经时间为 2017-08-17,经量及性状同前。停经 30 多天,自测尿 HCG 阳性。妊娠早期无明显恶心、呕吐等早孕反应。停经 8$^+$周,建围产期保健卡,定期产前检查,NT、OGTT、唐氏筛查均未见明显异常。停经 5$^+$月自觉胎动,持续至今无明显异常。妊娠期胎位、胎心、血糖均正常。患者 2009 年 1 月发现再生障碍性贫血,3 月行造血干细胞移植术,术后 1 个多月发现血压升高,尿蛋白阳性,口服硫唑嘌呤(50mg,QD)、拉贝洛尔(100mg,Q6H),血压波动在(120～140)/(90～100)mmHg。2018-03-27 因血压和肌酐上升,入院观察。

患者双下肢稍水肿,无腹痛、腹胀,无发热、头痛,无视物模糊,无阴道流血、流液等不适。

**体格检查** 体温 36.6℃,脉搏 88 次/min,呼吸 22 次/min,血压 146/96mmHg。髂前上棘间径 24cm,髂嵴间径 26cm,骶耻外径 20cm,坐骨结节间径 10cm。宫高 28cm,腹围 90cm。先露头,衔接浮。胎心 140 次/min,无宫缩。

**实验室检查** 2018-03-08 查血常规:白细胞计数 $16.3×10^9$/L,血红蛋白 89g/L。2018-03-26 查尿常规+比重:尿白质 2.0g/L(++)。2018-03-27 Cr、BUN、UA+钾钠氯测定:肌酐 149$\mu$mol/L,尿素 9.82mmol/L。2018-04-02 查血常规:白细胞计数 $13.4×10^9$/L,红细胞计数 $2.64×10^{12}$/L,血红蛋白 79g/L,血细胞比容 25.1%。2018-04-06 肝肾脂糖电解质测定:肌酐 131$\mu$mol/L,甘油三酯 6.62mmol/L,总胆固醇 10.94mmol/L,低密度脂蛋白-C 6.93mmol/L。凝血功能常规检查:纤维蛋白原 6.45g/L。2018-04-07 查尿常规:尿蛋白 3.0g/L(+++)。

**影像学检查** 2018-03-26 常规心电图+心电向量图检查:①窦性心动过速;②T 波改变。2018-04-08 胎儿生长测量:宫内孕,单活胎。超声估测孕龄 34 周。脐静脉腹腔段局部扩张,建议复查。胎位 LOA,胎心 141 次/min,胎动可及,双顶径 8.68cm,头围 30.98cm,腹围 29.13cm,股骨长 6.42cm,肱骨长 5.68cm。胎盘前壁 GrⅡ级。羊水指数 12.65cm。脐动脉 S/D 2.19。

【入院诊断】

1.妊娠相关情况(孕 1 产 0 孕 $33^{+5}$ 周,头位待产);

2.高血压合并妊娠;

3.再生障碍性贫血(造血干细胞移植术后);

4.肾功能不全;

5.高脂血症;

6.移植物抗宿主病;

7.高危妊娠监督。

【诊疗过程】

入院后予硫唑嘌呤 50mg(口服,QD)抗排斥,拉贝洛尔 100mg(口服,Q6H)、硝苯地平 30mg(口服,QD)降压,血压控制在(110~130)/(90~100)mmHg。

2018-03-28 加用复方 α 酮酸片(1.26g,TID)。

2018-03-29 24 小时尿蛋白定量:尿量 2.0L,尿蛋白 2.740g/L,24 小时尿蛋白 5.48g。

2018-04-10(孕 $33^{+5}$ 周),予地塞米松促胎肺成熟治疗。

2018-04-12 肝肾脂糖电解质测定+血清胱抑素 C 测定:白蛋白 30.8g/L,肌酐 150$\mu$mol/L,尿素 10.27mmol/L,甘油三酯 5.48mmol/L,总胆固醇 10.17mmol/L。

终止妊娠:患者肌酐进一步升高。告知患者及其家属:继续妊娠,可能出现肾功能进一步恶化,甚至肾功能衰竭可能。于 2018-04-13 行剖宫产以终止妊娠。

行子宫下段剖宫产术,术中见子宫下段形成尚可。取子宫下端横切口,切口见羊膜囊。破膜,见羊水清,约 800ml。托胎头娩出一活婴:女,发育可,Apgar 评分 3—5—8 分/1—5—10min,出生体重 2340g。新生儿科护台。胎盘附着前壁、部分粘连,予以手工剥离。胎盘、胎膜完整,胎盘剥离面渗血偏多,予 1 块纱条填塞(于子宫关闭前取出)。术中探查见双侧卵巢及输卵管外观无殊。术中出血约 300ml。术中血压平稳,输液 1250ml,尿量 100ml。新生儿因早产送儿科病房观察。

术后预防感染、缩宫素促进子宫收缩及补液对症处理。

术后患者血压最高至 167/118mmHg。予乌拉地尔降压,血压控制后予硝苯地平(30mg,BID)＋缬沙坦(80mg,QD)＋富马酸比索洛尔(5mg,BID)控制血压。

2018-04-16 血常规:白细胞计数 $15.3 \times 10^9$/L,中性粒细胞比例 75.1%,血红蛋白 84g/L,血小板计数 $206 \times 10^9$/L。

2018-04-16 肾功能检查:肌酐 $126\mu$mol/L。

2018-04-21 出院。

2021-03-07 术后 $2^+$ 年,随访产妇情况良好,血压控制在 120/80mmHg 左右,但是肌酐缓慢上升至 $160\mu$mol/L。女儿生长发育正常。

【诊疗体会】

目前,有关造血干细胞移植术后妊娠的报道在国内外少见。

本例患者因再生障碍性贫血行造血干细胞移植术,术后慢性肾病,病理系膜增生伴溶解,重度小管间质病变。孕前肌酐 110mg/dl。随着孕周增大,患者血压进一步升高,加用硝苯地平控制。后因尿蛋白增多,肌酐升高,于 34 周行剖宫产术以终止妊娠。

本例患者在妊娠期主要是肾损伤的加重,表现为血压升高、肌酐上升和尿蛋白增加,妊娠终止后病情好转。由于基础疾病缓慢进展,产后 $2^+$ 年,肌酐进一步上升。

(李央)

# 第二十二章　妊娠期器官移植术

## 第一节　妊娠中期肝移植术

**【病历资料】**

患者女,26 岁,1-0-2-1,因"反复发热 1+月,肤黄、尿黄 10 多天"入院。患者孕 11 周因反复发热,当地医院予治疗,出现肝功能衰竭,于 2019-08-01 入浙大一院感染病科。入院后人工肝支持治疗,病情无缓解,烦躁、计算力定向力障碍等精神症状进行性加重。肝移植科会诊意见:患者肝功能衰竭不可逆转,有移植指征。2019-08-08 转入肝移植监护室,患者病情无改善。2019-08-09 适逢肝源。

患者浅昏迷,GCS 评分 1+1+4。生命体征平稳,体温正常。

**体格检查**　患者浅昏迷,皮肤巩膜黄染,无瘀点、瘀斑,全身浅表淋巴结未及肿大;双肺呼吸音清,未及干湿性啰音;心律齐,各瓣膜未及病理性杂音。腹部增大如孕 4 月,移动性浊音阴性。双下肢无水肿,病理征阴性。

**实验室检查**　2019-08-09 凝血功能常规检查+D-二聚体测定:国际标准化比值 1.82,活化部分凝血活酶时间 49.8s,凝血酶时间 25.5s,凝血酶原时间 20.6s,D-二聚体 1968μg/L。心肌酶谱常规检查+超敏 C 反应蛋白测定+肝肾脂糖电解质测定+钾钠氯钙镁磷测定:总蛋白 50.8g/L,白蛋白 37.4g/L,谷丙转氨酶 24U/L,谷草转氨酶 23U/L,总胆红素 250.8μmol/L,直接胆红素 170.2μmol/L,钾 3.80mmol/L,钠 138mmol/L,氯 105mmol/L,无机磷 0.36mmol/L。血浆氨测定:血氨 81μmol/L。

**影像学检查**　2019-08-05 头颅 CT 平扫:未见明显急症征象。上中下腹部 CT 平扫+增强:肝脏格林森(Glisson)鞘积液,腹膜后稍大淋巴结。肝 S7 段钙化灶。子宫明显增大,内见胎儿。2019-08-09 头颅 MR 平扫+增强+弥散(3.0T):豆状核及尾状核头部信号改变,请结合临床。

**【入院诊断】**

1.急性肝衰竭(药物性考虑,人工肝术后),肝性脑病;

2.结核性胸膜炎;

3.急性胆囊炎;

4.中期妊娠(孕 4 产 1 孕 13+周)。

**【诊疗过程】**

2019-08-10 全麻下行肝移植术。术中探查见:肝脏缩小,质地硬,表面布满颗粒样坏死结节,腹腔少量黄色腹水。遂仔细分离第一肝门、第二肝门后,阻断肝门血管,移除肝脏，再置入供肝，吻合下腔静脉、门静脉，开放血流，经止血后吻合肝动脉和胆管。术中超声监测示肝脏灌注良好。腹腔内充分止血，冲洗腹腔，第一肝门及右膈下各放置 1 根引流管。术毕，送入肝移植监护室并继续治疗。

术后，针对性美罗培南（1g，Q8H）＋阿米卡星（400mg，QD）抗感染，米卡芬净（50mg，QD）抗真菌；监测胎儿宫内情况，监测恶露；巴利昔单抗（20mg，d0）诱导抗排异，麦考酚钠（360mg，BID）抗排斥；严格控制出入量，维持水、电解质、酸碱平衡；积极输血浆，改善凝血功能；常规化痰、制酸、控制血糖、营养支持等对症治疗，加强体液培养，加强肺部护理，防止气道堵塞、误吸等可能。

2019-08-13 起予他克莫司（1.5mg，BID）抗排斥治疗。

2019-08-14 夜间患者下腹感轻微疼痛。产科会诊，胎心存在，考虑先兆流产。D-二聚体 $29714\mu g/L$。予那屈肝素钙（QN）抗凝。

2019-09-02 复查血常规：白细胞计数 $3.0\times10^9/L$，中性粒细胞比例 $71.3\%$，血红蛋白 58g/L，血细胞比容 $18.6\%$，血小板计数 $141\times10^9/L$。凝血功能常规检查：凝血酶原时间 11.8s。超敏 C 反应蛋白测定＋肝肾脂糖电解质测定＋CysC＋Hcy＋FFA：白蛋白 36.2g/L，谷丙转氨酶 55U/L，谷草转氨酶 38U/L，总胆红素 $23.0\mu mol/L$，直接胆红素 $18.7\mu mol/L$，肌酐 $32\mu mol/L$，尿素 2.06mmol/L，钾 4.27mmol/L。

2019-09-02 予莫西沙星 0.4g（口服，QD）＋异烟肼 0.75g（口服，QD）＋阿米卡星 0.4g（肌注，QD）三联抗结核方案。

2019-09-06 患者意愿终止妊娠。予米非司酮后，患者腹痛不明显，宫口未开，未容受。

2019-09-10 床旁 B 超监视下行水囊引产术。患者取膀胱截石位。外阴、阴道、宫颈常规消毒铺巾。先后将 2 个双腔导尿管缓慢送入宫腔前壁。第一个导尿管置入宫腔深度约 7cm，注入生理盐水 60ml；后一个导尿管置于宫颈内口上方，注入生理盐水 60ml。注毕，将导尿管末端折叠，纱布包裹后置入阴道后穹隆，拟 24 小时后取出水囊及纱布。术后，予左氧氟沙星 500mg（口服，QD）。

2019-09-11 自娩一死胎，产后予缩宫素 10U 肌注，NS 500ml＋缩宫素 10U 静滴，按摩子宫后宫缩可。产时出血大约 30mL。

2019-09-18 超声检查示引产后子宫，宫腔少量积液，宫腔内不均条状高回声团。局麻下行清宫术。术后恢复可。

2019-09-21 出院。

【诊疗体会】

妊娠合并急性肝衰竭患者的肝移植围手术期处理比常规肝移植的围手术期处理要复杂得多，各种药物的使用应结合肝脏外科及产科等多个专科医师的意见。在行肝移植术前，若孕妇终止妊娠时胎儿尚未足月，则需使用激素促进胎肺成熟；肝移植术后，患者需应用大量的药物和血液制品，以抗排斥、护肝、防治感染（包括细菌、真菌和病毒感染）、营养支持等。这些药物均需要结合孕产妇和胎儿的具体情况使用。若患者无继续妊娠需求,可按常规进行移植术后处理,反之则需适当控制各种药物(如抗病毒药物)的使用剂量与疗程,术后尽可能使用单一的免疫抑制剂,减少药物不良反应对孕妇和胎儿的影响。同时还需要做好产褥期的处理,预防和控制产科相关疾病。

关于妊娠合并急性肝衰竭患者肝移植术后的免疫抑制方案,结合国内外文献,常采用术中和术后4天注射巴利昔单抗免疫诱导。术后使用他克莫司+激素为基础的二联免疫抑制方案效果较好。巴利昔单抗免疫诱导方案可降低肝移植术后早期免疫抑制剂的用量和血药浓度,从而降低术后感染、肾功能损害和高血糖等的发生率。他克莫司是钙神经蛋白抑制剂,相对于环孢素而言,可降低孕产妇肾功能损害、子痫前期和高血压的发生率。霉酚酸酯类药物可导致早期妊娠高流产率和胎儿出生缺陷,硫唑嘌呤类药物也可引起畸胎等不良反应,应避免使用。

本例因患者病危,家属要求放弃胎儿,故肝移植术后中期引产以终止妊娠。

(李雨萧,李央)

## 第二节　妊娠中期肾移植术

**【病历资料】**

患者女,34岁,1-0-0-1,因"反复泡沫尿4年多,肌酐升高及维持性腹透5个月"入院。4年前怀孕7$^+$月出现双下肢水肿,于当地医院就诊,检查发现尿蛋白(+++),血压(130~140)/90mmHg。分娩后症状稍有缓解,在妊娠期及哺乳期未接受特殊治疗。4年来患者反复出现泡沫尿。2014年12月检查发现肌酐73mol/L,尿蛋白(+++)(具体报告未见)。中药等对症支持治疗后(未行肾穿刺活检术),自述症状好转。5个月前,患者无明显诱因下出现干咳,双下肢水肿伴乏力。当地医院检查示肌酐774.6$\mu$mol/L,尿蛋白(++),血红蛋白88g/L。考虑尿毒症,予抗感染、护肾、利尿对症支持治疗后,建议上级医院进一步治疗。患者遂转诊至浙大一院,于2016-12-26行腹腔镜下腹膜透析置管术,规律行腹膜透析治疗。腹透方案为每天1.5%腹膜透析液×2袋+2.5%腹膜透析液×1袋,最后一袋保留过夜,超滤100ml左右,干体重50kg。既往有高血压病史2年多,平时口服卡维地洛(6.25mg,QD)及非洛地平(5mg,BID)控制。2016年1月起视物稍有模糊,血压控制可。2017-05-17入院。

患者仍有泡沫尿,每日尿量800~1000ml,双下肢轻度水肿,无恶心、呕吐,无腰酸、腰痛,无尿频、尿急、尿痛等不适。

**体格检查**　神志清,精神可;贫血貌,皮肤巩膜无黄染;浅表淋巴结未及肿大,双侧甲状腺未及明显肿块;心肺听诊无殊;腹软无压痛,腹部可见剖宫产手术瘢痕陈旧,一根腹透导管固定妥,无反跳痛,肝脾肋下未及;双下肢轻度水肿;神经系统查体阴性。

**【入院诊断】**

1.慢性肾小球肾炎,慢性肾病Ⅴ期,肾性贫血,肾腹膜透析状态;

2.高血压2级。

**【诊疗过程】**

2017-05-19 在全麻下行同种异体肾移植术。受者血型 O 型,供者血型 O 型;PRA(一)。行右下腹斜型切口,将左供肾置于右髂窝。术中供肾静脉 1 支与髂外静脉端侧连续吻合 8min,供肾动脉 1 支与髂内动脉端侧间断吻合 12min。输尿管与膀胱连续吻合,吻合无殊,留置双 J 管。移植肾开放后血供可,泌尿即刻。手术过程顺利,术后安返病房。

术后吗替麦考酚酯、他克莫司、甲泼尼龙抗排斥,循环补液,哌拉西林钠他唑巴坦钠抗感染,艾司奥美拉唑钠抑酸护胃,补钙等对症处理。

2017-05-25 IgG、IgM、IgA、C3、C4 测定:IgG 469.0mg/dl。EB 病毒($C_2$) DNA 测定:EBV-DNA 低于检测限。人巨细胞病毒(HCMV) DNA 测定:HCMV-DNA 低于检测限。24 小时尿蛋白 1.08g。他克莫司($C_0$) 4.0ng/ml,他克莫司($C_2$) 9.5ng/ml。人促绒毛膜性腺激素 80685.4mU/ml。血生化检查:白蛋白 31.9g/L,球蛋白 19.7g/L,肾小球滤过率(EPI-cr)113.76ml/min,肌酐 60$\mu$mol/L,尿素 8.8mmol/L,尿酸 121$\mu$mol/L,胱抑素 C 1.34mg/L,甘油三酯 2.14mmol/L,无机磷 0.61mmol/L,空腹血糖 4.54mmol/L。

2017-05-26 出院后转产科入院。

追问病史,平素月经规律,周期 28~30 天,经期 7 天,经量中,色红,无痛经。末次月经时间为 2017-01-07,经量及性状同前。停经 2 个月,B 超示:宫内早孕,活胎。目前孕 4$^+$ 月,考虑抗排斥药物对胎儿发育有影响,建议终止妊娠。

2017-06-20 行利凡诺羊膜腔注射引产。

2017-06-21 宫旁神经阻滞麻醉下行清宫术。

2017-06-23 出院。

**【诊疗体会】**

本例患者移植术后抗排斥药物中的吗替麦考酚酯按美国食品药品监督管理局(FDA)分类属于 D 类,可致胎儿畸形,包括指甲发育不良、手指挛缩、小耳畸形、腭裂、面部畸形、法洛四联症。动物实验证明了霉酚酸酯类药物可使后代畸形、子宫内死亡和子宫内生长受限。因此,霉酚酸酯类药物是妊娠的禁忌药。与患者交代风险后选择终止妊娠。

本病例患者肾移植时处于妊娠中期,也可以选择对胎儿影响小的抗排斥药物,但患者因家庭因素拒绝继续妊娠,故中期引产以终止妊娠。

(李雨箫,李央)

# 第二十三章　产后肝移植术

**【病历资料】**

患者女,38 岁,因"肝功能进行性恶化 40 多天,剖宫产术后 19 天,肤黄、眼黄 1 周"入院。患者于 40 天前发现肝功能异常,ALT 114U/L,AST 105U/L,ALP 179U/L,ALB 33.1g/L。因处于妊娠晚期,予以保守观察,并于 2020-06-04 行剖宫产术。手术当天肝功能示 ALT 673U/L,AST 561U/L,ALP 301U/L,ALB 31.4g/L。产后患者感觉尚可,无明显乏力、腹胀症状。2020-06-10 复查肝功能:ALT 494U/L,AST 383U/L,ALP 192U/L,ALB 28.8g/L。12 天前拟"病毒性肝炎(乙型,慢性中度),剖宫产术后"收住入院。当时皮肤、巩膜无明显黄染。予甘草酸二胺、多烯磷脂酰胆碱、水飞蓟素等护肝治疗后,肝功能未见好转,无恶心、发热等。1 周前出现眼黄、肤黄,加用腺苷蛋氨酸、促肝细胞生长素、恩替卡韦等,仍无疗效,黄疸呈进行性升高,凝血酶原时间延长。2010-06-24 入院。

患者精神稍软,胃纳尚可,夜眠可,尿色偏黄,尿量可,大便正常。

**体格检查**　体温 37.0℃,脉搏 80 次/min,呼吸 20 次/min,血压 110/70mmHg。神志清,精神稍软;皮肤巩膜重度黄染,浅表淋巴结未及明显肿大,肝掌、蜘蛛痣未见;双肺呼吸音清,未闻及明显干湿性啰音;心律齐,心前各瓣膜听诊区未闻及病理性杂音;腹膨隆,腹壁未见明显曲张静脉,肝脾肋下未及,移动性浊音阴性;双下肢无水肿,四肢关节无压痛。

**辅助检查**　2010-06-23 查血常规:白细胞计数 $4.8 \times 10^9$/L,中性粒细胞比例77.9%,红细胞计数 $4.16 \times 10^{12}$/L,血小板计数 $226 \times 10^9$/L。活化部分凝血活酶时间 88.1s,凝血酶原时间 29.1s。

**【入院诊断】**

1.病毒性肝炎(乙型,重型);

2.剖宫产术后。

**【诊疗过程】**

患者于 2010-06-24、2010-06-28、2010-06-30 共行 3 次人工肝(选择性血浆置换术加血浆吸附)治疗,病情无明显好转,计算力下降。

2010-07-01 全麻下接受改良背驮式肝移植。术中见肝脏体积缩小,表面黄染。切除病肝,植入供体肝脏,术程顺利。术后诊断:重症乙肝,肝功能失代偿。

2010-07-01 患者肝移植术后当天,气管插管,机械通气。白天患者意识不清,配合动作不佳,四肢时有不自主活动,偶有烦躁;傍晚意识开始逐渐转清。

2010-07-02 患者肝移植术后第 1 天,意识清,精神软,上午经锻炼后顺利脱机拔管,呼吸尚平稳。白蛋白 40.2g/L,谷丙转氨酶 250U/L,谷草转氨酶 296U/L,总胆红素 87.6μmol/L,直接胆红素 53μmol/L,肌酐 29μmol/L,尿素氮 9.40mmol/L;脑钠肽(前体)＜60pg/ml;超敏 C 反应蛋白 52.00mg/L;他克莫司血药浓度 2.25ng/ml。B 超示:移植肝血流通畅,右侧胸腔积液少量,盆腔少量积液,右肝后高回声团血肿? 予加强护肝治疗。患者为血型不符肝移植,予利妥昔单抗＋丙种球蛋白＋巴利昔单抗＋激素＋他克莫司＋吗替麦考酚酯综合治疗,预防排斥反应,监测肝功能及移植肝血流变化。患者术前重型肝炎,肝昏迷,且剖宫产术后不到 1 个月,处于产褥期,手术创伤较大,故予亚胺培南西司他丁钠＋米卡芬净钠抗感染治疗;常规抗乙肝病毒、巨细胞病毒、化痰、控制血糖、营养支持、改善微循环等对症治疗。

2010-7-28 出院。随访至今,健康生存。

**【诊疗体会】**

目前,对肝衰竭的治疗尚缺乏特效药物和手段,肝衰竭合并妊娠的治疗更为棘手。对妊娠合并肝衰竭患者,强调在内科综合治疗的基础上,针对不同病因采取相应措施,及时发现和处理严重并发症,进行积极恰当的产科处理,适时终止妊娠,必要时考虑肝移植。目前,肝衰竭的治疗手段主要包括内科综合治疗、人工肝支持系统治疗、肝移植和干细胞移植等。终止妊娠的分娩方式包括剖宫产和阴道分娩,预防产后出血的措施包括子宫全切/次全切、球囊填塞等。

在肝衰竭治疗方面,近年人工肝支持系统和干细胞移植取得了较大的进展。人工肝主要适用于早、中期肝衰竭者,尤其是妊娠期急性脂肪肝患者,应尽早使用。对中晚期肝衰竭患者,原位肝移植是最有效的挽救性治疗,国内外已有多例肝衰竭孕产妇成功肝移植,以及肝移植后成功妊娠的报道,但因其费用昂贵,肝源难以获得,难以在临床上广泛使用。

(李央)